全国中等卫生职业教育护理专业“十三五”规划教材

供护理、涉外护理、助产及相关专业使用

护理礼仪与人际沟通

主　编　吕月桂　李　收　丁亚军

副主编　吴惠兰　刘树淼　苗晓琦

　　　　　马　青　王肖红

编　者　（以姓氏笔画排序）

丁亚军　南阳科技职业学院

马　青　秦皇岛水运卫生学校

王　雪　黑龙江省林业卫生学校

王肖红　南阳科技职业学院

吕月桂　周口职业技术学院

刘树淼　周口职业技术学院

李　收　枣庄科技职业学院

李　杨　长治卫生学校

吴惠兰　西双版纳职业技术学院

苗晓琦　甘肃卫生职业学院

郑　楠　南阳科技职业学院

袁　元　包头市卫生学校

袁　征　郑州市卫生学校

程文阳　南阳科技职业学院

魏　会　枣庄科技职业学院

華中科技大學出版社

http://www.hustp.com

中国·武汉

内 容 简 介

本书是全国中等卫生职业教育护理专业“十三五”规划教材。

本书编写在上版教材的基础上听取了临床护理一线专家和教材使用者的意见和建议，体现以下特点。第一，定位中职护理教育，体现以人为本的护理理念。第二，学习内容和临床护理工作与学生实际生活紧密结合，采用项目、任务的内容体系，拓展学生视野，提高学生学习兴趣，便于学生学习和运用。第三，紧扣护士执业资格考试大纲，覆盖相关内容的知识点，搭建获取护士执业资格证书绿色通道。第四，突出护士职业素质的养成训练，培养学生良好的行为习惯和职业素养，为毕业后就业打下坚实的基础。

本书可供护理、涉外护理、助产及相关专业使用。

图书在版编目(CIP)数据

护理礼仪与人际沟通/吕月桂，李收，丁亚军主编. —武汉：华中科技大学出版社，2017.8(2023.9 重印)
全国中等卫生职业教育护理专业“十三五”规划教材
ISBN 978-7-5680-3297-1

Ⅰ. ①护… Ⅱ. ①吕… ②李… ③丁… Ⅲ. ①护理-礼仪-中等专业学校-教材 ②护理学-人际关系学-中等专业学校-教材 Ⅳ. ①R47

中国版本图书馆 CIP 数据核字(2017)第 196901 号

护理礼仪与人际沟通 吕月桂 李 收 丁亚军 主编
Huli Liyi yu Renji Goutong

策划编辑：罗 伟
责任编辑：谢贤燕
封面设计：原色设计
责任校对：刘 竣
责任监印：周治超
出版发行：华中科技大学出版社(中国·武汉) 电话：(027)81321913
武汉市东湖新技术开发区华工科技园 邮编：430223
录 排：华中科技大学惠友文印中心
印 刷：武汉市籍缘印刷厂
开 本：787mm×1092mm 1/16
印 张：11.5
字 数：292 千字
版 次：2023 年 9 月第 1 版第 6 次印刷
定 价：38.00 元

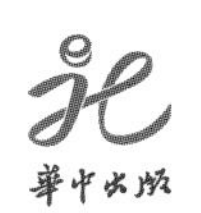

全国中等卫生职业教育
护理专业“十三五”规划教材

编委会

Introduction

总序

随着我国经济的持续发展和教育体系、结构的重大调整，职业教育办学思想、培养目标随之发生了重大变化，人们对职业教育的认识也发生了本质性的转变。我国已将发展职业教育作为重要的国家战略之一，中等职业教育成为我国职业教育的重要组成部分。作为职业教育重要组成部分的中等卫生职业教育也取得了长足的发展，为国家输送了大批高素质技能型、应用型医疗卫生人才。

为了更好地顺应我国卫生职业教育教学与医疗卫生事业的新形势，贯彻落实《国家中长期教育改革和发展规划纲要(2010—2020 年)》中“以服务为宗旨，以就业为导向”的思想精神，以及国家《职业教育与继续教育 2017 年工作要点》的要求，充分发挥教材建设在提高人才培养质量中的基础性作用，同时，也为了配合教育部“十三五”规划教材建设，进一步提高教材质量，在认真、细致调研的基础上，我们组织了全国 20 余所医药院校的近 150 位老师编写了这套以工作过程为导向的全国中等卫生职业教育护理专业“十三五”规划教材，并得到了参编院校的大力支持。

本套教材充分体现新一轮教学计划的特色，强调“以就业为导向、以能力为本位、以岗位需求为标准”的原则，按照“技能型、服务型高素质劳动者”的培养目标，坚持“五性”(思想性、科学性、先进性、启发性、适用性)和“三基”(基本理论、基本知识、基本技能)要求，着重突出以下编写特点：

(1) 紧扣新专业目录、新教学计划和新教学大纲，科学、规范，具有鲜明的中等卫生职业教育特色。

(2) 密切结合最新中等卫生职业教育护理专业课程标准，紧密围绕执业资格标准和工作岗位需要，与护士执业资格考试相衔接。

(3) 突出体现“工学结合”的人才培养模式，以及课程建设与教学改革的最新成果。

(4) 基础课教材以“必需、够用”为原则，专业课程重点强调“针对性”和“适用性”。

(5) 内容体系整体优化，注重相关教材内容的联系和衔接，避免遗漏和不必要的重复。

(6) 探索案例式教学方法，倡导主动学习。

这套新一轮规划教材得到了各院校的大力支持和高度关注，它将为新时期中等卫生职业教育的发展作出贡献。我们衷心希望这套教材能在相关课程的教学中发挥积极作用，并得到读者的青睐。我们也相信这套教材在使用过程中，通过教学实践的检验和实际问题的解决，能不断得到改进、完善和提高。

全国中等卫生职业教育护理专业“十三五”规划教材
编写委员会

前　言

Preface

随着人们社会交往的日益频繁，礼仪和沟通越来越被人们重视。护理工作主要是与患者交往并为其提供健康服务，护理礼仪与人际沟通能力是护理人员必备的核心能力之一。

为了适应中等卫生职业教育的发展和需求，遵循经济社会发展规律和人的发展规律。我们以《教育部关于推进中等和高等职业教育协调发展的指导意见》提出的中等卫生职业教育重点培养技能型人才，以发挥基础性作用的精神为指导，以临床护理工作岗位需求为导向，以提高学生的基本素质和综合能力为目标，修订了这本具有中职护理教育性质和特色的教材。

本书编写在上版教材的基础上听取了临床护理一线专家和教材使用者的意见和建议，体现以下特点。第一，定位中职护理教育，体现以人为本的护理理念。第二，学习内容和临床护理工作与学生实际生活紧密结合，采用项目、任务的内容体系，拓展学生视野，提高学生学习兴趣，便于学生学习和运用。第三，紧扣护士执业资格考试大纲，覆盖相关内容的知识点，搭建获取护士执业资格证书绿色通道。第四，突出护士职业素质的养成训练，培养学生良好的行为习惯和职业素养，为毕业后就业打下坚实的基础。

本书的编写得到了各编者所在学校的大力支持，在此表示感谢！由于编者学识水平和能力有限，加上时间仓促，书中难免有疏漏和不足之处，殷切希望各位同仁和读者批评指正，以便进一步修订完善。

编　者

目录

Contents

项目六　非语言沟通及在护理工作中的运用

项目七　社交礼仪及在护理工作中的应用

项目八　交往礼仪及在护理工作中的应用

项目九　护理工作中的人际沟通

项目十　沟通技巧在护理工作中的应用

项目十一　护患冲突及处理技巧

项目一　护理礼仪

学习目标

知识目标

1. 掌握礼仪的特点、学习礼仪的意义、护理礼仪在护理工作中的重要性。
2. 熟悉东、西方礼仪的差别。
3. 了解中国和西方礼仪的起源与发展。

能力目标

能够灵活运用现代礼仪，做到行事有礼有节。

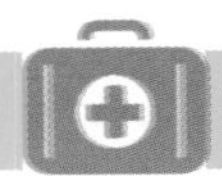

案例导入

患者，女性，52 岁，农民，子宫肌瘤切除术后，因伤口疼痛，烦躁不安，难以入睡。家属见状后咨询护士是否需打止痛针，到护士站后，见值班护士正有说有笑地接听电话，家属等待护士接听完电话后，把情况向护士说明，该护士却恶狠狠地让家属去问医生。思考：

(1) 请问该护士的做法对吗？如果你是当班护士应该怎么做？

(2) 作为一名护理人员，你觉得应该如何塑造良好的职业形象？

先贤有言：不学礼，无以立。礼仪是中华传统美德宝库中的一颗璀璨明珠，是中国古代文化的精髓。所谓礼仪是指在人际交往、社会交往和国际交往中，用于表示尊重、善意、友爱的行为规范和惯用形式。做人先学礼，礼仪教育是人生的第一课，礼仪必须通过学习、培养和训练才能成为人们的行为习惯。每一位社会成员都有责任和义务学习、传承礼仪。

任务一 礼仪概述

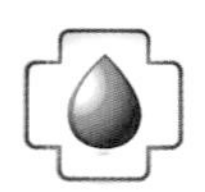

要点导航

重点：礼仪的特点和原则。

难点：礼仪的功能。

一、礼仪的起源与发展

中国有五千多年的文明史，素有“礼仪之邦”的美称。《周礼》《仪礼》和《礼记》是我国古代华夏民族礼乐文化的理论形态，对礼法、礼仪作了最权威的记载和解释，影响深远。在汉以后2000多年的历史中，它们一直是国家制定礼仪制度的经典著作，被称为礼经。

致福曰礼，成义曰仪。古人讲“礼者敬人也”，礼仪是一种待人接物的行为规范，也是交往的艺术。它是人们在社会交往中受历史传统、风俗习惯、宗教信仰、时代潮流等因素影响而形成的，既为人们所认同，又为人们所遵守，是以建立和谐关系为目的的各种符合交往要求的行为准则和规范的总和。

（一）中国礼仪的起源与发展

中国礼仪在其传承沿袭的过程中不断发生着变革。从历史发展的角度来看，其演变过程可分为四个阶段。

1. 礼仪的起源时期（公元前21世纪前） 礼仪起源于原始社会，在原始社会中、晚期（约旧石器时代）出现了早期礼仪的萌芽。在此时期，礼仪较为简单和虔诚，还不具有阶级性。内容包括：制定明确血缘关系的婚嫁礼仪；区别部族内部尊卑等级的礼制；为祭天敬神而确定的一些祭典仪式；制定一些在人们的相互交往中表示礼节和恭敬的动作。

2. 礼仪的形成时期（公元前21世纪—前771年） 人类进入奴隶社会，统治阶级为了巩固自己的统治地位，把原始的宗教礼仪发展成符合奴隶社会政治需要的礼制，礼被打上了阶级的烙印。在这个阶段，中国第一次形成了比较完整的国家礼仪与制度，如“五礼”就是一整套涉及社会生活各方面的礼仪规范和行为标准。古代的礼制典籍亦多撰修于这一时期。

3. 礼仪的变革时期（公元前771—前221年） 西周末期，王室衰微，诸侯纷起争霸。公元前770年，周平王东迁洛邑，史称东周。承继西周的东周王朝已无力全面恪守传统礼制，出现了所谓“礼崩乐坏”的局面。

春秋战国时期是我国的奴隶社会向封建社会转型的时期，在此期间，相继涌现出孔子、孟子、荀子等思想巨人，发展和革新了礼仪理论。

孔子是中国古代思想家、教育家，他首开私人讲学之风，打破贵族垄断教育的局面。他删《诗》《书》、定《礼》《乐》、赞《周易》、修《春秋》，为历史文化的整理和保存做出了重要贡献。他编订的《仪礼》，详细记录了战国以前贵族生活的各种礼节仪式。《仪礼》与前述《周礼》和孔门后学编的《礼记》，合称“三礼”，是中国古代最早、最重要的礼仪著作。

孟子把“礼”解释为对尊长和宾客严肃而有礼貌，即“恭敬之心，礼也”，并把“礼”看做是人的善性的发端之一。荀子把“礼”作为人生哲学思想的核心，把“礼”看做是做人的根本目的和最高理想，“礼者，人道之极也”。荀子认为“礼”既是目标、理想，又是行为过程，“人无礼则不生，事无礼则不成，国无礼则不宁”。管仲把“礼”看做是人生的指导思想和维持国家的第一支柱，认为“礼”关系到国家的生死存亡。

4. 礼仪的强化时期（公元前 221—公元 1911 年） 在我国长达 2000 多年的封建社会里，尽管在不同的朝代礼仪文化具有不同的社会、政治、经济、文化特征，但却有一个共同点，就是一直为统治阶级所利用，礼仪是维护封建社会等级秩序的工具。这一时期礼仪的重要特点是尊君抑臣、尊夫抑妇、尊父抑子、尊神抑人。在漫长的历史演变过程中，它逐渐演变为妨碍人类个性自由发展、阻挠人类平等交往、禁锢思想自由的精神枷锁。

纵观封建社会的礼仪，内容大致分为涉及国家政治的礼制和涉及家庭伦理的礼节两类。这一时期的礼仪构成中华传统礼仪的主体。

5. 现代礼仪的发展（公元 1911 年至今） 辛亥革命以后，受西方资产阶级“自由、平等、民主、博爱”等思想的影响，中国的传统礼仪规范、制度受到强烈冲击。“五四”新文化运动对腐朽、落后的礼教进行了清算，符合时代要求的礼仪被继承、完善、流传，繁文缛节逐渐被抛弃，同时接受了一些国际上通用的礼仪形式。新的礼仪标准、价值观念得到推广和传播。

1949 年后，逐渐确立了以平等相处、友好往来、相互帮助、团结友爱为主要原则的具有中国特色的新型社会关系和人际关系。改革开放以来，随着中国与世界的交往日趋频繁，西方一些先进的礼仪、礼节陆续传入我国，同我国的传统礼仪一道融入社会生活的各个方面，构成了社会主义礼仪的基本框架。许多礼仪从内容到形式都在不断变革，现代礼仪的发展进入了全新的发展时期。大量的礼仪书籍相继出版，各行各业的礼仪规范纷纷出台，礼仪讲座、礼仪培训日趋火红，人们学习礼仪知识的热情空前高涨，讲文明、讲礼貌蔚然成风。今后，随着社会的进步、科技的发展和国际交往的增多，礼仪必将得到新的完善和发展。

（二）西方礼仪起源与发展

爱琴海地区和希腊是亚欧大陆西方古典文明的发源地。古希腊哲学家对礼仪有许多精彩的论述。例如，毕达哥拉斯（公元前 580—前 500 年）率先提出了“美德即是一种和谐与秩序”的观点；苏格拉底（公元前 469—前 399 年）认为，哲学的任务不在于谈天说地，而在于认识人的内心世界，培植人的道德观念。他不仅教导人们要待人以礼，而且在生活中要身体力行、为人师表。

14—16 世纪，欧洲进入文艺复兴时期。该时期出版的涉及礼仪的名著有以下几种。意大利作家加斯梯良编著的《朝臣》，论述了从政的成功之道和礼仪规范的重要性；尼德兰人文主义者伊拉斯谟（公元 1466 年—1536 年）撰写的《礼貌》，着重介绍了个人礼仪和进餐礼仪等，提醒人们讲究道德、清洁卫生和注重外表美等。英国哲学家弗朗西斯·培根（公元 1561—1626 年）指出：“一个人若有好的仪容，那对他的名声大有裨益，正如女王伊丽莎白二世所说，那就好像一封永久的推荐书一样。”

17 世纪和 18 世纪是欧洲资产阶级革命浪潮兴起的时代，尼德兰革命、英国革命和法国大革命相继爆发。随着资本主义制度在欧洲的确立和发展，资本主义社会的礼仪逐渐取代封建社会的礼仪。资本主义社会奉行“一切人生而自由、平等”，但由于社会各阶层经济上、政治上、法律上的不平等，资本主义并未能做到真正的自由、平等。资本主义时代编撰了大量的礼仪著作。例如，捷克资产阶级教育家夸美纽斯（公元1592—1670年）编撰了《青年行为手册》等；英国资产阶级教育思想家约翰·洛克于公元1693年编写的《教育漫话》，系统地、深入地论述了礼仪的地位、作用以及礼仪教育的意义和方法。德国学者缅南杰斯的礼仪专著《论接待权贵和女士的礼仪，兼论女士如何对男士保持雍容态度》，于1716年在汉堡问世。

西方现代学者编撰、出版了不少礼仪书籍，其中比较著名的有如下几种：法国学者让·赛尔著的《西方礼节与习俗》；英国学者埃西尔·伯奇·唐纳德编的《现代西方礼仪》；德国作家卡尔·斯莫尔卡著的《请注意您的风度》；美国礼仪专家伊丽莎白·波斯特编的《西方礼仪集萃》以及美国教育家卡耐基编撰的《成功之路丛书》等。

（三）东、西方礼仪的差异

东方礼仪主要指中国、日本、朝鲜、泰国、新加坡等具有东方民族特点的礼仪文化。西方礼仪主要指流传于欧洲、北美各国的礼仪文化。

1. 在表达形式方面 西方礼仪强调实用，表达率直、坦诚。东方人以“让”为礼，凡事都要礼让三分，与西方人相比，常显得谦逊和含蓄。在面对他人夸奖所采取的态度方面，东、西方人不相同。面对他人的夸奖，中国人常常会说“过奖了”“惭愧”“我还差得很远”等字眼，表示自己的谦虚；而西方人面对别人真诚的赞美或赞扬，往往会用“谢谢”来表示接受对方的美意。

2. 在对待血缘亲情方面 东方人非常重视家族和血缘关系，“血浓于水”的传统观念根深蒂固，人际关系中最稳定的是血缘关系。西方人独立意识强，相比较而言，不是很重视家庭血缘关系，而更看重利益关系，处处强调个人拥有的自由，追求个人利益。他们将责任、义务分得很清楚，责任必须尽到，义务则完全取决于实际能力，绝不勉为其难。

3. 在礼品馈赠方面 在中国，人际交往特别讲究礼数，往往将礼作为人际交往的媒介和桥梁，重视礼尚往来。东方人送礼的名目繁多，除重要节日互相拜访需要送礼外，平时的婚丧嫁娶、生日、提职加薪都可以作为送礼的理由。而西方礼仪则强调交际务实，在讲究礼貌的基础上力求简洁便利，反对繁文缛节、过分客套造作。在送礼形式上也比东方人简单得多，一般情况下，他们既不送过于贵重的礼品，也不送廉价的物品，但却非常重视礼品的包装，特别讲究礼品的文化格调与艺术品位。

4. 在时间观念方面 中国人使用时间比较随意，时间观念比较淡漠，包括改变原定的时间和先后顺序，如老师上课拖堂，开会做报告任意延长时间，开会迟到等。但西方人时间观念强，做事讲究效率，出门常带记事本，记录日程和安排，有约必须提前到达，至少要准时，且不应随意改动。西方人不仅惜时如金，而且常将交往方是否遵守时间当作判断其工作是否负责、是否值得与其合作的重要依据，在他们看来这点直接反映了个人的形象和素质。

5. 在对待年龄方面 东、西方礼仪在对待人的身份地位和年龄上也有许多观念和表达上的差异。东方礼仪一般是老者、尊者优先，凡事讲究论资排辈。西方礼仪崇尚自由平等，在礼仪中，等级的强调没有东方礼仪那么突出，并且西方人独立意识强，不愿老，不服老，忌讳“老”。

6. 在对待隐私方面 东方人非常注重共性拥有，强调群体，强调人际关系的和谐、邻里间的相互关心、问寒问暖，是一种富有人情味的体现。西方礼仪处处强调个人拥有的自由（在不违反法律的前提下），将个人的尊严看得神圣不可侵犯。在西方，冒犯对方“私人的”所有权利，是非常失礼的行为。因为西方人尊重对方的隐私，同样也要求别人尊重他们的隐私。

二、礼的概念与内涵

（一）礼、礼貌、礼节与礼仪

1. 礼 本意为敬神，后引申为表示敬意的通称。还特指奴隶社会、封建社会等级森严的社会规范和道德规范。《中国礼仪大辞典》将礼定义为特定的民族、人群或国家基于客观历史传统而形成的价值观念、道德规范以及与之相适应的典章制度和行为方式。礼的含义比较丰富，它既可以指为表示敬意和隆重而举行的仪式，也泛指社会交往中的礼貌、礼节，是人们在长期的生活实践中约定俗成、共同认可的行为规范。礼的本质是“诚”，有敬重、友好、谦恭、关心、体贴之意。“礼”是人际乃至国际交往中，相互表示尊重、善意和友好的行为。

2. 礼貌 它反映了时代的风尚与道德水准，体现了人们的文化层次和文明程度。人与人接触交往中相互表示敬意和友好的行为准则和精神风貌，是个人在待人接物时的外在表现。它通过仪表及言谈举止来表示对交往对象的尊重。

3. 礼节 礼节是礼貌的具体表现，具有形式化的特点，主要指日常生活中的个体礼貌行为。礼节是人们在日常生活中，特别是在交际场合，相互表示问候、致意、祝愿、慰问以及给予必要的协助与照料的惯用形式。

4. 礼仪 礼仪是在人际交往中，以一定的约定俗成的程序方式来表现的律己敬人的过程，涉及穿着、交往、沟通、情商等方面的内容。从广义的角度上看，礼仪泛指人们在社会交往中的行为规范和交际艺术。狭义来说，礼仪通常是指在较大或隆重的正式场合，为表示敬意、尊重、重视等所举行的合乎社交规范和道德规范的仪式。

知识链接

握手礼的由来

握手最早发生在人类“刀耕火种”的年代。那时，在狩猎和战争时，人们手上经常拿着石块或棍棒等武器。他们遇见陌生人时，如果大家都无恶意，就要放下手中的东西，并伸开手掌，让对方抚摸手掌心，表示手中没有藏武器。这种习惯逐渐演变成今天的“握手”礼节。

（二）礼、礼貌、礼节、礼仪之间的关系

礼是一种社会道德规范，是人们社会交际中的行为准则。礼、礼貌、礼节、礼仪都属于礼的范畴，礼貌是表示尊重的言行规范，礼节是表示尊重的惯用形式和具体要求，礼仪是由一系列具体表示礼貌的礼节所构成的完整过程。礼貌、礼节、礼仪三者尽管名称不同，但都是人们在相互交往中表示尊敬、友好的行为，其本质都是尊重人、关心人。三者相辅相成，密不可分。有礼貌而不懂礼节，往往容易失礼；谙熟礼节却流于形式，充其量只是客套。礼貌是礼仪的基础，礼节是礼仪的基本组成部分。礼是仪的本质，而仪则是礼的外在表现。礼仪在层次上要高于礼貌和礼节，其内涵更深、更广，礼仪是由一系列具体的礼貌和礼节所构成的；礼节只是一种具体的做法，而礼仪则是一个表示礼貌的系统、完整的过程。

三、礼仪的特点

1. 普遍认同性 全社会约定俗成，共同认可、普遍遵守的准则。一般来说，礼仪代表一个

国家、一个民族、一个地区的文化习俗特征。但我们也看到，不少礼仪是全世界通用的，具有全人类的共同性。例如，问候、打招呼、礼貌用语、各种庆典仪式、签字仪式等，大体上是世界通用的。礼仪的普遍认同性表明社会中的规范和准则，必须得到广泛的认同，才能在全社会通用。

2. 规范性 主要指礼仪对具体的交际行为具有规范性和制约性，这种规范性本身所反映的实质是一种被广泛认同的社会价值取向和对待他人的态度，无论是具体言行还是姿态，均可反映出行为主体的思想、道德等内在品质和外在的行为标准。

3. 广泛性 主要指礼仪在整个人类社会的发展过程中普遍存在，并被人们广泛认同。礼仪无处不在，礼仪无时不在。

4. 沿袭性 礼仪是在风俗和传统变化中形成的行为规范。在这种发展变化中，表现为继承和发展。礼仪一旦形成，就有一种相对独立性，今天的礼仪形式就是从昨天的历史中继承下来的。所以交际礼仪的沿袭和继承是不断扬弃的社会进步的过程。世界上任何事物都是发展变化的，礼仪虽然有较强的相对独立性和稳定性，但它也毫不例外地随着时代的发展而发展变化。社会交往的扩大，各国民族的礼仪文化都会互相渗透，尤其是西方礼仪文化引入中国，使中华礼仪在保持传统民族特色的基础上，发生了更文明、更简洁、更实用的变化。

四、礼仪的原则

在学习和运用礼仪的过程中，应掌握一些具有普遍性、共同性、指导性的礼仪规律，这些礼仪规律称为礼仪的原则。礼仪的原则归纳起来有如下八个。

1. 自律原则 学习和应用礼仪最重要的就是在社会交往过程中，在心中树立起一种内心的道德信念和行为修养准则，以此来约束自己的行为，严于律己，自我要求，自我反省，自我检点。

2. 尊重原则 尊重是礼仪的灵魂和基础，尊重包括尊重他人和尊重自己。在人际交往中，我们在自尊自爱的同时，也要尊重对方的人格，做到宽容、大度、平等。只有人与人相互尊重，才能保持和谐的人际关系。

3. 遵守原则 礼仪是约定俗成的、人们共同遵守的社会规范。这种社会规范是为维护社会稳定而形成和存在的，它实际上反映了人们的共同利益和要求。因此，在社会生活中，每一个成员都必须自觉遵守，用礼仪去规范自己的交际言行。任何人，无论职务大小、身份高低、财富多少，都应自觉遵守、应用礼仪。

4. 平等原则 平等是礼仪的核心，即交往中以诚相待、一视同仁，不能因身份、地位、收入、职业等的不同而使礼仪的使用范围不同。在交际场合，都应按礼仪要求尊重对方，不能厚此薄彼、区别对待。

5. 宽容原则 俗话说“人无完人，金无足赤 ”。在人际交往中，人与人之间会因为文化层次、风俗习惯、职业、年龄等的不同，而有不同的处事方法、不同的观点和做法，所以我们要设身处地地为别人着想，要善解人意、体谅他人。若一方产生失礼行为，冒犯了另一方，失礼的一方应主动道歉，另一方也应以宽容的态度原谅对方，避免出现心存怨恨、过后报复的现象，宽容原则要求人们在交际活动中严于律己、宽以待人。

6. 真诚原则 在人际交往中应以礼相待、真诚待人，做到真心实意、言行一致。避免表里不一，只行礼仪之事，而无真诚之心。待人真诚的人会很快得到别人的信任，而表里不一、口是心非的人，即便一时不会被识破，但终究还是会失去人们的信任。

7. 适度原则 适度原则要求人们在适用礼仪时，应根据具体情况，针对不同对象注意技巧，把握分寸。与人交往时既要彬彬有礼，又不能低三下四；既要热情大方，又不能轻浮奉承；既要自尊，又不能自负；既要坦诚，又不能粗鲁；既要谦虚，又不能拘谨；既要老练持重，又不能圆滑世故。

8. 从俗原则　由于国家、民族、地区以及经济、文化背景不同，礼仪的表现方式也不尽相同，因而出现“十里不同风，百里不同俗”的现象。所以要坚持入乡随俗的原则，与当地习俗保持一致。

礼仪普遍存在于我们的日常生活与工作中，沟通人与人之间的感情，协调人与人之间的关系，促进文明社会的形成与发展，礼仪的功能和作用也被越来越多的人所重视。

五、礼仪的功能

1. 教育功能　礼仪蕴涵着丰富的文化内涵，体现着社会的要求与时代精神。礼仪是人类社会进步的产物，是传统文化的重要组成部分。礼仪通过评价、劝阻、示范等教育形式纠正人们不正确的行为习惯，指导人们按礼仪规范的要求去协调人际关系，维护社会正常生活。让国民都来接受礼仪教育，可从整体上提高国民的综合素质。

2. 沟通功能　礼仪行为是一种信息性很强的行为，每一种礼仪行为都表达一种甚至多种信息。在人际交往中，交往双方只有按照礼仪的要求，才能更有效地向交往对象表达自己的尊敬、善意和友好，人际交往才可以顺利进行和延续。热情的问候、友善的目光、亲切的微笑、文雅的谈吐、得体的举止等，不仅能唤起人们的沟通欲望，彼此建立起好感和信任，而且可以促进交流的成功和范围的扩大，进而有助于事业的发展。

3. 协调功能　在人际交往中，不论体现的是何种关系，维系人与人之间沟通与交往的礼仪，都承担着十分重要的“润滑剂”作用。礼仪的原则和规范，约束着人们的动机，指导着人们立身处世的行为方式。如果交往的双方都能够按照礼仪的规范约束自己的言行，不仅可以避免某些不必要的感情对立与矛盾冲突，还有助于建立和加强人与人之间相互尊重、友好合作的新型关系，使人际关系更加和谐，社会秩序更加有序。

4. 塑造功能　礼仪讲究和谐，重视内在美和外在美的统一。礼仪在行为美学方面指导着人们不断地充实和完善自我并潜移默化地熏陶着人们的心灵。人们的谈吐逐渐变得文明，装饰打扮富有个性，举止仪态越来越优雅并符合大众的审美原则，体现出时代的特色和精神风貌。

5. 维护功能　礼仪作为社会行为规范，对人们的行为有很强的约束力。在维护社会秩序方面，礼仪起着法律所起不到的作用。社会上讲礼仪的人越多，社会便会越和谐稳定。社会的发展与稳定、家庭的和谐与安宁、邻里的和谐、同事之间的信任与合作等，都依赖于人们共同遵守礼仪的规范与要求。

六、学习礼仪的意义

1. 促进理想人格的完善　人格的形成和发展主要指人格结构的形成和构建。人格结构既包括行为模式的表层结构，也包括对社会环境的倾向性、心理特征、自我意识等深层结构。学习礼仪会帮助个人树立良好形象，形成融洽的人际关系，最终形成完美人格。

2. 构建良好的人际关系　良好的人际关系是个人全面发展和事业成功的必备条件。礼仪以它的文明内涵在人们的交往中起着协调作用，促进良好人际关系的形成和完善。良好的人际关系有助于提高人们的自信心和自尊，减少孤独、苦闷、寂寞等，有益于身心健康。

3. 塑造高雅的公众形象　形象是一个人的外观、形体，是在社会交往时众人心目中形成的综合性、系统性的印象，它是影响交往能否进行和能否成功的重要因素。

4. 升华社会文明水平 社会礼仪是人的社会化的重要内容之一，是社会进步和发展的必然结果。礼仪内容的丰富和文明，是人类先进文化的延续，也是社会进步和文明的重要标志，它表现在人与人之间和谐相处的一种秩序，能使人们从内心去追求个人品位和价值提升，改善社会风气，促进社会和谐发展。

5. 有助于传承中华民族精神，升华礼仪内涵和价值 礼仪文化经过了几千年的积淀，已经超过了物质形态上的意义，成为一种民族精神的象征。即使时代变了，空间变了，人物变了，礼仪的形式变了，但礼仪所承载的精神不会改变，尤其是当这种传统文化融合于现代生活时，其内涵和价值会进一步发展。

6. 有助于扩大国际交流，增进世界人民的友谊 礼仪是一种世界现象，它在形式上是有地域性的，但在本质上是没有国界的。在纵向上，它是一个社会文明的标志；在横向上，它早已跨越国家、民族、时代的界限，不分国籍、性别、年龄、阶层，为全人类所共同拥有，成为全人类的共同财富，即“越是民族的，就越是世界的”。礼仪有利于世界各国间的相互理解和交流，以及建立平等的关系。

任务二　护理礼仪与修养

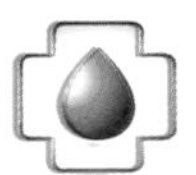

要点导航

重点：护理礼仪的特征和护理礼仪在护理工作中的重要性。
难点：护理礼仪的培养。

南丁格尔说过，“护理工作是精细艺术中最精细者”，护理是一种专业性很强的职业，护理礼仪则能满足患者的心理需求，在“以患者为中心”的整体护理中，护理人员不仅要关心患者身体上的疾病，还要关注由身体疾病引发的各种心理反应，把心理护理作为促进患者康复的重要护理手段，护士应让在病痛中挣扎的患者看到生命的希望、生活的美好，因此，护理礼仪是21世纪护理人员应具备的职业素质。

一、护理礼仪的含义

护理礼仪是一种职业礼仪，是护理人员在护理职业中所应当遵守的行为规范和准则，是护理人员素质、修养、行为、气质的综合反映，也是护理人员职业道德的具体表现。良好的护理礼仪可以无声地营造完美的医疗护理环境，提高护理服务质量。

二、护理礼仪的内容

护理礼仪是一种职业礼仪，是护士在职业活动中所遵循的行为标准，是护士素质、修养、行为、气质的综合反映。它包括护士仪表礼仪、护士语言沟通礼仪、护士非语言沟通礼仪、护士行为规范礼仪及护士社交礼仪。良好的礼仪可以体现出护士的文化修养、审美情趣及知识涵养，是个人自尊自爱的表现。护士在工作中注意自己的礼仪，也反映出敬岗、爱岗的高度责任心和事业心。礼仪服务还可以带给患者一个整洁、舒适的居住环境，同时创造一个友善、亲切、健康向上的人文环境。从一定意义上来说，护理礼仪不仅完善了护理人员的形象，同时也塑造了良好的医院形象。

三、护理礼仪的特征

1. 规范性　护理礼仪是护理人员必须遵守的行为规范，它是在相关法律、规章制度、守则的基础上，对护理人员在待人接物、律己敬人、行为举止等方面的规范和要求。

2. 综合性　护理礼仪作为一种职业文化，一是护理服务科学性与艺术性的统一；二是人文和科技的结合；三是生命伦理学和美学的融合。总之，在护理活动中应体现出护理人员的人文精神、科学态度和文化内涵。

3. 强制性　护理礼仪中的各项内容是以法律、规章制度等为基础制定的，对护理人员具有一定的约束力和强制性。对不遵守者必须给予处罚，以保证护理礼仪的严肃和尊严。

4. 适应性　护理礼仪的适应性指护理人员对不同的服务对象或不同文化的礼仪具有适应的能力。不同文化制度的礼仪之间能够相互兼容和相互适应。护理人员要尊重患者的信仰、文化、习俗，并在接触、交流中不断适应。

5. 可行性　护理礼仪应注重有效性和可行性，因此，护理礼仪需广泛运用于护理实践，并使之成为工作中的行为规范，得到护理对象的认可。

四、护理礼仪在护理工作中的重要性及护理礼仪的培养

（一）护理礼仪在护理工作中的重要性

护理礼仪是指护士在执行工作时为患者提供优质护理服务应严格遵守的行为规范，它来源于护理实践，又必须服务于护理工作，这对提高护理服务质量、培养良好的护士形象、构建和谐医院有着重要的意义和作用。

1. 有利于强化护理行为效果，提高护理质量　护理礼仪能使护理人员在护理实践中充满信心、责任心，能够用慎独精神约束自己，杜绝或减少护理事故发生，提高护理质量。

2. 有利于增进和疏通护患关系　护理服务对象是一个特殊的群体，其心理状态更为敏感与脆弱，对于护理人员的一举一动，护理工作中的每个细节，都可能引起他们不同的情绪反应。护士在护患交往关系中处于主导地位，应主动调整好自己的情绪，将有利于服务对象的良好心态，融入到对他们的同情、理解和关心体贴的情感之中。

3. 塑造良好形象，美化社会环境　护士端庄的仪表、文明的举止、和蔼可亲的态度，准确的技术操作可反映护士的修养，护士自身优雅的举止既能赢得别人的赞美，重塑完善护士良好的职业形象（图 1-1），也能为整个医院赢得良好的声誉。

（二）护理礼仪的培养

1. 加强道德修养　道德也称为品德或德行，道德修养对个人的行为有着十分重要的影响。礼仪是社会道德的一种载体，礼仪修养与道德修养是密不可分的。优良的道德品质本身就是一种魅力，护理人员高尚的职业道德、良好的礼仪修养对改善护患关系，塑造良好职业形象，纠正行业不正之风，实现医疗卫生服务行风的根本好转起着重要作用，因此，护理人员都应

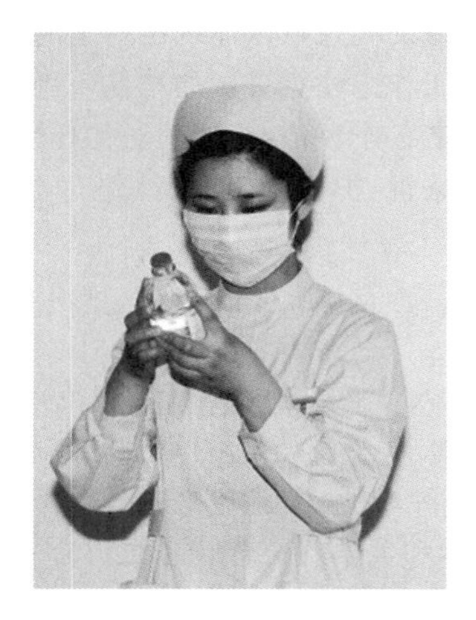

图 1-1 护士的职业形象

加强自己的职业道德修养，遵守职业规范，注重礼仪，自觉维护良好的职业形象。

2. 注重个性修养 个性反映一个人的涵养，加强礼仪修养必须注重个性的自我完善，礼仪修养应建立在健康良好的个性基础之上。护理职业的特殊性，要求护理工作者应培养出有爱心、责任心、细心、耐心的完美个性。

3. 提高心理素质 现代礼仪要求人们具有良好的心理素质，没有积极的心态，就很难在待人接物上热情主动，更不可能彬彬有礼。患者在心理上对护理人员有依赖性，护理人员要帮助患者在心理上战胜疾病，护理人员自身没有良好的心理素质和健康的心理状态，就很难为患者提供优质礼貌的服务。

4. 丰富科学文化知识 礼仪是一门综合性的专业学科，一个人只有具备广博的科学文化知识，才能深刻理解礼仪原则和规范。在社交活动中，具有较好文化修养的人往往容易成为受欢迎的人。广泛学习各种文化知识，不断充实自己，既是加强自身修养的需要，也是人际交往的要求。护理是现代文明社会不可缺少的职业，但又不是一种简单的职业，它是社会科学、自然科学结合的一门综合性应用科学。

考点提示

礼仪的特点、学习礼仪的意义、护理礼仪在护理工作中的重要性。

直通护考

A_1/A_2 型题（以下每个题均有五个选项，请从中选出一个最佳答案）

1. 礼仪的首要原则是（　　）。

A. 尊重原则　B. 平等原则　C. 宽容原则　D. 诚信原则　E. 友善原则

2. 我国传统礼仪在（　　）时期飞速发展至成熟。

A. 夏商周　B. 春秋　C. 战国　D. 南北朝　E. 清末时期

3. 夏商周时期，我国传统礼仪的思想基础是（　　）。

A. 君臣关系　　B. 对上帝、鬼神、天命的迷信
C. 对美好生活的向往　　D. 对自然界无法科学解释现象的恐惧
E. 父子、兄弟等等级关系

4. 古语云“己所不欲，勿施于人”，是礼仪基本原则中的哪项原则？（　　）
A. 遵守原则　　B. 平等原则　　C. 自律原则
D. 真诚原则　　E. 适度原则

5. 中国历史上第一部记载“礼”的书籍是（　　）。
A.《周礼》　　B.《礼仪》　　C.《礼记》　　D.《表记》　　E.《三礼》

6. 不属于护理礼仪特征的是（　　）。
A. 规范性　　B. 综合性　　C. 强制性　　D. 适度性　　E. 可行性

7. 国际礼仪通则也可以称作涉外礼仪基本原则，对其原则不正确的描述是（　　）。
A. 守时的原则　　B. 不妨碍他人的原则　　C. 及时纠正的原则
D. 维护个人隐私的原则　　E. 注重亲情原则

（王肖红）

项目二　人际沟通

学习目标

知识目标

1. 掌握沟通、人际沟通、人际关系的概念及沟通的构成要素。
2. 熟悉护士人际沟通能力的要求及培养。
3. 了解沟通的类型。

能力目标

运用人际沟通相关知识及技巧，正确建立有效的护理人际关系。

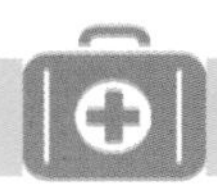

案例导入

一名在肿瘤外科工作的护士，在一次体检后得知自己患乳腺癌，她非常痛苦和恐惧，渴望得到支持和帮助，因此，她找到护士长，希望与护士长进行一次交谈。思考：

如果你是护士长，你将如何运用沟通的技巧与她进行交谈？

沟通是人际交往的主要形式和方法。在社会生活中，人们通过沟通传递信息、交换意见、表达思想及情感，建立各种人际交往关系，达到满足精神及物质需要的目的。在护理工作中，护士需要与服务对象及其他有关的人员进行有效的沟通，以建立各种工作关系。良好的护患沟通可以改善护患关系，减少医患纠纷，提高患者的依从性，使护理工作顺利进行。正确掌握和运用沟通技巧可使护士获得完整真实的资料与信息，满足患者需要，更好地为患者服务，使整体护理工作达到预期的目的和效果，提高护理质量。

任务一　沟通概述

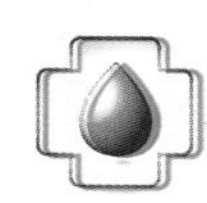

要点导航

重点:沟通的类型。

难点:沟通的概念及构成要素。

一、沟通的概念

沟通一词原意是指开沟以使两水相通。如《左传・哀公九年》所说的"吴城邗,沟通江、淮",泛指使两方相连通,也有疏通彼此的意思。

沟通有广义和狭义之分。广义的沟通是为了特定目的,在活动过程中通过某种途径和方式,有意识或无意识地将一定的信息从发送者传递给接受者并寻求反馈,以达到相互理解的过程。狭义的沟通即指人际沟通。

二、沟通的类型

因沟通的标准不同,可有不同的分类方式。

1. 根据沟通者的数目分类

(1) 自我沟通　自我沟通指信息发送者与接受者的行为由一个人来完成,如通过各种方式进行的自我肯定、自我反省等。

(2) 人际沟通　人际沟通指两个人之间的信息交流过程,是协调人际关系的重要手段。

(3) 群体沟通　群体沟通指三个及三个以上的个体之间进行的沟通,包括个体和群体、群体与群体之间的沟通。协商、互通情报、会议等是这种沟通中常见的方式。它是加强组织性的必要条件,可协调关系、减少冲突,也是组织沟通的重要组成部分。

(4) 国际沟通　国际沟通指国家与国家之间的沟通,如国家首脑之间的会晤及各国大使之间的会谈等。

2. 根据沟通的语言运用形式分类

(1) 语言沟通　语言沟通指以语言符号形式为媒介的沟通行为。语言沟通分为有声的语言沟通和无声的语言沟通。前者又称口头沟通,以口头讲话方式进行沟通,如谈话、演讲、打电话等;后者也称书面沟通,以书面语言方式传播,如写信、发通知、讲课中的板书等。

(2) 非语言沟通　主要指以形体语言或非语言符号为媒介的沟通行为,如以表情、身体动作、衣着、外形、气质等作为工具进行的沟通。

3. 根据沟通的组织形式分类

(1) 正式沟通　正式沟通指按照组织结构所规定的路线和程序进行的信息传递和交流,如传达指示、汇报工作、召开会议等。其特点是沟通渠道固定,信息传递准确、规范,但速度慢。

(2) 非正式沟通　非正式沟通指运用组织结构以外的渠道所进行的信息传递与交流，如私下交谈、传播小道消息、议论某人某事等。其特点是形式灵活、速度快，但信息不可靠。

4. 根据沟通的方向特点分类

(1) 单向沟通　单向沟通指在信息沟通时，一方只发送信息，另一方接受信息，接受信息者不再向发送者反馈信息。如做报告、演讲、下达指标等。其特点是接受面广、速度快，没有及时进行信息反馈。发布命令时，多用这种形式。

(2) 双向沟通　双向沟通指在信息沟通时，发送信息者不仅要发出信息，而且要听取接收者对信息的反馈，发送与反馈可进行多次，直到双方有了共同的理解为止。如讨论、协商、谈判等。其特点是双方的信息及时反馈校正，准确可靠，但信息传递速度慢。人际沟通中的绝大多数都是双向沟通。

5. 根据沟通信息传播方向分类

(1) 向上沟通　向上沟通指居下者向居上者陈述实情、表达意见，即下级向上级反映情况的沟通，人们通常所说的下情上达。如医院院长听取职工或患者的意见，学校组织的教学反馈座谈会等。其功能在于组织决策层及时而准确地了解内部运作状况，成员的意见、意愿及建议，以便做出正确决策。

(2) 向下沟通　向下沟通与向上沟通正好相反，是居上者对居下者传达意见、发号施令等，即通常所说的上情下达。如国家发布主席令、公布重大决定，医院领导向各基层科室领导发出指令、传达政策、提出要求等。其功能在于安排工作、布置任务等。

(3) 平行沟通　平行沟通指同阶层人员的横向联系，多用于各部门的协调合作活动。如医生与医生之间的沟通，护士与护士之间的沟通，护士长之间的工作交流等。其功能在于调整组织或群体及其成员之间的关系，减少摩擦和冲突，增进相互间的合作和友谊。

(4) 斜向沟通　斜向沟通指发生在不同工作部门和组织层次的人员之间的沟通。

虽然人际沟通有不同的形式，现在科技的进步也为沟通提供了方便，但最有效的方式仍然是面对面交谈这种最原始的沟通方式，而且这种沟通方式是无可取代的。

三、沟通的构成要素

一个完整的沟通过程包括七个要素，即信息发出者、信息、通道、信息接收者、反馈、障碍及背景等(图 2-1)。

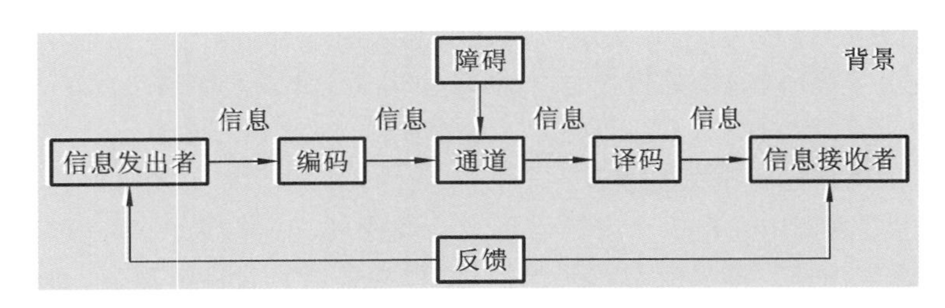

图 2-1　沟通的构成要素

1. 信息发出者　信息发出者指拥有信息并将信息编码传递的人。把想法与情感等内容转换成符号并把它们组成信息的过程称为编码，即把要传达的信息变成适当的语言或非语言的信息符号。

2. 信息　信息指沟通者试图传达给他人的内容，这种内容往往附加有沟通者的观念、态度和情感，包括语言的和非语言的。语言信息通过声音、文字或符号进行，运用词语进行沟通时，沟通的双方必须具有共同的理解经验。非语言信息包括表情动作、身段姿态、语调等。

3. 通道　通道又称渠道，即媒介、信息的传递载体，除用语言面对面的交流外，还可借助电话、传真、电子邮件、网络等媒介传递信息。

4. 信息接收者　信息接收者指接收信息以及将信息解码的人。信息接收者对所获取信息的理解过程称为译码，即把别人的信息转换成自己想法的过程。

5. 反馈　反馈指信息接收者对获得信息后的反应，即对信息的理解和接收状态。沟通属于一种交互作用，在实际的沟通过程中，沟通的双方都在不断地将反馈信息回传给对方，始终处于一种双方互相传递和反馈信息的过程。

6. 障碍　沟通过程中任何环节出现问题，都会造成沟通障碍，如信息不明确、没有表达清楚、信息没有被正确转换成可以沟通的信号、错用沟通方式、信息接收者误解信息等。

7. 背景　背景指沟通发生时的环境，包括心理背景、物理背景、社会背景和文化背景等。不同的背景，信息会被赋予不同的意义，它影响沟通的每一个要素，以及整个沟通过程。

任务二　人际沟通

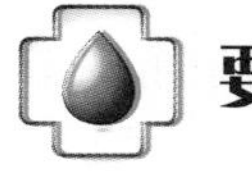

要点导航

重点：人际沟通的功能与层次。

难点：人际沟通的影响因素。

一、人际沟通的概念

人际沟通是指人与人之间的信息交流和传递，包括意见、情感、观点、思想等交换过程。在人际沟通的过程中，人既是行动者，也是反映者。

二、人际沟通的功能与层次

（一）人际沟通的功能

人际沟通具有心理上、社会性和决策上的功能，和我们生活的层面息息相关。心理上，人们为了满足社会性需求和维持自我感觉而沟通；社会性，人们也为了发展和维持关系而沟通；在决策中，人们为了分享资讯和影响他人而沟通。

1. 心理功能

（1）为了满足社会需求和他人沟通　在心理学中认为人是一种社会的动物，人与他人相处就像需要食物、水、住所等同样重要。如果人与其他人失去了相处的机会与接触方式，大都会产生一些症状，如产生幻觉、丧失运动机能、心理失调等。但山居隐士们采取自愿式选择遗世独立，是一种例外。我们平常可与其他人闲聊琐事，即使是一些不重要的话，但我们却能因此满足彼此互动的需求。

（2）为了加强、肯定自我而和他人沟通　通过沟通，我们能够探索自我以及肯定自我。要如何得知自己有什么专长与特质，有时是借由沟通从别人口中告诉你的。与他人沟通后所得的互动结果，往往是自我肯定的来源，人们都想被肯定、受重视，结果从互动中就能找寻到部分答案。

2. 社会功能　人际关系提供了社会功能，且借着社会功能我们可以发展、维持与他人的关系。我们必须经由他人的沟通来了解他人，借由沟通的历程，关系得以发展、改变或者维系下去。因此在与某人做第一次的交谈后，可能会决定和此人保持距离或接近或远离。

3. 决策功能　人类除了是一种社会的动物之外，也是一种决策者。我们无时无刻不在做决策，不论是接下来是否要去看电视，明天要穿哪一套衣服，或者是否该给对方一个微笑与否，都是在做决策。沟通满足了决策过程中的两个功能，即沟通促进信息交换和影响他人。

（二）人际沟通的层次

根据交往双方信任程度不同，将人际沟通分为五个层次。随着相互信任程度的增加，层次逐渐升高，沟通的信息也逐渐增加。

1. 一般性交谈　一般性交谈指一般性社交应酬的开始语，属于沟通中的最低层次。如“你好”“吃饭了吗”之类的寒暄、应酬式语言，这种交谈有利于短时间内打开局面和帮助建立关系，这种不涉及个人问题的一般性交谈能够让人有“安全感”。但是护患之间如果长期停留在这个沟通层次上，将不利于引导患者说出有意义的话题。

2. 陈述事实　陈述事实指不参与个人意见，不牵涉人与人之间的关系，报告客观事实的沟通，在沟通双方还未建立信任感时，交谈多采用陈述事实的方式，防止产生误解或引起麻烦，如“我是一名护士”。护士运用这种沟通方式有利于了解患者的情况，但应注意，在此层次上的沟通主要是让患者陈述，护士最好不要用语言或非语言性行为影响患者的行为。

3. 交流看法　交流看法指沟通双方已经建立了一定的信任，可以彼此谈论看法、交流意见的沟通。在此层次上，双方容易引起共鸣，获得认可或产生同情感。作为帮助者的护士，在沟通时应注意不要流露出嘲笑的表情，以免影响患者的信任和继续提出自己的看法和意见，从而又退回到沟通的第二层次。

4. 分享感情　分享感情指沟通双方彼此无戒心，有了安全感时进行的沟通。在此层次上，沟通双方愿意说出自己的想法和对各种事件的反应，尊重彼此间的感情和分享感觉。为了给患者创造这样一个适合的感情环境，护士应做到坦率、真诚、热情并正确理解患者，帮助患者建立信任和安全感。

5. 沟通高峰　沟通高峰是一种短暂、完全一致、高度和谐的感觉。这种感觉偶尔产生在第四层次的沟通时，是沟通双方分享感觉程度的最高层次，也是沟通交流希望达到的理想境界。

三、人际沟通的影响因素

人与人之间的沟通是一个复杂的过程，沟通的方式、渠道、质量等因素对沟通过程的清晰度、准确性都有着重大的影响，直接关系到沟通效果。

（一）个人因素

1. 知识水平　沟通双方的文化程度不同，对事物会有不同的理解。知识水平的差异常使

沟通产生障碍。一般来说，知识水平越接近，沟通越顺畅。否则，容易产生障碍。

2. 语言因素　生活中人们往往借助语言沟通表达情意、交流思想、协调关系。语言沟通分有声语言沟通和无声语言沟通：前者包括两人或几人间的交谈、做报告及演讲等；后者指书面语言和聋哑人的手语等。不同国家，不同民族有着不同的语言和文字，在沟通时必须使用双方都能听懂的语言（或借助翻译）。而相同语言的人在一起交谈时，也会因为语义不明、语音不清、语速过快及方言差异等使沟通不畅或产生误会。

3. 生理因素　一个人身体的不适会影响沟通效果，如人处于疲劳和疼痛状态时、双方有年龄差距时、存在耳聋和失语情况时，都会影响沟通。

4. 情绪因素　由于身体状态、家庭问题、人际关系等因素导致情绪不稳定，波动性大，从而影响沟通的正常进行。如重病患者表现为易怒易躁、焦躁不安，绝症的患者表现为情绪低落、悲观厌世，非语言行为过多，影响沟通效果。

5. 其他因素　沟通双方的性格特征、兴趣爱好、表达理解能力、价值观念等的不同也会影响沟通。

（二）环境因素

1. 物理环境　一般情况下，光线不足、噪音或环境杂乱、缺乏隐私条件等物理因素都会影响沟通的情绪与效果。例如，在昏暗的灯光下，人们能够说一些亲密的话语，而相反，在强烈的灯光下，人们说话的内容就会有一定距离。

2. 社会环境　包括周围的气氛、人际关系、沟通的距离等。良好的人际关系、融洽的氛围、适当的交往距离等会促进沟通的顺利进行，反之则不然。

3. 社会文化环境　不同种族、民族、文化、职业和信仰的人由于生活习俗的不同，其沟通方式也有不同。如竖起大拇指在我国表示赞同或者棒极了，而在澳大利亚和新西兰表示为一种对人的侮辱，在日本表示数字“5”，在德国表示数字“1”。

（三）组织因素

信息的传递层次越多，失真的可能性越大，每传递一次，信息就丢失一部分，有的信息传递到最后甚至会面目全非或截然相反。组织机构设置太多会阻碍沟通途径，减慢沟通速度。

任务三　人际关系

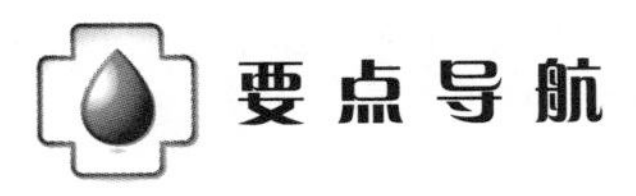

重点：人际关系的概念、人际关系的理论。

难点：建立有效人际关系的策略。

一、人际关系的概念

人际关系是在20世纪初由美国人事管理协会(现更名为美国国际人力资源管理协会)率先提出的,也被称为人际关系论,1933年由美国哈佛大学教授梅约创立。

广义的人际关系是指人与人之间的关系。包括社会中所有人与人之间的关系,以及人与人之间关系的所有方面。狭义的人际关系指在社会实践中,个体为满足自身的发展及生存的需要,通过一定的交往媒介与他人建立及发展起来的以心理为主的关系。人际关系既是一种物质关系,也是一种精神关系,表现出来的就是人与人之间的心理关系和距离。

二、人际关系的理论

(一)人际认知理论

1. 人际认知的概念 人际认知是个体在交往中观察了解他人的外在特征和外显行为,形成印象,并推测或判断其心理状态、人格特征、行为动机和意向的过程(内在特征)。

2. 常见的认知心理效应

(1) 首因效应 首因效应又称首次印象,是人们初次接触时彼此凭直觉观察所形成的最初印象。首因效应对人际认知的印象形成具有极大影响。

(2) 近因效应 近因效应是最后的印象,对人认知具有强烈的影响。有时,左右人们对某人特性做出解释的是最后形成的印象。近因效应远不如首因效应普遍和明显。

(3) 光环效应 光环效应指当对一个人某种特性形成好或坏的印象后,人们倾向于据此推论其他方面的特性,而掩盖了其他方面的品质。如果认识到一个人具有某种突出的优点,就认为他其他方面也都好,这个人就被一种积极肯定的光环笼罩,被赋予更好的品质。

(4) 刻板印象 刻板印象指人们对同一类或一群人的共性认知。一般来说,青年人往往认为老年人思想僵化、墨守成规、缺乏改革创新精神;知识分子应该是文质彬彬;商人是不容易打交道的;草原上的牧民性情是粗犷豪放的等。刻板印象极易形成某种偏见,影响交往的顺利进行。

(5) 投射效应 投射效应指认知及对他人形成印象时,认为他人也具备与自己相似的特性,这就是人们常说的推己及人的情形。尤其当对方的某些身份特性如年龄、职业、性别、社会地位与自己相同时更是如此。如富于攻击性的人认为别人也生性好斗,善良的人总不相信有人要加害他。

(6) 仁慈效应 仁慈效应指在对人的特性进行评定时,好的评价常多于不好的评价。此情形只见于对人的判断而不见于对物的判断。

(二)人际吸引理论

1. 人际吸引的概念 人际吸引是个体与他人之间情感上相互喜欢、相互需要、相互依赖的状态,是人际关系中的一种肯定形式。

2. 人际吸引的规律

(1) 接近吸引律 交往的双方存在着诸多的接近点,这些接近点能够缩小相互之间的时空距离和心理距离,因此彼此之间容易相互吸引,并继而成为知己。

(2) 互惠吸引律 如果交往的双方,能够给对方带来收益、酬偿,就能增加相互间的吸引。这种收益和酬偿包括知识的、生理的、心理的(喜欢、尊重、信任、赞扬、认可)、政治的(权力、地位)等需要的满足。估计得到报偿的概率越大,吸引力就越大;利益与付出之比的比值越大,吸引力就越大;越接近预期的报偿,吸引力就越大。

(3) 对等吸引律　对等吸引律指人们都喜欢那些同样喜欢自己的人。这就是古人所说的"敬人者,人恒敬之""爱人者,人恒爱之"的心理机制。因为人们都愿意被人肯定、接纳和认可,他人的喜欢是满足这一需要的最好奖赏。

(4) 诱发吸引律　诱发吸引律是由自然的或人为的环境的某一因素而引发的吸引力。在人际交往的过程中,如人们受到某种诱因的刺激,而这种刺激正是投其所好,就会引起对对方的注意和交往的兴趣,从而相互吸引。

(5) 互补吸引律　当双方的个性或需要及满足需要的途径正好成为互补关系时,就会产生强烈的吸引力。社会心理学家认为:两人相处,对双方都有助益(互补),或彼此都有友好的意愿(相悦),或彼此发现有类似(相似)的态度时,两人的交互关系就有继续维持的可能。

(6) 光环吸引律　光环吸引律指一个人在能力、特长、品质等某些方面比较突出,或社会知名度较高,于是这些积极的特征就像光环一样使人产生晕轮效应,感到他一切品质特点都富有魅力,从而愿意与他接近交往。

三、人际关系的原则

1. 相互原则　人际关系的基础是彼此间的相互重视与支持。任何个体都不会无缘无故地接纳他人。喜欢是有前提的,相互性就是前提,我们喜欢那些也喜欢我们的人。人际交往中的接近与疏远、喜欢与不喜欢是相互的。

2. 真诚原则　研究表明,真诚是最受欢迎的人格品质。与人交往时要热情友好、以诚相待、不卑不亢,很容易建立起安全感和信任感。而面对不真诚的人,则意味着对方做什么是不确定的,自己有可能会受到伤害。

3. 自我价值保护原则　自我价值是个体对自身价值的意识与评价,自我价值保护是一种自我支持倾向的心理活动,其目的是防止自我价值受到否定和贬低。由于自我价值是通过他人评价而确立的,个体对他人评价极其敏感。对肯定自我价值的他人,个体对其认同和接纳,并投以肯定与支持;而对否定自我价值的他人则予以疏离,此时可能激活个体的自我价值保护动机。

4. 平等原则　在人际交往中总要有一定的付出或投入,交往的需要和这种需要的满足程度必须是平等的,平等是建立人际关系的前提。人际交往作为人们之间的心理沟通,是主动的、相互的、有来有往的。人都有友爱和受人尊敬的需要,都希望得到别人的平等对待,人的这种需要,就是平等的需要。

5. 尊重原则　尊重包括自尊和尊重他人,这是维系人际交往的前提和基础。自尊是自重、自爱,维护自己的人格;尊重他人是重视他人的人格和权利,承认交往双方的平等地位。

6. 理解原则　理解主要指体察别人的需要,明了他人言行的动机和意义,并帮助和促进他人合理需要的满足,对他人生活和言行的有价值部分给予鼓励、支持和认可。

上述这些人际交往的基本原则,是处理人际关系不可分割的几个方面。运用和掌握这些原则,是处理好人际关系的基本条件。

四、建立有效人际关系的策略

1. 谦虚谨慎,摆正位置　要做到这一点的关键是正确认识自己的过去,忘记过去的辉煌或阴影，平静地看待周围的人和事，保持一种平和而理智的心态，谦虚待人。

2. 平等相待，真诚相处　良好的人际关系的建立需要双方的相互理解和以诚相待，要做到真诚、友善、一视同仁。“善大，莫过于诚”，真诚地赞许与相互地尊重，都能使彼此间愿意了解、信任、倾诉和交心。

3. 主动开放　每个人所隐藏的内心世界，正是别人希望发现的奥秘，一般来说只有暴露自己的内心，才能走进别人的心里。善于与人交谈和一起娱乐，能恰当分配时间与人交往，积极参加集体活动，往往会取得思想上的沟通、感情上的融洽。

4. 心理互换与相容　生活中，常常由于种种原因而导致不能很好地理解别人，但当你站在别人的位置上看问题时，就会了解别人的所言所行，获得许多从未有过的理解，便会觉得心理上的距离缩短了。另一方面，每个人都有保留自己意见和按照自己意愿去生活的权利，彼此只能用自己的思想去影响别人，而不可能强行改变别人。如果时时处处尊重和理解别人的选择，不过高要求别人，就可以减少误解，有豁达心胸，从而达到心理相容。

5. 合作协助，友好竞争　生活在相同的环境中，彼此间的合作不可避免。当你设身处地地为别人着想时，彼此合作的契机便已来临。在与他人的竞争中，倡导“公平公开，诚信合作”。

任务四　护理人际沟通

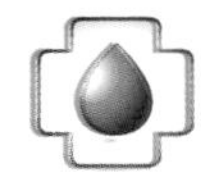

要点导航

重点：人际沟通在护理工作中的作用。
难点：护士人际沟通能力的要求及培养。

一、护理人际关系、护患关系、护患沟通的概念

1. 护理人际关系　护理人际关系是以护士这个特殊的社会群体为中心，围绕临床护理、卫生保健实践展开的，与患者和患者亲属、医生、其他护理人员等医院和社会人群因服务或工作关系而建立起来的相互联系（图 2-2）。

2. 护患关系　护士与患者通过特定的护理服务与接受护理服务而形成的人际关系，是护理实践活动中最主要的一种专业性人际关系。

3. 护患沟通　护士与患者及家属之间的信息交流及相互作用的过程。

二、人际沟通在护理工作中的作用

人际沟通在护理工作中具有至关重要的作用。无论是护患关系的建立，还是医护关系、护际关系的发展，均依赖于有效的人际沟通。

1. 有效收集患者资料，提供健康教育　护士与患者的沟通交流，可帮助护理人员全面了解患者的情况，收集患者的详细资料，提供充分的护理依据，促进患者的健康。反之，护理人员

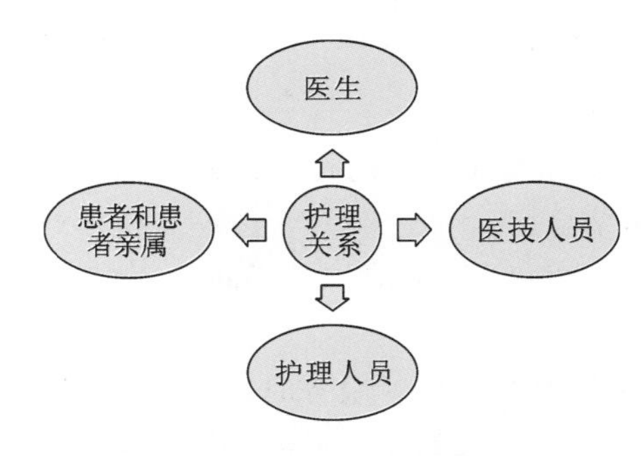

图 2-2　护理人际关系

还可以通过沟通，向患者提供相关的健康知识及相关信息，帮助患者预防并发症，提高自我护理能力。

2. 减少护患冲突和纠纷的发生　在临床护理工作中，许多纠纷的发生均与护患沟通障碍有着直接或间接的关系。护士与患者之间应互相信任、相互了解、沟通与交流信息。这种交流不同于一般社交场合的交流，应体现出"以人为本""以患者为中心"的整体护理模式。交流的目的在于帮助患者提高对自身疾病的了解、认识，帮助医疗及护理工作的顺利进行。交流时护士要面带微笑，语言亲切，用词准确，切实为患者着想，使患者对医院、医生、护士有信任感，从而确保护理质量的提高，杜绝差错纠纷的发生。

3. 促进思想交流与情感分享，维持心理平衡　通过沟通，护患之间还可以增进彼此间的情感交流，增强亲密感；通过沟通，患者可以向护理人员倾诉，以保持心理平衡，促进身心健康。

4. 协调医疗群体内行动，促进效率的提高与组织目标实现　护士在工作中要处理好与各方面人员的关系，除护患关系外，还包括医护、护际及护士与医院内其他工作人员的关系。只有一个团结友爱的医护集体，才能更好地发挥医院的功能以及增强护理队伍的凝聚力，才能有效提高医疗、护理质量，使患者满意。

三、护士人际沟通能力的要求及培养

（一）养成良好的个性品质

良好的个性品质对人际交往具有巨大的吸引力，护士的个性品质是影响护患关系的重要因素。

1. 尊重　尊重是让处于疾病状态下的患者能够保持心理平衡和尊严，不因疾病受歧视。尊重患者绝非小事，它是关系到护士能否得到患者的理解、信赖和尊重的关键。

2. 真诚　真诚是指一个人内在与外在保持自我和谐的一致性，对于护士来说，真诚是最重要的个性品质，能赢得患者的信任。

3. 责任心　责任心是指对工作的态度，是获得患者信任的最基本条件。护理工作是与患者生命息息相关的工作，必须具有高度的责任心。否则，无论操作技术多么熟练，说话态度多么热情，都不可能得到患者的信任。

4. 用心倾听　一位优秀的倾听者应该善于从讲话者的语言中寻找自己感兴趣的内容，把听人讲话当成增长知识或了解情况的机会，不放过任何信息。

5. 学会微笑　微笑的魅力是无穷的，微笑时肌肉、神经全部放松，可以使人更健康。护患关系是一种人际关系，而且是需要更多关怀、更多温馨的人际关系，因此，护患沟通对微笑的需要更为迫切。

（二）培养高尚的职业道德

护士的职业道德，是护士进行人际交往的行为准则，是社会道德在护士职业中的具体表现，它与护士的职业劳动紧密结合。

1. 关心患者，热情负责 对患者关心体贴、热情负责，体现人道主义原则，体现护士全心全意为人民服务的精神。

2. 尊重人格，平等待人 护士在为患者服务时，必须尊重患者的人格。不论患者的职务高低、年龄大小、病情轻重、容貌美丑、关系亲疏或经济贫富等，都应一视同仁、平等待人。

3. 诚实谦让，文明礼貌 护士对沟通对象应始终做到诚实谦让、礼貌热情、举止端庄、言语文明；对他人的批评能虚心接受。不嫉贤妒能，善于与同事合作。

4. 恪守信誉，保守秘密 患者在求医过程中常常会向医护人员和盘托出自己的心愿和要求，并期望从医护人员那里得到理解和帮助。医护人员必须信守自己对患者的承诺，以此取得患者的信赖，建立良好的护患关系。

（三）具备广博的知识

过硬的技术是架起患者及家属对护理人员理解与信任的桥梁。作为一名护士，除具备娴熟精湛的技术外，还要具备丰富的专业知识及人文理论知识，使患者产生信任感，对患者做出针对性的沟通和指导。

1. 基础文化知识 掌握相应的基础文化知识，是深入学习医学、护理学理论的必备条件。

2. 专业知识 生理学、解剖学、生物化学等医学基础知识，基础护理学、内科学、外科学、妇产科学、儿科护理等专业理论课程，它们是护理专业工作的理论基础。切实理解并掌握这些知识，是护士运用医学知识解决临床护理问题的根本所在。

3. 人文社科知识 学习心理学、医学伦理学、美学、哲学及法学等人文社科知识，有助于培养护士的观察力、欣赏力及分析解决问题的能力。

（四）掌握娴熟的沟通技巧

作为一名合格的护士，应遵循沟通原则，掌握护理工作中的常用沟通技巧，注重给患者留下良好的第一印象；善于倾听，善于应用语言的科学性和艺术性，善于应用非语言行为等。

（五）加强实践锻炼

实践出真知。护士应在日常生活中，把握一切机会，主动与人沟通交流，从而提高自己良好的人际沟通能力。

沟通、人际沟通、人际关系的概念及沟通的构成要素。

直通护考

A_1/A_2型题（以下每个题均有五个选项，请从中选出一个最佳答案）

1. 在对交往对象形成印象的过程中，信息出现的顺序有重要作用。最初出现的信息影响

最大，称为（　　）。

A. 首因效应　B. 近因效应　C. 光环效应　D. 刻板印象　E. 投射效应

2. 人与人之间的信息和情感沟通、交流过程，就是（　　）。

A. 群体沟通　B. 自我沟通　C. 组织沟通

D. 跨文化交流　E. 人际沟通

3. 构成沟通的七个要素中不包括哪一项？（　　）

A. 信息发出者　B. 通道　C. 结果

D. 信息　E. 反馈

4. 只有当发出的信息与接收的信息相同时，才能实现有效沟通。因此（　　）是有效沟通的核心过程。

A. 传递　B. 沟通　C. 障碍　D. 反馈　E. 互动

5. 影响人际沟通的隐秘性因素是（　　）。

A. 沟通场所阴暗　B. 沟通者一方情绪悲哀

C. 沟通过程中有其他人员在场　D. 沟通者双方距离较远

E. 沟通者双方文化程度不同

6. 护士小李在病房巡视过程中，患者张奶奶口述昨晚没睡好，现在头痛，这属于人际沟通中的哪个层次？（　　）

A. 一般性交谈　B. 陈述事实　C. 交流看法

D. 分享感情　E. 沟通的高峰

（郑　楠）

项目三　仪态礼仪及在护理工作中的运用

学习目标

知识目标

1. 掌握护理工作中仪态礼仪的要求和规范。
2. 熟悉仪态礼仪的特点及要求。
3. 了解日常生活中的仪态礼仪禁忌。

能力目标

在护理工作中，能规范地运用常见的仪态礼仪。

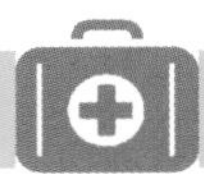

案例导入

情景一：外科病区，护士长带领两名护士巡视病房。在某患者床前发现输液不畅。护士长检查发现药液外渗，立即拔出针头，交代护士甲去治疗室端取输液用物，护士乙重新进行穿刺。期间，护士甲还帮助患者捡起了掉在地上的报纸。

情景二：内科病区，护士长带领护士做晨间护理，整理床头柜、床旁椅子等。稍后，护士甲手持病历夹与护士乙进行床头交接班，护士丙和护士丁推着治疗车，端着治疗盘给患者发药。

情景三：医院门诊部候诊大厅，导诊护士甲和乙值班，护士甲坐在导诊台后做分诊登记，护士乙站立在导诊台旁迎候患者。患者登记后，护士乙引导其走向诊室。并为患者捡起掉在地上的挂号本。

思考：

在以上护理工作情景中，体现了哪些姿态礼仪？

任务一　概　　述

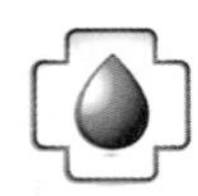

要点导航

重点：仪态礼仪的概念、特点和要求。

难点：仪态礼仪的总体要求。

一、仪态礼仪的概念

仪态也叫仪姿、姿态，泛指人们身体所呈现出的各种姿态，包括举止动作、神态表情和相对静止的体态。人们的面部表情，体态变化，站、坐、行、蹲、举手投足都可以表达思想感情。仪态是表现一个人涵养的一面镜子，也是构成一个人外在美好的主要因素。不同的仪态显示人们不同的精神状态和文化教养，传递不同的信息，因此仪态又被称为体态语。

二、仪态礼仪的特点

1. 仪态是一种“无声的语言”　在日常交往中，人们主要通过语言交流，但交流时的面部表情、身体姿态也传递着信息。对方在接受信息时，不仅“听其言”，而且也在“观其行”。仪态语言是一种极其丰富、极其复杂的语言。据研究者估计，世界上至少有70万种可以用来表达思想意义的姿势动作，这个数字远远超过当今世界上最完整的一部词典所收集的词汇量。信息的传递与反馈，从表面上看，主要是口、耳、眼的运用。事实上，表情、姿态等所起的作用，却远远超过自然语言交流本身。仪态是一种很广泛、很实用的语言，往往比有声语言更富有魅力，可以收到“此处无声胜有声”的效果。

2. 仪态是内在素质的真实流露　仪态在表情达意方面或许不像有声语言那么明确和完善，但它在表露人的性格、气质、态度、心理活动方面却更真实可靠。一个人所说的话可能是真实的，也可能是虚假的，语言可以言不由衷，而人的仪态却总是真实的。也许你嘴上在说着欢迎客人到来的话语，可你的表情、手势、动作却流露出了你的厌倦、无奈，这才是你真实的态度。在社会交往中，仪态还是一种无形的“名片”，也许你没有随身带着档案、介绍信，但人们却通过你的一举一动、一颦一笑，判断出你的身份、地位、学识、能力，并因此影响对你信任的程度、交往的深度等。

3. 仪态的习惯性　仪态是人们在成长和交往的过程中逐步形成的，因而具有习惯性的特点。首先，仪态的习惯性是指人们对某一动作的习惯性，它一方面表现在某些动作表情的一致性，比如人们总是用笑容来表现欢乐、友好、喜欢等感情；另一方面，也表现在同一动作由于地域和文化环境的不同而具有不同的含义。其次，仪态的习惯性是指每个人的仪态都是在成长过程和生活环境中长期形成的，这种习惯性并不都是先天的，也可以通过后天的生活和训练形成，一旦形成，就很难改变。

三、仪态礼仪的要求

符合规范、得体适度、文明优雅，是对仪态礼仪的总体要求，也是应当坚持的原则。

1. 符合规范 社会日益进步，人们的行为、举止在整个社会交往中必须依照约定俗成的规矩和做法，不能为了彰显个性而随心所欲。

2. 得体适度 得体适度是运用礼仪时应注意把握分寸、认真得体、合乎规范。既要根据交往活动的内容、性质、时间、场合，针对具体交往对象和相互关系，认真依照规范和具体的操作标准，恰到好处地控制自己的举止；同时又不能墨守成规，要根据实际情况和具体对象，从容自然，从而收到最佳效果。

3. 文明优雅 文明指要讲究道德和文化教养。优雅指举止要富于美感，既潇洒又稳重；既充满活力、富有个性魅力又不令人感到轻浮；既沉稳端庄又令人感到温馨可亲、平易近人。

任务二 护理工作中的仪态礼仪

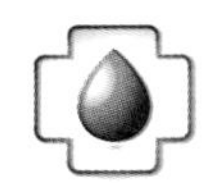

要点导航

重点：护理工作中的仪态礼仪和要求。

难点：仪态礼仪的规范。

仪态礼仪可以表现出一个人的气质与风度。有些人尽管相貌平常，但举止端庄、文雅，也能给人以深刻的印象。护士得体的仪表、规范的举止、热忱的态度、饱满的精神面貌，不仅能直接显示出良好的个人素养，也能促进医患关系，对患者的康复起着重要的作用，此外，还直接关系到医院的形象。

一、站姿

站姿通常指人在站立时所呈现出来的姿态，是一切优美姿态的基础。站姿是人静态的造型动作，优美、典雅的站姿是发展人的不同动态美的基础和起点。优美的站姿能显示个人的自信，衬托出美好的气质和风度，给他人留下美好的印象。

（一）基本站姿

正确的站姿给人以舒展俊美、庄重大方、精力充沛、信心十足、积极向上的印象。站姿的基本要领：头正，双目平视，嘴唇微闭，下颌微收，面部平和自然；双肩放松，稍向下沉，身体有向上的感觉，呼吸自然；躯干挺直，收腹，挺胸，立腰；双臂放松，自然下垂于体侧，手指自然弯曲；双腿并拢立直，两脚跟靠紧，脚尖分开呈45°，男子站立时，双脚可分开，但不能超过肩宽。

1. 女性站姿 女性的站姿要体现女性柔美、典雅的韵味，即古人所说的“亭亭玉立”。通常采取收颌、挺胸、目视前方、双手叠放或相握于腹前，双腿并拢，脚跟靠紧，脚尖分开呈“V”形或“丁”字形(图 3-1)。

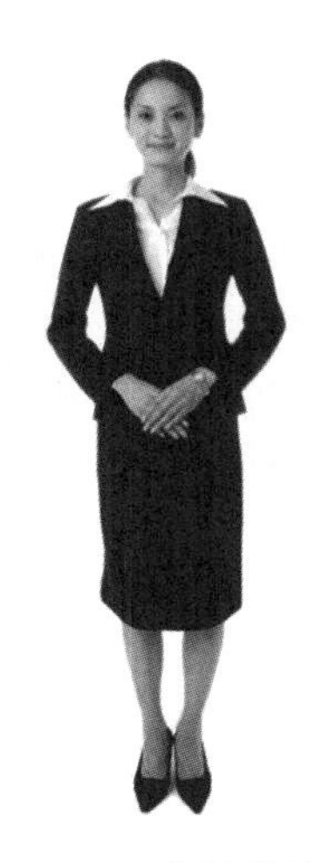

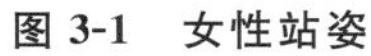
图 3-1　女性站姿

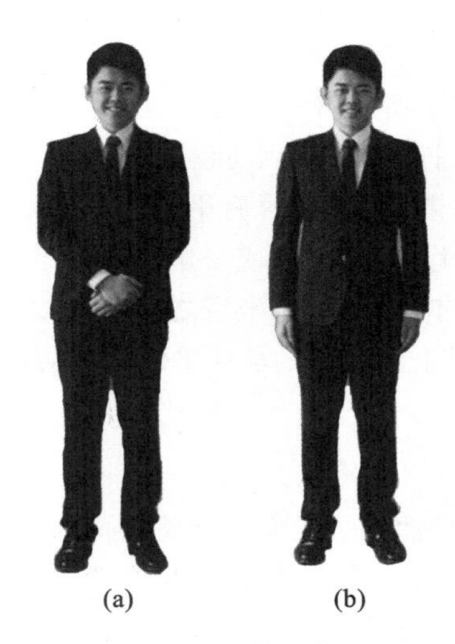

图 3-2　男性站姿

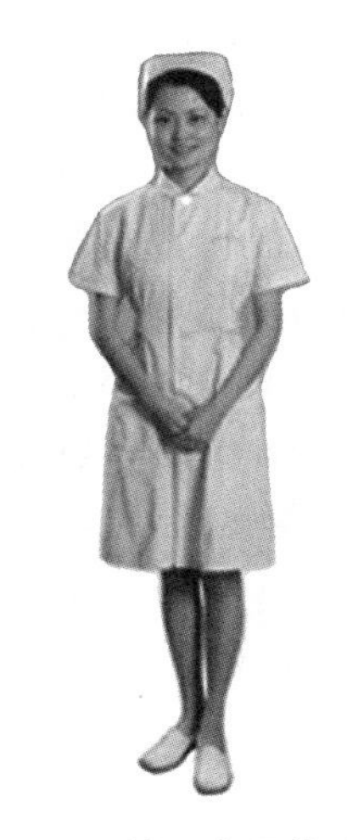
图 3-3　护理人员的站姿

2. 男性站姿　男性的站姿要稳健，古人云“站如松”，即是说男性站立时要像松树那样挺拔、稳重。以显示出男性刚健、强壮、英武、潇洒的风采。通常采取身体正直，头部抬起，双眼平视，双肩稍向后展并放松。双手自然下垂，掌心向内，分别贴放于大腿两侧。也可将右手握住左手腕部上方自然贴于腹前(图 3-2)或背在身后贴于臀部。

(二) 护理人员的站姿

护理人员的站姿应该体现出稳重、端庄、礼貌、有教养，显示出一种亭亭玉立的静态美，这是培养优美仪态的起点，也是展现不同质感动态美的起点和基础。其要领是挺、直、高、稳(图 3-3)。

挺：头要端正，双目平视，颈直、背挺，表情自然面带微笑，下颌微收双肩外展放松，两臂自然下垂，掌心向内，双手自然垂于身体两侧。

直：脊柱要尽量与地面垂直，挺胸、立腰、收腹、夹腿。

高：站立时身体的重心要尽量提高，昂首提气。在迎送患者时，向患者微欠身躯表示谦虚、恭敬。

稳：足跟并拢、足尖分开，夹角呈 45°，重心落在两脚间，也可采用“丁”字形站姿。

(三) 禁忌站姿

禁忌驼背耸肩、凹胸凸腹、撅臀屈膝、东倒西歪、两腿交叉或双手搁在口袋里，给人以敷衍、轻蔑、漫不经心、懒散懈怠的感觉。禁忌双手抱肘或手插兜内及懒散、随便地倚在患者床旁、墙或电梯旁。双手背于身后或插兜为无视对方，侧转身体可表示厌恶和轻蔑，背朝对方则可理解为“不屑一顾”。

二、坐姿

坐姿指人在就座之后所呈现出的姿势。坐姿是一种身体的放松，一种静态的姿势，优美的坐姿让人感觉舒适、安详。

（一）基本坐姿

1. 坐姿的基本要求　端正安稳，表现为安详、庄重、优雅的风度，具体如下。

（1）角度　坐定后上身与大腿、大腿与小腿所形成的角度。

（2）深浅　坐下时臀部与座位所接触面积的多少。

（3）舒展　入座前后手、腿、脚的舒张、活动程度。

2. 正确的坐姿　上身挺直，微向前倾，两肩平正放松，双目平视前方或交谈对象，面带微笑；双手视需要放于膝盖或桌椅上；双膝并拢或一脚稍前一脚稍后。在正式的场合，上身与大腿之间、大腿与小腿之间呈90°；非正式场合，坐定之后也可双膝并拢，双腿斜放或叠放；在较为正式场合，或有尊者在座时，一般坐于座面的前1/3～1/2。男士可双脚分开与肩等宽，双手分别置于两腿近膝部位。

（二）方法

夏天着裙服向下坐时，先要自然地从上而下地将后面衣裙抚平，上身向前倾，头颈微抬，无论座位有无靠背，腰背都要挺直，两臂放松，轻稳地坐在椅子前1/3～1/2处，双膝并拢，小腿略后收，双手轻握自然放于双膝上或椅子扶手上，落座和调整坐姿悄然无声。

在正式场合入座，讲究从左侧一方走向座位和离开座位。入座时应转身背对座位，如距座位较远，可将右脚后移半步，待腿部接触座位边缘后，再轻轻坐下。保持优美坐姿，体现出谦虚娴静的良好教养。

（三）坐姿种类

1. 女士坐姿　见图3-4。

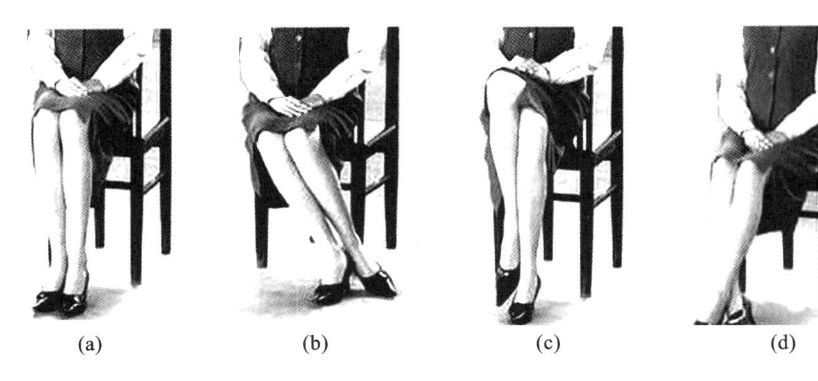
(a)　(b)　(c)　(d)

图3-4　女士坐姿

（1）标准式　轻缓地走到座位前，转身后两脚成小“丁”字步，左前右后，两膝并拢的同时上身前倾，向下落座。如果穿的是裙装，在落座时要用双手在后边从上而下把裙子抚平坐下。

（2）前伸式　在标准坐姿的基础上，两小腿向前伸出两脚并拢，脚尖不要翘。

（3）前交叉式　在前伸式坐姿的基础上，右脚后缩，与左脚交叉，两踝关节重叠，两脚尖着地。

（4）屈直式　右脚前伸，左小腿屈回，大腿靠紧，两脚前脚掌着地，并在一条直线上。

（5）后点式　两小腿后屈，脚尖着地，双膝并拢。

（6）侧点式　两小腿向左斜出，两膝并拢，右脚跟靠拢左脚内侧，右脚掌着地，左脚尖着地，头和身躯向左侧倾斜。注意大腿、小腿呈 90°，小腿要充分伸直，尽量显示小腿长度。

(7) 侧挂式　在侧点式基础上，左小腿后屈，脚绷直，脚掌内侧着地，右脚提起，用脚面贴往左踝，膝和小腿并拢，上身右转。

(8) 重叠式　也叫“二郎腿”或“标准式架腿”。在标准式坐姿的基础上，两腿向前，一条腿提起，腿窝落在另一条腿的膝关节上边。要注意上边的腿向里收，贴住另一条腿，脚尖向下。

2. 男士坐姿　见图 3-5。

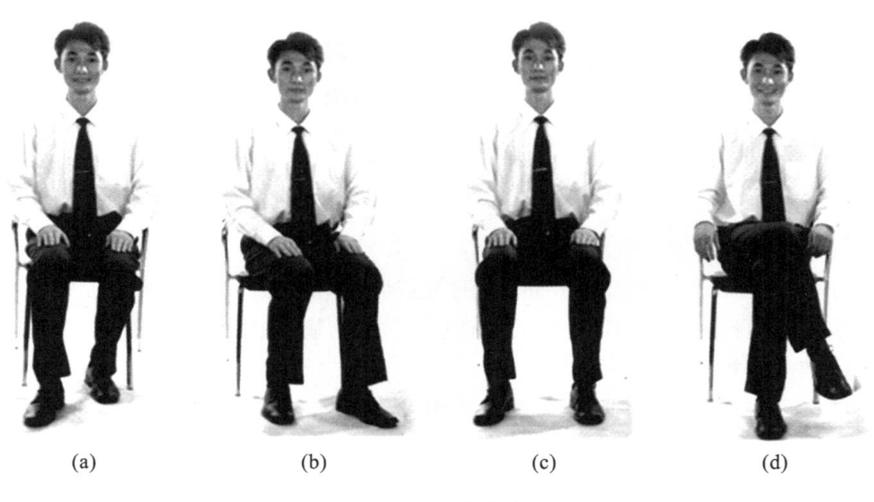

(a)　(b)　(c)　(d)

图 3-5　男士坐姿

(1) 标准式　上身挺直，双肩正平，两手自然放在两腿或扶手上，双膝并拢，小腿垂直落于地面，两脚自然分开呈 45°。

(2) 前伸式　在标准式的基础上，两小腿前伸一脚的长度，左脚向前半脚，脚尖不要翘起。

(3) 前交叉式　在标准式的基础上，小腿前伸，两脚踝部交叉。

(4) 屈直式　在标准式的基础上，左小腿回屈，前脚掌着地，右脚前伸，双膝并拢。

(5) 斜身交叉式　在标准式的基础上，两小腿交叉向左斜出，上身向右倾。

(6) 重叠式　右腿叠在左膝上，右小腿内收贴向左腿，脚尖下点。

(四) 护理人员的坐姿

护士工作时的坐姿要端正，护士要随时表现出服务意识，在护士站和病房不能随意就座，与患者交谈时，要挺直腰板表示尊重对方或对谈话内容感兴趣。

护士规范的坐姿是，采用浅坐式，落座时先用单手或双手捋平身后衣裙，上身微前倾，腰背挺直，肩放松，轻稳地落座在椅面的前 2/3 处，两眼平视，挺胸抬头，双膝并拢，小腿后收，亦可一脚稍前、另一脚稍后，双手相叠轻置于一侧大腿中部(图 3-6)。

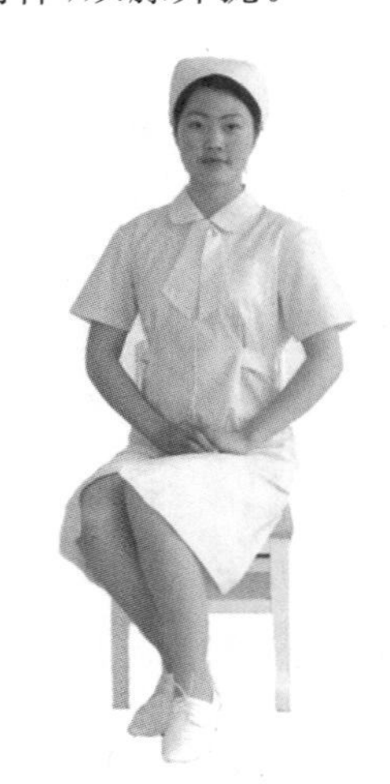

图 3-6　护士坐姿

在非正式场合，允许坐定之后双腿叠放或斜放，双腿交叉叠放时，应力求做到膝部以上要并拢；双腿斜放时，以与地面呈 45°角为佳。

（五）禁忌坐姿

坐下或站起行走时，动作过大碰出响声；坐下后腰背松塌懒散或过分后仰；双腿敞开过大；身体倚靠椅背，双手抱于胸前；摇晃抖动双腿或一条腿架在另一条腿上；脚尖冲人或将脚架在自己或别人座位上；把脚抬高使对方能看到鞋底；坐在办公桌上、办公椅扶手上或患者床上；两手夹在大腿中间或垫在大腿下或抱于脑后；坐时身体过分前倾；用手支撑下巴或玩弄衣角、手指，或有挖耳朵、挖鼻孔等小动作；落座时不礼让尊长，抢先就座；坐在椅子上移动位置等。

三、行姿

行姿又称走姿，是人在行走的过程中形成的姿势。它是一种动态的姿势，体现人的动态之美。在日常生活或公众场合，走路都是浅显易懂的肢体语言，它能够将一个人的韵味和风度表现出来。

（一）基本行姿

正确的行姿能够体现一个人积极向上、朝气蓬勃的精神状态。正确的行姿以正确的站姿为基础。走路时，上身挺直，头部保持端正，微收下颌，两肩保持齐平，挺胸、收腹、立腰，双目平视前方，表情自然，精神饱满。

行路时步态是否美观，关键取决于步幅和步位。行进时前后两脚之间的距离称为步幅，在通常情况下，男性的步幅是 25 cm，女性的步幅大约为 20 cm；行走时脚落地的位置是步位。行路时最佳步位是两脚踩在同一条直线上，并不走两条平行线；步态美的一个重要方面是步速稳健，步态要保持优美，行进速度平稳、均匀，过快过慢都是不允许的；步韵也非常讲究，在行进过程中，膝盖和脚腕要有弹性，腰部应成为身体重心移动的轴线，双臂要轻松自然地摆动，身体各部位之间要保持动作和谐，使自己的步调一致，显得优美自然一些，否则就显得没有节奏。

（二）行姿种类

1. 后退步 与人告别时，应当先退后两三步，再转身离去。退去时脚轻擦地面，步幅要小，先转身后转头。

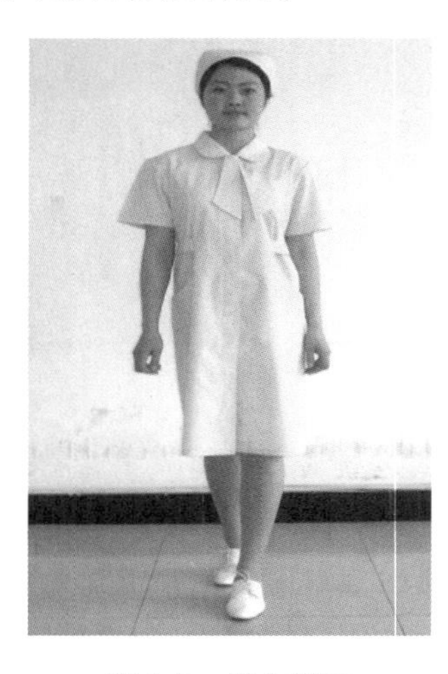

图 3-7 护士行姿

2. 引导步 引导步是用于走在前边给宾客带路的步态。引导时要尽可能走在宾客左前方，整个身体半转向宾客方向，保持两步的距离。遇到上下楼梯、拐弯、进门时要伸出左手示意，并提示请客人上楼、进门等。

3. 前行转身步 在前行中要转弯时，要在距离所转方向远侧的一脚落地后，立即以该脚掌为轴，转过全身，然后迈出另一脚。即向左拐，要右脚在前时转身；向右拐，要左脚在前时转身。

（三）护理人员的行姿

行走要精神饱满，头正肩平、双目平视、挺胸收腹、足尖向前，步伐正直，行走轨迹应呈直线，不拖脚发出响声，步态柔美均匀（图 3-7）。巡视病房、做操作时应柔步无声、轻盈稳健，显示出成熟自信。即便有紧急抢救或病房传出呼唤时，也严禁慌乱奔跑，可轻盈机敏地加快步速，表现出一名职业护士急患者所急，工作紧张有序、忙而不乱的精神面貌，从而使患者增加安全感。

知识链接

两人同行，前为尊，后为卑，右为大，左为小；三人并行以中央为尊，右边次之，左边又次之；男女同行，进出门口，男士礼让女士先行。如出入电梯门，女士则应先进后出。推门下车或在黑暗区域通过时，男士应该率先行动。在餐会上，男士应该让女士先行，以便介绍或就座。男女两人在街上并行时，男士应该让女士走在比较安全的一边，指的是男士应该走靠马路车辆来往的一面。在平时，应该遵循男左女右的原则。男士若与两位女士搭伴同行，不能走在中间，应该走在最左边。如果路窄只允许一个人通过，男士应该在女士身后行走。两男一女行走，可让女士在中间行走。

此外，在引导患者进入病区时，护士可以边行走，边将右手或左手从腹前抬起，至上腹部处，五指并拢，掌心向上，腕关节要低于肘关节。手以肘关节为轴向右或左摆动，摆到身体右侧或左侧稍前的地方停止，朝向引导或介绍目标，伸出手臂进行介绍。行走时，采用上身稍转向患者的侧前行姿势，边走边介绍环境。这样，不仅表示欢迎、诚恳和热情接待之意，又能随时观察患者的意愿和病情，及时提供护理服务。

（四）禁忌行姿

行走时左右晃动，身体重心不稳，弯腰驼背，瞻前顾后，内八字脚或外八字脚，背手、抱肘、叉腰，在病房重步而慌张急迫，或步态懒散拖曳无所用心。

四、蹲姿

蹲姿是由站立的姿势转变为两腿弯曲和身体高度下降的姿势。蹲姿其实只是人们在比较特殊的情况下所采用的一种暂时性的体态。虽然是暂时性的体态，也是有讲究的。在日常生活中，人们对掉在地上的东西，一般是习惯弯腰或蹲下将其捡起，而针对公共社交场合或从事服务行业的人员，对掉在地上的东西，也像普通人一样采用一般随意弯腰蹲下捡起的姿势是不合适的。

（一）基本蹲姿

(1) 下蹲拾物时，应自然、得体、大方，不遮遮掩掩。

(2) 下蹲时，两腿合力支撑身体，避免滑到。

(3) 下蹲时，应使头、胸、膝关节在一个角度上，使蹲姿优美。

(4) 女士无论采取哪种蹲姿，都要将腿靠紧，臀部向下。

（二）蹲姿种类

1. 交叉式蹲姿　下蹲时右脚在前，左脚在后，右小腿垂直于地面，全脚着地，左膝由后面伸向右侧，左脚跟抬起，脚掌着地。两腿前后靠紧，合力支撑身体。臀部向下，上身稍前倾。这种蹲姿主要适于女性采用，尤其是身穿短裙的女性在公共场合采用。

2. 高低式蹲姿　下蹲时左脚在前，右脚稍后，两腿靠紧并向下蹲。左脚全脚着地，小腿基本垂直于地面，右脚脚跟提起，脚掌着地。右膝低于左膝，右膝内侧靠于左小腿内侧，形成左膝高、右膝低的姿态，臀部向下，以右腿支撑身体（图 3-8）。

（三）护理人员的蹲姿

护士下蹲做操作时，应注意掌握左脚在前右脚稍后，双脚靠紧、臀部向下的蹲姿要领，要显示出文雅与对患者的尊重。俯身拾物时，应走近物体，一脚后退半步屈膝下蹲，左手扶住衣裙下摆，右手拾物，保持美观省力（图 3-9）。

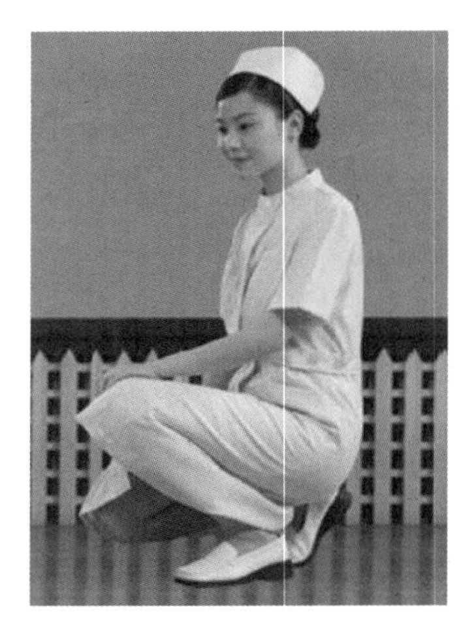

图 3-8　蹲姿

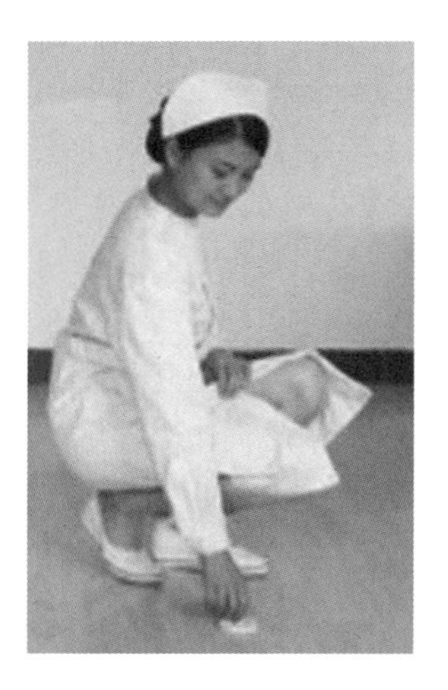

图 3-9　护士的蹲姿

（四）禁忌蹲姿

切不可低头弯背或弯腰撅臀朝向患者，或下蹲时双腿平行分开等。

五、手姿

手姿又称手势，是人的两只手及手臂所做的动作。手是身体上富有灵性的器官。如果说眼睛是心灵的窗口，那么手就是心灵的触角和指向。俗话说“心有所思，手有所指”。手势确能表达多种微妙的表情：坚强或柔软、热情或冷淡、狠毒或善良、粗暴或温柔等。如招手致意、挥手告别、握手问好、摆手拒绝、拍手称赞等。因此，手势是人们在交往中不可缺少的最富有表现力的一种“体态语言”。

（一）常用手势礼仪

1. 引领动作

（1）横摆式　以右手为例，将五指伸直并拢，手心不要凹陷，手与地面呈 45°角，手心向斜上方。腕关节微屈，低于肘关节。动作时，手从腹前抬起，至横膈膜处，然后，以肘关节为轴向右摆动，到身体右侧稍前的地方停住。同时，双脚形成右丁字步，左手下垂，目视来宾，面带微笑。这是在门的入口处常用的引领姿势（图 3-10）。

（2）曲臂式　当一只手拿着东西，扶着电梯门或房门，同时要做出“请”的手势时，可采用曲臂手势。以右手为例，五指伸直并拢，从身体的侧前方向上抬起，至上臂离开身体的高度，然后以肘关节为轴，手臂由体侧向体前摆动，摆到手与身体相距 20 cm 处停止，面向右侧，目视来宾（图 3-11）。

（3）斜下式　请来宾入座时，手势要斜向下方。首先用双手将椅子向后拉开，然后，一只手曲臂由前抬起，再以肘关节为轴，前臂由上向下摆动，使手臂向下成一斜线，并微笑点头示意

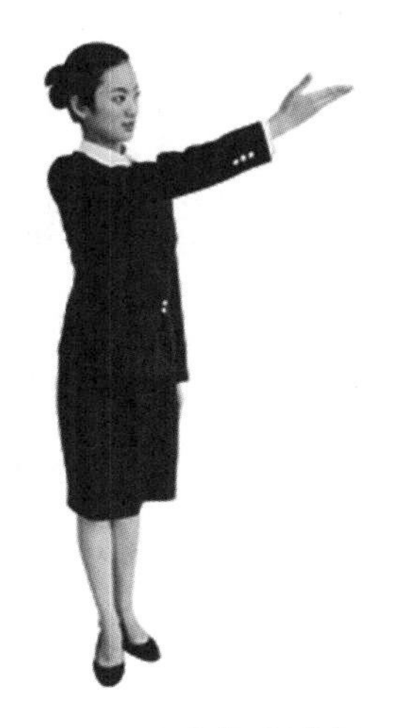

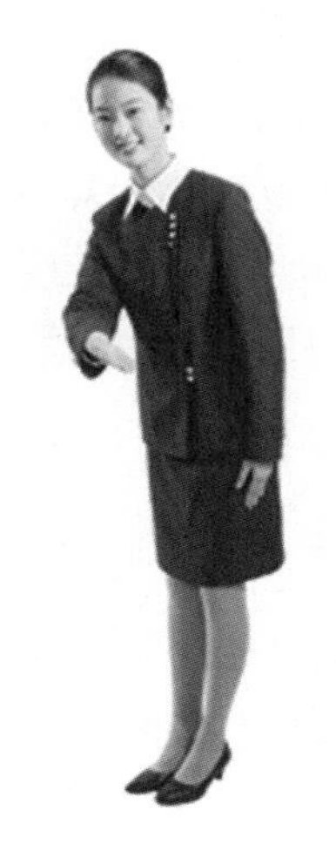

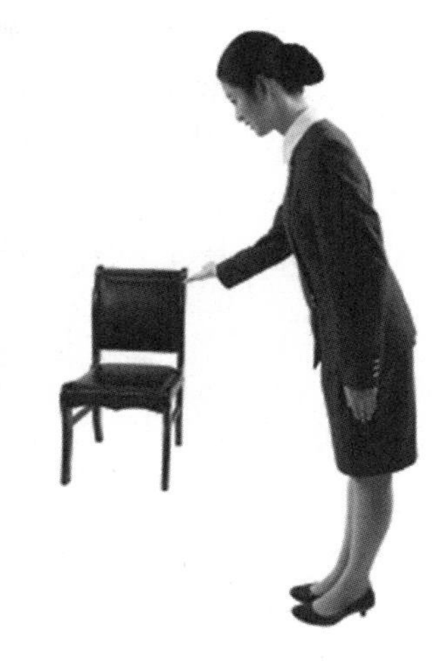

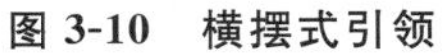

图 3-10　横摆式引领　　**图 3-11　曲臂式引领**　　**图 3-12　斜下式引领**

来宾(图 3-12)。

2. 表示欢迎、祝贺、支持的手势语言　鼓掌，右手掌心向下，有节奏地拍击掌心向上的左手掌，采取左手较被动，右手较主动的方式。

3. 赞同、赞许手势语言　向上翘起拇指。

4. “动脑筋”“机敏一点”手势语言　用手指指点自己的太阳穴。

5. 高兴激动手势语言　双手握拳向上举起，前后频频用力摇动

6. 招手　向远距离的人打招呼时，伸出右手，右胳膊伸直高举，掌心朝着对方，轻轻摆动。注意不可以向上级和长辈招手。

7. 打招呼手势语言　英语国家人在路上打招呼时，常常要拿帽子表示致意。现一般已化为抬一下帽子，甚至只是摸一下帽檐。

(二) 护理人员的手姿

在介绍病区环境时，应落落大方运用正确的引领姿势。左手或右手抬高至腰部，四指并拢，拇指微张，掌心向上，为“尊敬”和“请”的敬意语态，以肘部为轴，可以右手单臂或双臂横摆式，朝一定的方向伸出手臂。在楼道拐弯处或上下楼梯时，要事先告知患者或来宾，并用手示意“请右拐”“请上楼”“请注意脚下”等。通过护士正确的引领，使来宾或患者安全、准确到达目的地。同时护士优美正确地引领会给人以真诚服务的深刻印象。

(三) 禁忌手姿

(1) 在交往中，手势不宜过多，动作不宜过大，切忌“指手画脚”和“手舞足蹈”。

(2) 打招呼、致意、告别、欢呼、鼓掌属于手势范围，应该注意其力度大小、速度的快慢、时间的长短，不可过度。鼓掌是表示欢迎、祝贺、赞许、致谢等的礼貌举止。鼓掌的标准动作应该是用右手掌轻拍左手掌的掌心，鼓掌时不应戴手套，宜自然，切忌为掌声大而使劲鼓掌，应随自然终止。

(3) 在任何情况下都不要用大拇指指自己的鼻尖和用手指指点他人。谈到自己时应用手掌轻按自己的左胸，那样会显得端庄、大方、可信。用手指指点他人的手势是不礼貌的。

(4) 一般认为，掌心向上的手势有诚恳、尊重他人的含义；掌心向下的手势意味着不够坦

率、缺乏诚意等。攥紧拳头暗示进攻和自卫，也表示愤怒。伸出手指来指点，是要引起他人的注意，含有教训人的意味。因此，在介绍某人、为某人引路指示方向、请人做某事时，应该掌心向上，以肘关节为轴，上身稍向前倾，以示尊敬。这种手势被认为是诚恳、恭敬、有礼貌的。

(5) 有些手势在使用时应注意区域和各国不同习惯，不可以乱用。因为各地习俗迥异，相同的手势表达的意思，不仅有所不同，而且有的大相径庭。

六、护理工作中常见的姿态

(一) 持病历夹

病历是整个医疗活动中的法律文件之一，也是医护人员对患者的病情观察、治疗和实施护理措施的原始文字记载。护理人员每天都要对患者进行护理查房，执行或处理医嘱。因此，持病历夹的姿势也是护士常用的工作姿态。

1. 站立或行走时的持病历夹姿势 在站姿或行姿的基础上，用一手握住病历夹一侧边缘的中部，将病历夹置于前臂内侧，持夹手臂靠近腰部，使病历夹的上缘略内收，或者一手握住病历夹的前 1/3，病历夹正面向内、前部稍上抬(图 3-13)。

2. 查阅或记录时的持病历夹姿势 左臂上部靠近躯干，前臂放平，左手握住病历夹的前 1/3 将其夹在前臂上，右手翻阅或记录(图 3-14)。

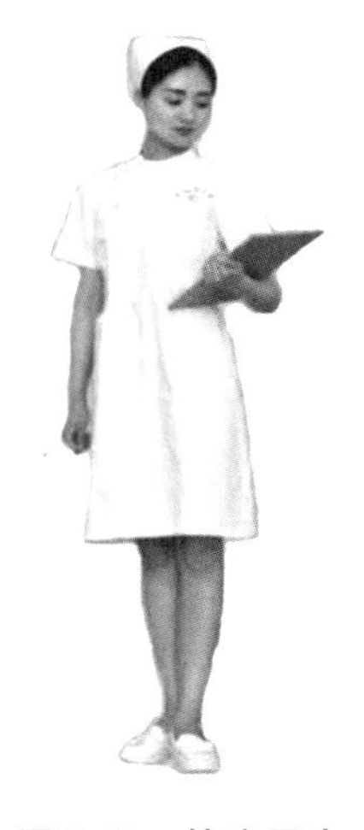

图 3-13 持病历夹

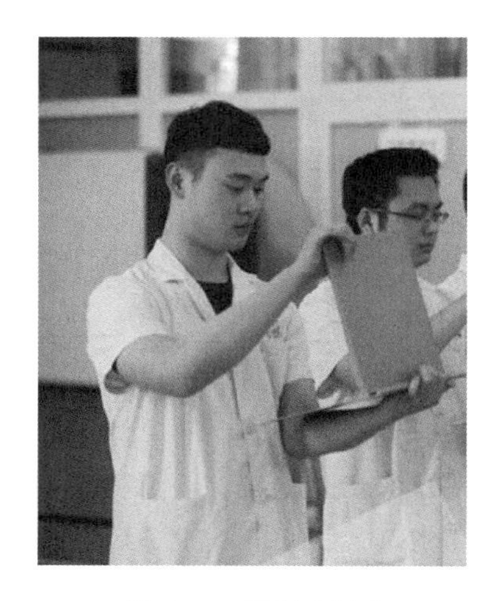

图 3-14 翻阅病历夹

3. 注意事项 持病历夹时，不应手臂下垂，手持病历夹一角或一端，病历夹朝下。不但姿势不雅，还给人以工作随意、不认真之感，也易造成病历单从病历夹内掉出、丢失。

(二) 端治疗盘

在护理工作中，几乎每天都要涉及对各种患者进行护理治疗处置，端治疗盘是护士常见的一种工作姿势。

端治疗盘基本要求：在站姿或行姿的基础上，双手托盘底两侧边缘的中部，双肘靠在两侧的腋中线，肘关节呈 90°角，自然贴近躯干(图 3-15)；盘内缘不可触及护士服，取放、行进平稳；开门时不能用脚踢门，而应该用肩部将门轻轻推开。

（三）推治疗车

推各种治疗处置车、抢救车等，是护理工作中经常使用的一种姿势。其基本要求是，护士位于车后，双手扶把，把稳方向，双臂均匀用力，重心集中于前臂，抬头、挺胸、直背、躯干略向前倾，行进、停放平稳。推车时既要注意一定的速度，又要保持轻、稳。入室前需停车，用手轻推开门后，方能推车入室，不可用车撞开门，入室后应先关上门，再推车至病床旁（图 3-16）。

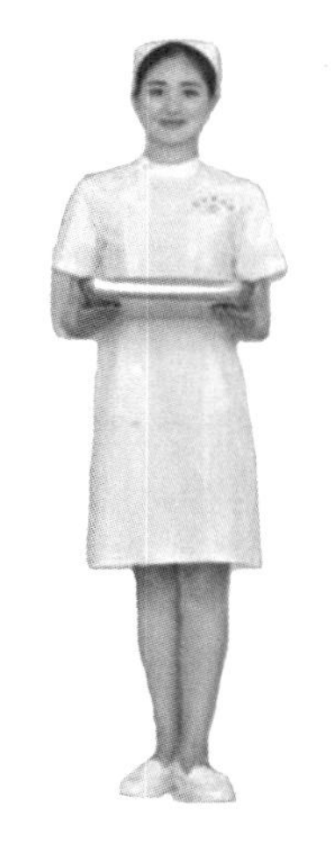

图 3-15　端治疗盘

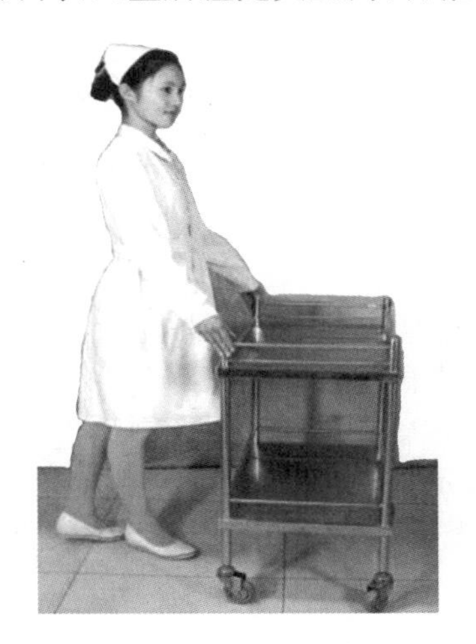

图 3-16　推治疗车

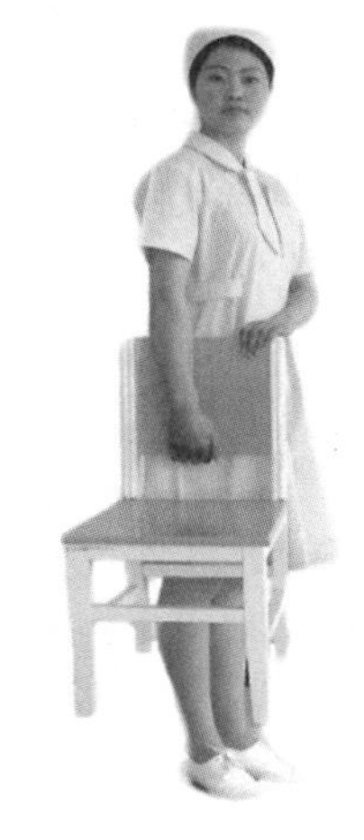

图 3-17　搬放椅子

（四）搬放椅子

1. 搬放椅子的方法　护士应站在座椅的后面，以身体的一侧贴近椅背；一手抓握在椅背下缘中部，四指并拢托住椅背下缘，拇指自然朝前下方，另一手四指并拢扶在椅背上沿；双脚前后错开半步，双膝微屈，然后自然直立，起身，向上提起椅子，放下时要轻稳（图 3-17）。

2. 注意事项　搬起和放下椅子时，上身要始终保持直立，身体各部分要协调，整体动作应美观；应避免与其他物品碰撞发出声响，保持安静。

（五）出、入病房

护士在临床护理服务中，要经常出、入病房。为了体现尊重他人，在进出病房时需注意以下几点。

1. 进入病房前先通报　护士进入病房前，要采取先叩门等方式向病房内的患者及其家属进行通报。不要贸然入内，以免惊扰他人。

2. 用手开、关房门　一般情况下，护士在进出病房时，应用手轻开、轻关房门，不可用身体的其他部位开门，如肘部、膝部顶门，用脚步踢门，或任由房门自由开、关。

3. 进出房门时要面向他人　当房间内有人时，护士进出房门时要面向对方，不应反身关门或背向他人。

4. 后进后出　当与他人同时进出病房时，护士应后进后出，以示礼貌。

基本站姿、坐姿、行姿、蹲姿的具体要求。

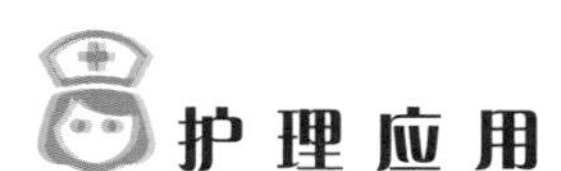

护理应用

护士职业素质养成训练一:基本举止礼仪

一、训练目标

(1) 学会规范的站姿、坐姿、行姿和蹲姿。
(2) 学会规范地推治疗车、端治疗盘、持病历夹和搬椅子的方法。

二、训练内容

1. 训练内容一 班级同学分成若干个小组,每组 2 人,1 人扮演护士,1 人扮演患者,模拟护士在导诊台旁迎候患者,同学们练习护士的站姿和行姿,教师对学生进行适当指导、点评。

2. 训练内容二 结合以下案例,班级同学分成若干个小组,每组 4 人,分别扮演 4 名护士,每组轮流上台表演分别展示护士在工作中的不同姿态。

案例:内科病区,护士甲手持病历夹与护士乙进行床头交接班,护士丙和护士丁推着治疗车、端着治疗盘给患者发药。

三、训练评价

教师对每组学生的展示进行点评并给出成绩(分别为优秀、良好、合格),分析总结,对表现好的同学提出表扬。

说明:优秀(90～100 分);良好(80～90 分);合格(60～80 分)。

直通护考

A_1/A_2 型题(以下每个题均有五个选项,请从中选出一个最佳答案)

1. 护士基本站姿,站立时,两脚尖之间的张角约为( )。
A. 15° B. 30° C. 45° D. 60° E. 75°

2. 在我国,人们通常用竖起大拇指表示( )。
A. 棒极了 B. 搭便车 C. 傻瓜 D. 数字“5” E. 你好

3. 下面对于护士双膝靠拢或微微分开的坐姿,描述不正确的是( )。
A. 双腿必须靠拢 B. 男护士允许双膝稍稍分开,但不许超过肩宽
C. 双脚踝前后放 D. 女护士可以架腿
E. 小腿后收

4. 基本站姿中有一个要领是“挺”,对于做到“挺”的要求描述不正确的是( )。
A. 头正 B. 颈直 C. 肩夹 D. 背挺 E. 胸挺

5. 属于不良行姿的是( )。
A. 重心在前 B. 直线行进 C. 匀速前进
D. 双腿弯曲 E. 挺胸、收腹、立腰

(丁亚军 程文阳)

项目四　仪表礼仪及在护理工作中的运用

学习目标

知识目标

1. 掌握仪表、仪容的概念，护士的着装。
2. 熟悉护士的化妆，护理工作中仪容的修饰。
3. 了解日常生活中的仪表礼仪。

能力目标

能恰当运用仪表礼仪的知识及技巧，建立良好的护患关系。

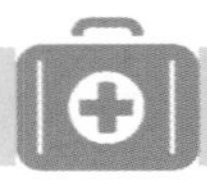

案例导入

护士小张周末到美发店把头发染成黄色，周一早上上班前画了漂亮的淡妆，穿上连衣裙，出门前喷上香水，容光焕发去上班。早上交接班，有同事笑着对她说“小李，你真是香气袭人呀”，有的同事开始打喷嚏。思考：

作为一名护士小李的仪容修饰是否得当？

仪表通常指人的外观、外貌。在人际交往中，每个人的仪表都会引起交往对象的特别关注，并将影响对他的整体评价。仪表是护患交往中最先摄入对方视野的信息，是形成最初印象的因素。护士所面对的主要是患者，仪表更加显得重要，并有其特殊的职业要求。

任务一　护士的仪容

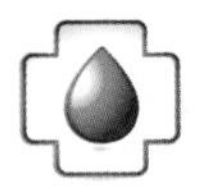

要点导航

重点：护士的发型要求。

难点：身体各部的修饰。

仪容指人的外表，通常指人的外貌或容貌，主要包括头部和面部。心理学家研究表明，人与人之间交往的最初印象也就是所谓的“第一印象”往往在初识的 15 s 内产生，所以得体的仪容十分重要。护士是与患者接触最多的职业，每天要面对各种各样的人群，美观整洁、端庄大方的仪表美能树立更好的职业形象，取得更佳的工作效果。

一、发型

发型的总体要求是整洁、简练、明快、方便、自然。

（一）头发

干净整洁、长短适中、发型得体自然，不宜当众梳理头发，不宜随手乱扔掉落的头发；养成定期洗发的习惯，一般每周 1～3 次，油性头发和夏季可适当增加洗发次数。洗前先将头发梳理通顺，用适合的洗发用品轻揉后冲洗；头发颜色不理想可以用染发剂，对中国人而言应将头发染成黑色。

（二）发型的选择

选择发型，除了要适当兼顾个人偏爱之外，最重要的是要考虑到个人条件和所处场合。因此，在选择发型时，一定要遵守应己（即适合自己）的原则。发型应与脸型、体型、年龄、职业、服饰相适应。在工作场合，发型应当传统、庄重、保守一些；在社交场合，发型则应当个性、时尚、艺术一些。

（三）护士的发型

发型要求：头发的长度宜前不遮眉、后不搭肩、侧不掩耳。护士发型要考虑到工作特性与职业的需要，要佩戴适合的护士燕尾帽或圆帽。

1. 佩戴护士燕尾帽时的发式　戴燕尾帽时，不能长发披肩，如果是长发，要盘起或戴网罩，头发后不过领，前不过眉；短发者应将头发自然后梳，两鬓头发放于耳后，需要时可用小发卡固定，短发超过耳下 3 cm，也要盘起或戴网罩（图 4-1）。

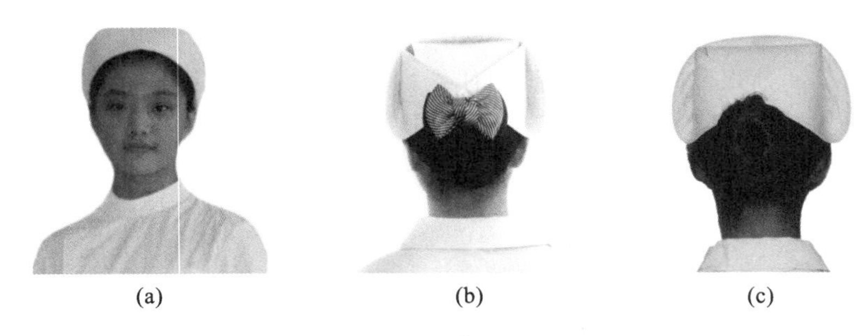

(a)　(b)　(c)

图 4-1　佩戴护士燕尾帽时的发式

2. 佩戴护士圆帽时的发式　手术室和特殊门诊护士要求佩戴圆帽，目的是为了无菌技术操作和保护性隔离。头发要全部遮在帽子里面，不露发际，前不遮眉，后不露发，不戴头饰（图 4-2）。

二、面容

（一）仪容美的三层含义

1. 仪容的自然美　先天条件好，天生丽质。

2. 仪容的修饰美　根据个人条件，对仪容进行必要的修饰，扬其长、避其短。

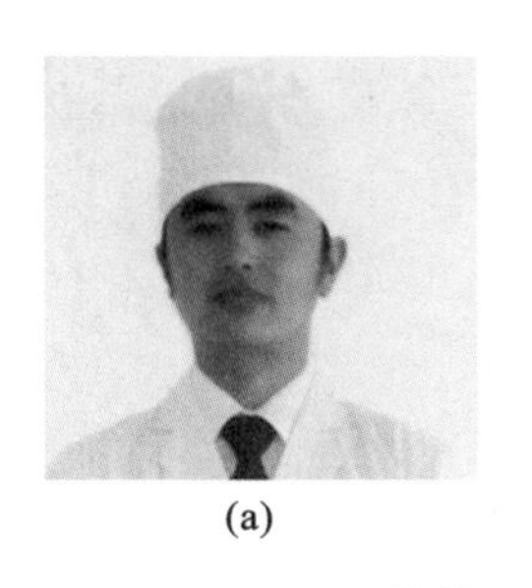
(a)

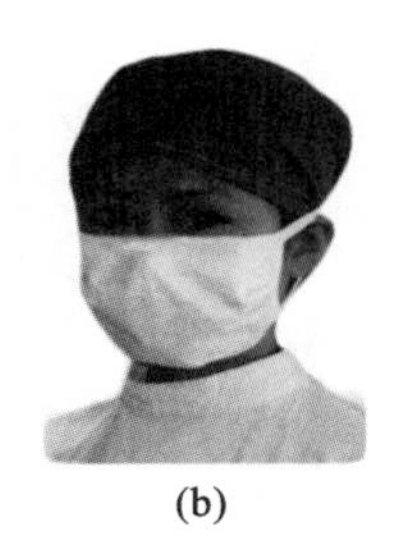
(b)

图 4-2　佩戴护士圆帽时的发式

3. 仪容的内在美　秀外慧中、表里如一。

仪容美应当是三个方面的高度统一。

（二）养成良好的卫生习惯

1. 眼耳　眼部和耳朵要经常保持清洁，清除眼部分泌物和耳垢。不提倡纹眉，更不允许剃眉。戴眼镜要安全、舒适、美观，工作与生活中按惯例不可戴太阳镜，以免给人"不识庐山真面目"或拒人于千里之外的感觉。

2. 口鼻

（1）口腔和牙齿　认真刷牙和定期洁牙，坚持用正确的方法每天早晚刷牙，上班和出席社交场合前不可吃气味刺鼻的东西，注意口腔的清洁。上班之前应注意避免进食一些气味过于刺鼻的饮食，由于胃肠等疾病引起口腔异味者，一方面应积极治疗，另一方面要注意不要近距离和他人说话，保持嘴唇的清洁湿润；多吃蔬菜、水果和纤维素含量高的谷类等食品；不吸烟、不喝浓茶，以防牙齿变黄；不要剔牙缝，尤其不可以当众剔牙，饭后刷牙漱口。

（2）鼻部　定期清理鼻部"黑头"；不可随处吐痰；避免当众吸鼻子、擤鼻涕、挖鼻孔，特殊情况下清理鼻涕应以手帕或纸巾辅助，并尽量避免发出过大声响。按礼仪规定，人体发出的所有的声音都是不雅之声，统称为异响，在工作岗位上应尽量避免。

3. 手臂部　手臂部被称为"第二张名片"。

（1）肩臂　礼仪规定，正式的社交活动中，人们的肩臂尤其是肩部，不应暴露在衣服之外，也就是说在这些场合（如政务、商务、学术、外交），不宜穿无袖装，这是修饰肩臂最重要的一点。

（2）汗毛　女士要特别注意这一点，在他人面前，尤其在外人或异性面前，腋毛是不应为对方所见的，它属个人隐私，不雅观，被人见到是很失礼的。

（3）手　护士的手在工作中用得最多，要注意保养。天冷时要戴手套；洗手要用无刺激、不含除垢剂、pH 为 7～8 的洗手液；不能留长指甲，指甲内易藏污纳垢，不卫生、不方便、更不美观；不得涂指甲油。护士要随时洗净双手，尤其是指甲缝；不能在公众场合或患者面前修剪指甲；经常擦拭护手霜以保护手的细腻、光泽和无干裂（图 4-3）。

4. 足腿部　"远看头，近看脚"，要保持下肢的清洁。严格地说，在正式场合是不允许光着脚穿鞋和穿残破有异味的袜子，不要在他人面前脱鞋、趿拉着鞋，更不能脱下袜子抠脚；男士不允许穿半截短裤，女士穿裙不允许光着小腿，可穿长裤及长裙，但不能穿半截短裤和超短裙。护士着裙装时切忌露于工作服之外，穿裙式工作服是要配上肉色或浅色的长筒袜，无论长袜或短袜，袜口不能露在裙摆或裤脚的外面（图 4-4）。护士上班时应穿规定的工作鞋，并且要做到清洁、舒适、方便、美观。

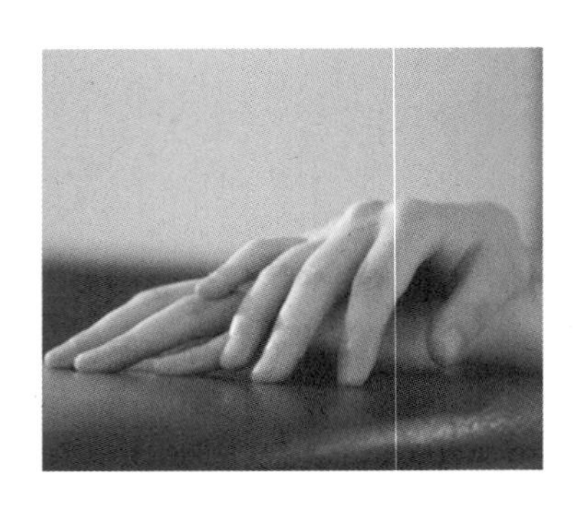

图 4-3　护士的手

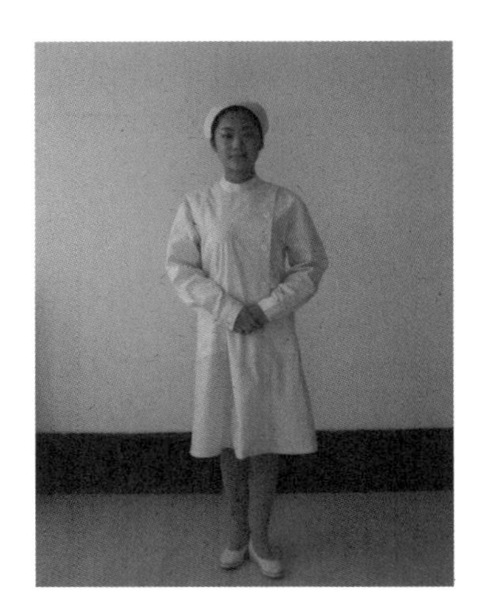

图 4-4　护士裙式工作服

任务二　护士的表情

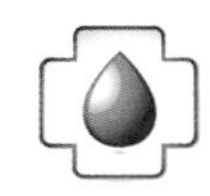

要点导航

重点：表情的构成，微笑、目光与眼神的练习方法。

难点：眼语的构成。

表情是指在神经系统的控制下，面部肌肉及其各种器官所进行的运动、变化，以及面部在外观上所呈现出的某种特定的形态。在人们所接受的来自他人的信息中，只有45%来自有声的语言，55%以上来自无声的语言，而后者又有70%以上来自于表情。

人的表情是一种无声的"体态语言"，人的喜、怒、忧、思、悲、恐、惊都可以通过表情表现出来。当我们区别一个人的情绪时，我们不会忙着先看他的腰身四肢，也不是急于先看他的穿衣打扮，而是先看脸。看人先看脸，见脸如见心，面部表情是写在脸上的心思。脸面是人的内心外观，是最重要的体态语言，因为在我们的人体上没有哪一个部位比脸更富有表情达意的作用。表情主要包括眼神和笑容。

一、眼神

在人类的感觉器官中，眼睛最为敏感，它通常占有人类总体感觉的70%左右。在人与人沟通中，眼神是最清楚、最正确的信号(图 4-5)。总之，眼睛往往自然地流露出内心的情感，为了让眼睛正确地表达自己，以求好的效果，当然也要学会观察别人的眼神，从对方目光的真实态度中，调整自己的交往方式。

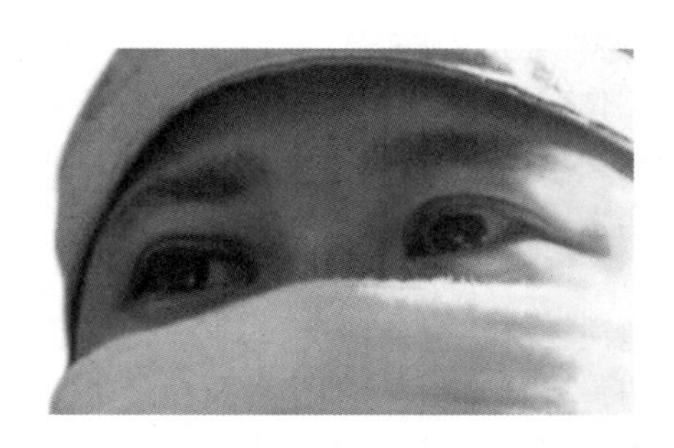

图 4-5　眼神

（一）目光

目光也称眼神，是指人们在进行注视时，眼部所进行的一系列活动，以及在这一过程中所呈现出的神态。通过目光的接触和交流，我们既可以了解对方的内心世界，同时也能将护士的同情关爱传递给患者。一个良好交际形象的目光应该是自然、平和、礼貌、友好的。在与人交谈时，不要直盯着对方的眼睛，也不要聚焦于对方脸上的某一部位，更不能左顾右盼、上下打量、挤眉弄眼等。

（二）眼语

眼语是指人们在日常生活之中借助眼神所传递出的信息。眼语的构成，一般涉及五个方面：时间、角度、部位、方式、变化。

1. 时间　注视对方的时间长短十分重要。

（1）表示友好　注视对方时间占全部相处时间的 1/3 左右。

（2）表示重视　若对对方表示关注，如听报告、请教问题时，注视对方时间应占全部交谈时间的 2/3 左右。

（3）表示轻视　若注视对方的时间不到相处全部时间的 1/3，往往意味着瞧不起对方或没有兴趣。

（4）表示敌意或兴趣　若对对方注视时间超过了全部相处时间的 2/3 以上，往往表示可能对对方抱有敌意，或是为了寻衅滋事，或对对方本人发生了兴趣。

2. 角度　注视他人的常规角度有平视、侧视（斜视）、仰视、俯视等，一般常用的友好的角度为平视。

（1）平视　平视即视线呈水平状态，也称正视。

（2）侧视　侧视是一种平视的特殊情况，即位居交往对象一侧，面向且平视着对方。它的关键在于面向对方，否则即为斜视对方，那是失礼的。

（3）仰视　仰视即主动居于低位，抬眼向上注视他人。它表示尊重、敬畏之意，适用于晚辈看尊长时。

（4）俯视　俯视即抬眼向下注视他人，一般用于身居高处之时。可用于对晚辈表示宽容、怜爱，也可对他人表示轻蔑、歧视。

如果是晚辈与长辈交流可采用仰视，以表示尊重、敬畏之意。像斜视、俯视则表示对他人轻蔑、歧视，这些都是失礼的表现，应避免使用。

3. 部位　在公务、社交场合一般注视的部位有额头、眼及唇部，不宜注视的部位有头顶、胸部、大腿及脚部。

（1）关注型凝视　一般情况下，与患者沟通交流时，常规注视的部位是双眼，表示聚精会神、一心一意、重视对方，它又称“关注型注视”。

(2) 公事凝视　适用于工作交往中，注视对方脸部的上三角部位。

(3) 社交凝视　适用于社交聚会中，注视对方脸部的下三角部位。

(4) 亲密凝视　亲人和恋人之间使用，注视对方双眼到胸部之间的位置。

4. 方式

(1) 直视　直视即直接地注视交往对象，表示认真、尊重，适用于各种情况。

(2) 凝视　凝视是直视的一种特殊情况，即全神贯注地进行注视。

(3) 盯视　盯视即目不转睛，长时间地凝视某人的某一部分，表示出神或挑衅。

(4) 虚视　虚视的特点是目光不聚焦于某处，眼神不集中，表示胆怯、疑虑、走神或是失意、无聊。

(5) 扫视　扫视即视线移来移去，注视时上下左右反复打量，表示好奇、吃惊，也不可多用，面对异性时应禁用。

(6) 睨视　睨视即斜着眼睛注视，多表示怀疑、轻视。

(7) 眯视　眯视即眯着眼睛注视，表示惊奇、看不清楚。

(8) 环视　有节奏地注意不同的人员或事物，表示认真、重视。

(9) 他视　与某人交往时不注视对方，反而望着别处，表示胆怯、害羞、心虚、生气、无聊或没有兴趣。

(10) 侧扫视　表示兴趣、喜欢或是轻视、敌意。

护士在与服务对象交流时，不要斜视、扫视、窥视，因为其表示轻浮或鄙夷，会使患者产生被瞧不起而受辱的感觉。最好将目光落在对方眼以下、领部以上的区域，不要聚焦于对方脸上的某个部位。俯视表示爱护、宽容的语义；正视表示尊重、理性、平等的语义，交流时应多采用俯视和正视。

5. 变化　在人际交往中，目光、视线、眼神都是时刻变化的，包括眼皮的开合、瞳孔的变化、眼球的转动、视线的交流。它主要有以下几种表现。

(1) 眼皮的开合　人的内心情感变化，会使其眼睛周围的肌肉产生运动，从而使眼皮的开合产生改变。瞪大双眼，表示愤怒、惊愕；睁圆眼睛，则表示疑惑、不满；眼皮眨动一般为每分钟5～8次，若眨动过快表示活跃、思索，眨动过慢表示轻蔑、厌恶；有时眨眼还可表示调皮或不解。

(2) 瞳孔的变化　瞳孔的变化往往显而易见，但却不由自主地反映着人们的内心世界。平时，它变化不多；若突然变大、发出光芒、目光炯炯时，表示惊奇、喜悦、感兴趣；若突然缩小、双眼黯然无光，表示伤感、厌恶、没有兴趣。

(3) 眼球的转动　眼球反复转动，表示在动心思；若其悄然挤动，则表示向人暗示。

(4) 视线的交流　在人际交往中，与他人交流视线，常可表示特殊含义。其一，可表示爱憎；其二，可表示地位；其三，可表示补偿；其四，可表示威吓。

二、笑容

笑容即人们在笑的时候所呈现出来的面部表情，它通常表现为脸上露出喜悦的表情，有时还会伴以口中所发出的欢喜声音。笑容是一种令人感觉愉快的、既悦己又悦人、发挥正面作用的表情。

（一）笑的种类

在日常生活中，笑的种类很多。它们绝大多数都富于善意，但也有极少数失礼、失仪。出于实际需要方面的考虑，在此重点讨论的是合乎礼仪笑容的种类，有含笑、微笑、轻笑、浅笑、大笑、狂笑（图 4-6）。

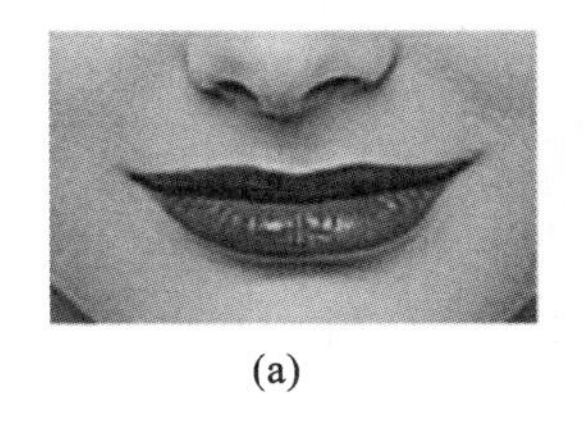
(a)

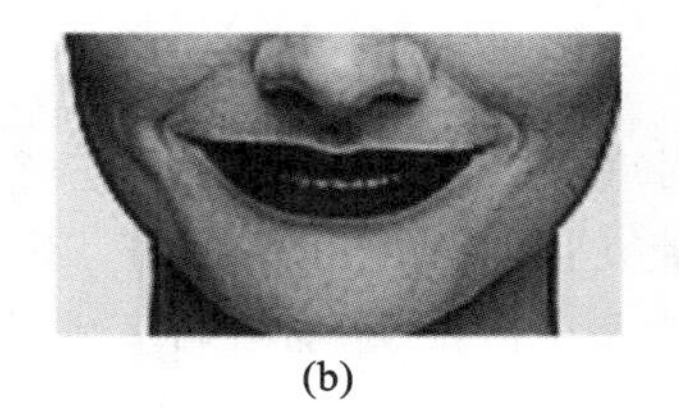
(b)

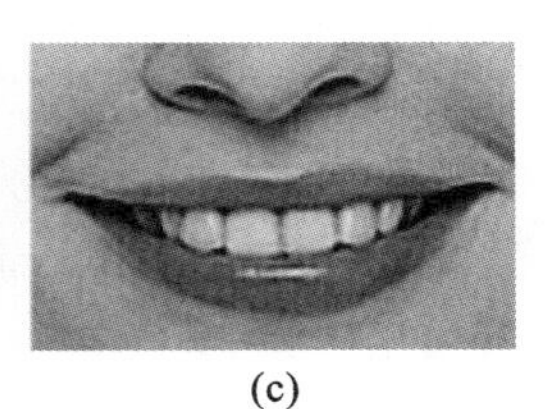
(c)

图 4-6　不同的笑

1. 含笑　含笑是一种程度最浅的笑，它不出声、不露齿，仅是面含笑意，表示友善和接受对方。

2. 微笑　微笑是一种程度较含笑更深的笑，是一种典型的自得其乐、充实满足、知心会意、表示友好的笑，在人际交往中其适用范围最广。

3. 轻笑　在笑的程度上较微笑更深，面容上进一步有所变化，嘴巴微微张开，不发出声响，表示欢喜、愉快，多用于会见亲友、向熟人打招呼，或是遇上喜庆之事的时候。

4. 浅笑　浅笑是轻笑的一种特殊情况，与轻笑稍有不同的是，浅笑表现为笑时抿嘴，下唇大多被含于牙齿之中，多见于年轻女性表示害羞之时。

5. 大笑　大笑是一种在笑的程度上由较轻转为较深的笑，笑时嘴巴大张，呈现为弧形，上下齿都暴露在外，并且张开，口中发出“哈哈哈”的笑声，但肢体动作不多。

6. 狂笑　狂笑是一种在程度上最高、最深的笑，笑时嘴巴张开，牙齿全部都露出，上下牙齿分开，笑声连续不断，肢体动作很大，往往前仰后合、手舞足蹈、泪水直流、上气不接下气。

（二）笑的方法

笑的共性在于面露喜悦之色、表情轻松愉快。

（三）笑的注意事项

笑的注意事项有声情并茂、气质优雅、表现和谐。

（四）笑的禁忌

1. 假笑　笑得虚假，皮笑肉不笑。

2. 冷笑　含有怒意、讽刺、不满、无奈、不以为然的笑。

3. 怪笑　笑得怪里怪气，令人心里发麻，多含恐吓、嘲讽之意，令人十分反感。

4. 媚笑　有意讨好别人的笑，并非发自内心，而是出于一定的功利性目的。

5. 怯笑　害羞或怯场的笑，笑的时候以手掌遮掩口部，不敢与他人交流视线。

6. 窃笑　偷偷地笑，多表示洋洋自得、幸灾乐祸或看他人的笑话。

7. 狞笑　笑时面容凶恶，多表示愤怒、惊恐、吓唬他人。

（五）微笑

微笑是人际交往中最富有吸引力、最有价值的面部表情，是最自然、最大方、最富吸引力、最令人愉悦、最有价值、最为真诚友善的面部表情，为世界各民族所认同，因此微笑是最受欢迎的。护士应保持良好的情绪和心态，在工作中始终和蔼可亲，把微笑、温馨、友好、热情带给每一位患者。

微笑可表现良好的心境，只有心境平和、心情愉快、善待人生、乐观积极的人，才会有真诚的微笑；微笑可表现充满自信，只有不卑不亢、充满信心的人，才会在人际交往中为他人真正接受；微笑还可表现真诚友善、乐于敬业。以微笑示人，可反映自己心地善良、坦坦荡荡、真心待人，而非虚情假意、敷衍了事。

1. 微笑的基本要求 微笑时应口到、眼到、神色到，注意环境与场合。

2. 微笑的特征 微笑是面带笑容，笑时不牵动鼻子、不发出声音、不露出牙齿，面部肌肉放松，双眉稍稍上扬，自然舒展，嘴角微微抿起，嘴唇略呈弧形，使人如沐春风。

在工作岗位上，微笑是礼貌待人的基本要求。它能展示出良好的心态和素养，如心境良好、充满自信、真诚友善、乐于敬业等。

3. 护士微笑的作用 微笑服务是护理优质服务的重要内容，微笑服务可使服务对象的需求得到最大的满足，患者有基本生活需求，同时也要求得到精神上、心理上的满足。而服务质量的高低归根结底要以服务对象需求的满足程度为根本评判依据。

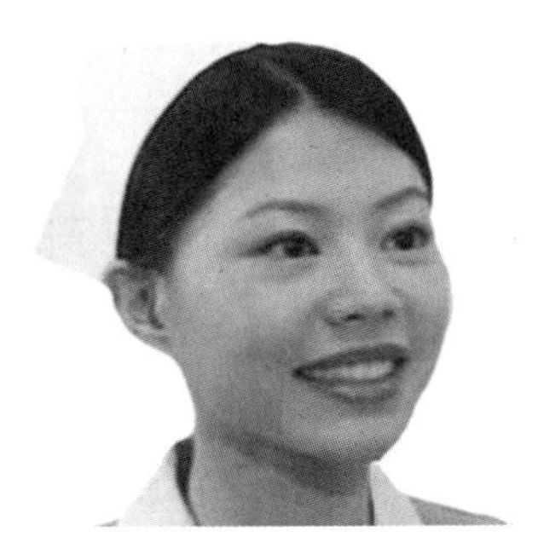
图 4-7　护士的微笑

护士应保持良好的情绪和心态，在工作中始终和蔼可亲，把微笑、温馨、友好、热情带给每一位患者。微笑会给人一种亲切感，对患者来说微笑胜过千言万语，可以大大缩短护患之间的距离，从而减少患者的心理压力，消除护患之间的陌生感和恐惧感。对新住院的患者报以微笑，可以消除患者的紧张感和陌生感，被亲切感和信任感所代替。

护士的微笑可以感染和调节患者的情绪，让患者感到温馨、愉快，在一定程度上驱散患者的烦恼和忧郁，创造和谐的病房气氛（图 4-7）。即使是面对濒危患者，护士的微笑更能体现对患者临终的人文关怀。

从护理的效果来看，微笑是护患交往中的催化剂。护士在工作中若能从微笑开始，用微笑护理，以微笑结束必然会获得患者的满意，从而得到良好的护理效果。

任务三　护士的服饰

要点导航

重点：着装的 TPO 原则，护士在护理工作中的规范着装。

难点：着装的注意事项。

护士是一个严肃而崇高的职业，对于着装要求庄重、得体，因为它不仅体现出个人的气质，更代表护士形象的美好和护士执业的崇高和圣洁。

一、服饰的基本知识

（一）服装的功能

服装有实用功能、装饰功能、主体功能、角色功能和表达功能。

（二）饰品的佩戴原则

1. 饰物的种类　装饰性首饰如戒指、项链、挂件、耳环、手链、胸针、领针等；实用性饰物如手袋、围巾、帽子、眼镜、鞋子、袜子等。

2. 饰物佩带原则　①数量原则：以少为佳。②质地原则：力求同质。③色彩原则：搭配协调。④身份原则：兼顾年龄、职业、工作环境。⑤适宜原则：扬长避短。

（三）着装的 TPO 原则

“T”即时间 Time，“P”即地点 Place，“O”即场合 Occasion。TPO 原则是指着装打扮要符合所处的时间、地点和场合。着装应符合整洁、大方、适体、文明的礼仪规范。

（四）文明着装

着装忌露、透、紧、短。夏季穿裙装时，要注意衬裙的颜色及长短。一般应选择白色或肉色，衬裙和裙边不宜外露，还要注意袜口应高于裙摆，应选择长筒袜或连裤袜，否则裙摆、腿和袜形成三截，给人以不良的视觉感受。

二、护士的服饰与着装

随着社会的进步、经济的发展，患者对护理质量、护理安全的要求都有了很大的提高，法律意识也不断增强。护士的形象对患者身心产生的影响日益增大，从而对护理服务质量也产生重要的作用。着工作装应遵循端庄大方、干净整齐、搭配协调的原则。

护士的着装除应遵守着装的基本规则外，还应体现护理人员的职业特点，有利于在患者心目中树立良好形象，进而取得他们的信任，使护理工作顺利开展。按照相应的护士岗位，着不同的护士服。不能佩戴饰品，如戒指、手链、手镯及各种耳饰等，不能过分装饰，不喷香水。

（一）帽

1. 燕尾帽戴法　燕尾帽要戴正戴稳，轻巧扣在头顶，两边微翘，前后适宜，距前发际 4～5 cm，发夹固定于帽后，不得显露于帽的正面，最好用白色或同色发夹，以低头或仰头时不脱落为度。切忌前额头发高于燕尾帽，更不要佩戴夸张的头饰。护士的燕尾帽既是职业的象征，也是职位的标志。

2. 圆帽戴法　戴圆帽时，头发要全部遮在帽子里面，不露发际，前不遮眉，后不露发，不戴头饰。手术室和特殊门诊护士要求佩戴圆帽，目的是为了无菌技术操作和保护性隔离。

（二）工作服

服装要整洁、平整、无油渍、无尘污。扣要整齐，不可用胶布和别针代替缺损的衣扣；衣兜内，忌塞得鼓鼓囊囊；毛衣的衣领不得高出护士服的衣领；裙子的长度，不要超出护士裙服。按照相应的护士岗位，着不同的护士服。

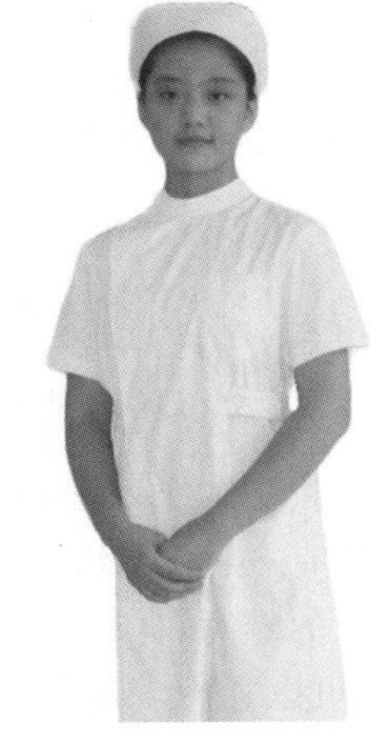

图 4-8　护士服

一般病房和门诊的护士，常穿白色护士服(图 4-8)；手术室护士服多为墨绿色；急诊科护士服多为橄榄绿色或淡蓝色，胸前和衣袖配有急救标志；儿科护士常穿粉红色工作服，淡绿色护士服也较常见；男护士服为白大衣或分体式工作服，此外如手术室、传染科的护士也穿长裤。

(三) 护士鞋

护士鞋以白色或乳白色为主，平跟或坡跟。赤脚是不礼貌的，下肢穿连裤肉色长袜。

(四) 口罩

佩戴口罩应完全遮盖口鼻，戴至鼻翼上(图 4-9)，取下后应折叠好放在上衣口袋内。非一次性口罩要经常清洗、晾晒。

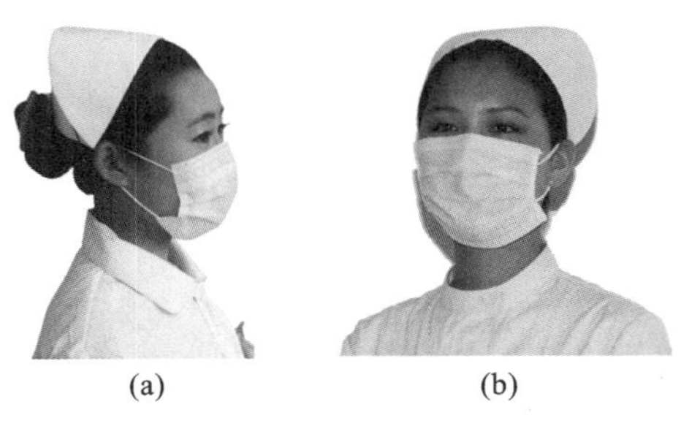

(a) (b)

图 4-9 口罩的佩戴

(五) 胸牌

佩戴胸牌时要求正面向外，端正地别在胸前，表面保持干净，避免药液、水迹沾染，胸牌上不可有吊坠或粘贴他物。

进出病区的便装应以秀雅大方、清淡含蓄为主色调，体现护士的美丽端庄和稳重大方，不穿过份暴露、不雅观的时装。

任务四 护士的化妆

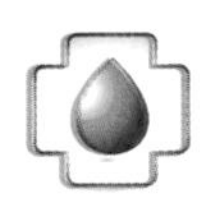

要点导航

重点：化妆的原则和禁忌。

难点：护士的职业淡妆。

化妆是为了彰显相貌的优点，遮掩相貌的瑕疵。护士由于职业的关系，应该淡妆上岗，化妆后应有一种“清水出芙蓉”的效果。淡妆上岗是自尊自爱、热爱生活的直接体现，能创造和挖掘自身的魅力，体现积极健康的人生态度。护理人员淡妆上岗既能够使自身容光焕发、充满活力，又可以让患者从心底感觉舒畅，唤醒他追求美的天性，树立战胜疾病、回归社会的信心。

一、化妆的原则和禁忌

（一）化妆的原则

1. 美观原则　化妆时要注意适度矫正，修正、修饰得当，可使人避短藏拙。在化妆时不要自行其是、任意发挥；若不断寻求新奇，有可能使自己老化、丑化、怪异化。

2. 自然原则　化妆既要求美化、生动、具有生命力，更要求真实自然、天衣无缝。

3. 得体原则　化妆讲究个性和注意场合，工作时化妆宜淡，社交时可稍浓些，香水不宜喷在衣服上和容易出汗的地方，口红和指甲油最好为同色。

4. 协调原则　在化妆时，应努力使妆面协调、服装协调、场合协调、身份协调。

（二）化妆的禁忌

化妆的禁忌：勿当众化妆、勿化浓妆、勿使妆面出现残缺、勿借用他人的化妆品、勿评论他人的妆容。

二、护士的职业淡妆

（一）护士工作妆的总体要求

1. 端庄　要严谨、规范、符合身份及年龄。

2. 简约　要简洁、明快、方便、实用。

3. 清丽　化出自己的气质和风采。

4. 素雅　妆容朴素，色彩适宜。

（二）护士职业淡妆的实施

护士作为职业女性，应追求自然清雅的化妆效果。宜化淡妆，妆色要健康、明朗、端庄，不可妖艳。根据自己的肤色、肤质选择质量较好的底层护肤品，在此基础上使用相应的化妆品。脸部化妆的内容包括眉、眼、鼻、颊、唇等部位的化妆。

1. 化妆前准备　①个人：束发、洁肤、涂隔离霜。②化妆品：粉底、眼影粉、眼线笔、睫毛膏、眉笔、腮红、口红。③化妆工具：粉扑、唇线笔、眼影棒、睫毛夹、美容刷、眉刷。

2. 化妆过程

(1) 整体化妆法基本流程　束发→修眉→清洁→擦化妆水→擦润肤膏→涂粉底→固定粉底→画眉→眼部化妆→画唇→晕染腮红→修整妆面→整理发型。

(2) 简易化妆方法　快速完成护士职业淡妆。①洁面、护肤：根据肤质类型选择洗面奶或洁面膏，洁面后擦化妆水。②涂粉底：将与肤色较接近的粉底涂遍整个面部、眼睑、唇部、颈部、耳部。③画眉：梳理整齐，顺眉毛生长方向描画，眉头较重，眉尾处渐淡，最后用眉刷顺眉毛生长方向刷几遍，使眉毛自然、圆滑（图 4-10）。④画眼影：深色贴近上睫毛处，中间色在稍高处向眼尾晕染，浅色在眉骨下。⑤画眼线：眼线要贴着睫毛根画，淡妆时可稍细一些，下眼线只画外 2/3。⑥刷睫毛：用睫毛夹将睫毛夹得由内向外翻卷，涂上睫毛膏。⑦画唇：用唇线笔画好唇廓，在唇廓内涂上口红，唇膏颜色应与服装、妆面相协调。⑧晕染腮红：抹在微笑时面部形成的最高点，并向耳朵上缘方

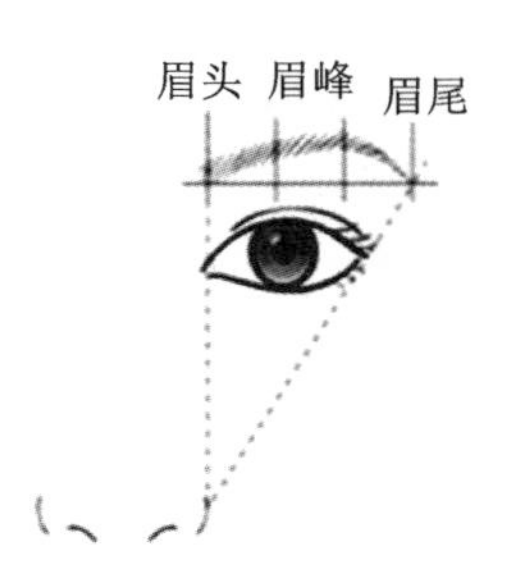

图 4-10　眉毛的划分

向晕开。⑨定妆：用粉扑蘸上干粉轻轻地、均匀地扑到妆面上，扫掉浮粉。⑩化妆后检查：左右是否对称，过渡是否自然，整体与局部是否协调、完美。

护士面容、发型的礼仪要求；护士的表情、微笑的作用；护士着装的 TPO 原则；化妆的原则，护士工作妆的总体要求。

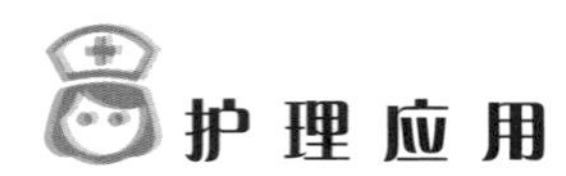

护士职业素质养成训练二：仪表礼仪

一、训练目标

（1）练习过程中积极参与、相互指导、严谨、认真，学生能结合自身特点，恰当地为自己设计发型，穿着或佩戴方法正确，符合穿戴标准要求。

（2）体验护士在护理工作中的仪表礼仪。

二、训练内容

1. 训练内容一 班级同学分成若干个小组，每组 2 人，进行微笑练习，采用咬筷子法和“一”字微笑练习法，学会用心微笑，培养交流的习惯，教师对学生进行适当指导、点评。

2. 训练内容二 班级同学分成若干个小组，每组 3 人，1 人扮演护士，1 人扮演患者，1 人扮演家属，每组轮流上台表演以下案例，指出该护士在仪容仪表方面的不足。练习化护士的职业淡妆、着护士服、戴护士帽的正确方法。

案例：某医院肿瘤科，一名护士画着蓝色的眼影，披肩发戴着护士帽，护士服的腰带扎得紧紧的。当该名护士去病房为患者进行静脉输液时，遭到了患者及家属的拒绝。面对如此情况，护士应该怎么办？

三、训练评价

教师对每组学生的展示进行点评并给出成绩（分别为优秀、良好、合格），分析总结，对表现好的同学提出表扬。

说明：优秀（90～100 分）；良好（80～90 分）；合格（60～80 分）。

直通护考

A_1/A_2型题（以下每个题均有五个选项，请从中选出一个最佳答案）

1. 仪表不包括下列哪项？（　　）

A. 嗓音　B. 姿态　C. 服饰　D. 容貌　E. 着装

2. 下列有关医护人员个人卫生的描述中，哪项是正确的？（　　）

A. 勤洗澡　B. 工作前喜欢吃榴莲　C. 留长指甲
D. 化浓妆　E. 喷洒香水

3. 护士的仪容是护士与患者进行交往的第一印象，你认为下面关于护士仪容的描述哪项不恰当？（　　）

A. 健康、端庄的面容　B. 自然传情的表情　C. 迷人美丽的长发
D. 恰到好处的修饰化妆　E. 干净整洁的服装

4. 微笑的作用不包括（　　）。

A. 表现心境良好　B. 表现充满自信　C. 表现真诚友善
D. 幸灾乐祸　E. 乐于交往

5. 医护人员与患者的交谈适用于（　　）。

A. 公事凝视　B. 社交凝视　C. 亲密凝视　D. 侧扫视　E. 仰视

6. 害羞或怯场的笑是指（　　）。

A. 狂笑　B. 怯笑　C. 窃笑　D. 微笑　E. 媚笑

7. 最受欢迎的笑为下列哪种笑？（　　）

A. 轻笑　B. 浅笑　C. 微笑　D. 大笑　E. 狂笑

8. 燕尾帽洁白无皱折，系戴时高低适中，佩戴端庄，一般距发际（　　）。

A. 1～2 cm　B. 2～3 cm　C. 3～4 cm　D. 4～5 cm　E. 5～6 cm

9. 下面对护士鞋的描述中，不正确的是（　　）。

A. 要求样式简洁　B. 以平跟和浅坡跟为宜　C. 注意是否防滑
D. 夏天可以光脚穿鞋　E. 鞋面干净

10. 女护士在工作中常常不能佩戴各种首饰，你认为下面哪种饰品可以佩戴？（　　）

A. 戒指　B. 耳坠　C. 项链　D. 手链　E. 手镯

11. 穿着护士服时，需要注意很多相关事项，下面哪种说法不正确？（　　）

A. 护士服的样式以整洁美观为原则　B. 注意与其他服饰的搭配和协调
C. 领边和袖边可以超过护士服　D. 里面不应穿过于臃肿的衣服
E. 装饰要有分寸，简繁得当

12. 护士工作妆中口红的颜色不应当是下列描述中的（　　）。

A. 浅色　B. 透明色　C. 色泽鲜艳　D. 鲜艳度低　E. 自然色

13. 化妆的原则应除外的一项是（　　）。

A. 自然　B. 协调　C. 美观　D. 得体　E. 浓妆

（吴惠兰）

项目五　语言沟通及在护理工作中的运用

学习目标

知识目标

1. 掌握语言沟通的含义、分类，护理语言沟通技巧及护理人员应具备的语言修养。
2. 熟悉护理语言沟通的内容和方法。
3. 了解语言沟通的作用。

能力目标

通过学习语言沟通的技巧，能够进行有效的护患沟通。

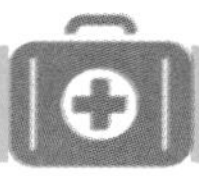

案例导入

某医院外科在查对过程中，办公护士发现2床李奶奶已经欠费，面临着停药的问题。为此，需要沟通，并催缴住院费用，可能会出现以下两种情形。

护士甲：阿婆啊，我都告诉你好几次了，你欠款2000多元了，今天无论如何要让你的家人把钱交了，否则我们就停止用药了。

护士乙：阿婆啊，今天是不是感觉好多了？不要心急呀，再配合我们治疗一个疗程您就可以出院了。噢，对了，住院处通知我们说您需要再补交住院费，麻烦您通知家人过来交一下。等家人来了，我可以带他去交的。思考：

（1）你认为哪位护士的沟通方式更为妥当？为什么？

（2）假如你是该护士，面对这个案例你将如何处理？

卡耐基曾经说过，一个人事业上的成功，只有15%是由于他的专业技术，另外85%靠人际关系、处世技能。而处理人际关系的核心能力就是沟通能力，正如有的专家所说，沟通的素质决定了你生命的素质。由此可见，沟通在人们的工作和生活中有着非常重要的作用。

护理人员沟通最主要的目的包括实现治疗的目的、传递疾病防治知识与健康信息和交流情感等，因此，有效应用语言文字、音调、语调、身体语言等沟通元素，建立信任、明确沟通目标、把握对方的回应、学会倾听和融入对方的情感等成为护患沟通应把握的主要因素。

任务一　语言沟通概述

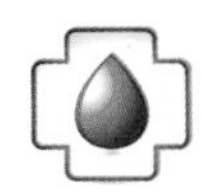

要点导航

重点：语言沟通的含义及分类。

难点：语言沟通的基本原则。

语言沟通在人际交往中具有非常重要的作用，可以反映一个人的文化水平、内心世界、审美境界、品德修养和志向情趣，是个体才智、阅历、教养及应变能力的综合体现，因此，为了获得较好的沟通效果，了解语言沟通的基本要求，学习掌握语言沟通的技巧就显得至关重要。

一、语言沟通的含义、分类及作用

一个有文化、有知识、有教养的现代人，提高语言沟通的能力，是现代素养应当具备的一项基本素质。

（一）语言沟通的含义

语言沟通是指在一定的社会环境下，人们借助共同的语言信息在个人或者群体间交流和传递思想、知识、情感及愿望等信息的过程。在临床护理工作中语言沟通是护患之间情感和信息沟通的桥梁，它渗透着护士对患者无微不至的关怀、真诚的祝福，融入了护士对患者的爱心和鼓励。

（二）语言沟通的分类

语言沟通是指以词语符号为载体实现的沟通，主要包括口头沟通、书面沟通和电子沟通等。

1. 口头沟通　口头沟通是指借助口头语言进行的信息传递与交流。口头沟通的形式很多，如会谈、电话、会议、广播、对话等，口头沟通在护理工作中应用非常广泛，其特点是直观、形象、清晰等。

2. 书面沟通　书面沟通是指借助文字进行的信息传递与交流。书面沟通的形式也很多，如通知、文件、通信、布告、报刊、备忘录、书面总结、汇报等。护理工作中的书面沟通形式包括书写护理记录、病室交班报告、绘制体温单等，其特点是准确、规范、完整及科学。

3. 电子沟通　电子沟通是以计算机技术与电子通信技术结合而产生的信息沟通。它是随着电子信息技术的兴起而发展起来的一种沟通形式，包括传真电话、有线电视、计算机网络、电子邮件、手机信息等，其特点是可实现远距离跨地域的即时沟通及在组织内全通道开放式的沟通网络。

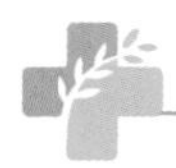

（二）语言沟通的作用

语言沟通是人类组织的基本特征和活动之一，没有沟通，就不可能形成组织和人类社会。家庭、企业、国家都是十分典型的人类组织形态。沟通是维系组织存在，保持和加强组织纽带，创造和维护组织文化，提高组织效率、效益，支持、促进组织不断进步发展的主要途径。在语言沟通过程中，人们分享、披露、接收信息，根据语言沟通信息的内容，达到交流、劝说、教授、谈判、命令等目的。语言沟通主要有如下作用。

1. 传递和获得信息 信息的采集、传送、整理、交换，无一不是沟通的过程。通过沟通，交换有意义、有价值的各种信息，生活中的大小事务才得以开展。掌握语言沟通技巧、了解如何有效地传递信息，能提高人们的办事效率和竞争优势。

2. 改善人际关系 社会是由人们互相沟通所维持的关系组成的网，人们相互交流是因为需要同周围的社会环境相联系。沟通与人际关系两者相互促进、相互影响，有效的沟通可以赢得和谐的人际关系，而和谐的人际关系又使沟通更加顺畅；相反，人际关系不良会使沟通难以开展，而不恰当的沟通又会使人际关系变得更坏。

3. 达成共识、促进合作 有效的沟通可以满足人们彼此交流的需要，使人们达成共识、促进合作，可以让我们高效率地把一件事情办好，让我们享受更美好的生活。善于沟通的人懂得如何维持和改善相互关系，更好地展示自我需要、发现他人需要，最终赢得更好的人际关系和成功的事业。

二、语言沟通的基本原则

1. 为人谦逊 语言沟通不仅仅是一种交流的手段，更是一种维持和谐人际关系的手段。所以在开始沟通之前，一定要端正自己的心态，表达谦和、心态谦逊，否则，在沟通中随时流露出的优越感，会让人际关系受到无形的伤害。

2. 语言委婉 在语言沟通中，一定要注意说话的方式，尽量委婉，因为每个人都有自尊心，都爱面子，如果不注意说话的方式，就很容易伤对方的自尊心。可以说，说话的方式与说话的内容一样影响沟通的效果。同样一件事，如果说得委婉，那对方接受的可能性就比较大；如果一开口就让对方感到不舒服，甚至会损害对方的利益，那就有可能使其针锋相对；如果对方产生了抗拒心理，那有效沟通就到此为止，说得再多也没用了，所以，在沟通过程中一定要注意语言委婉。

3. 察言观色 正如每个人都有自己独特的个性一样，每一个人在与他人沟通时也都有自己的习惯。在准备与对方沟通时，应先观察一下对方，看对方是怎么想的，现在想不想与自己沟通。即使他还没有开口，也可以通过对方的神态或其他肢体语言来判断。通过察言观色，了解对方的真实意图。为人真诚、与人为善，只有这样，才有可能让双方畅所欲言。

4. 尊重得体 尊重需要是马斯洛层次需要层次论中的高层次需要，它包括自我尊重的需要和获得别人的尊重的需要。任何人都需要获得他人的认可，包括给予尊重、赞美、赏识和承认，以支持自己的感受。在语言沟通中，尊重他人就是尊重自己。在沟通的过程中还要注意语言内容得当、表达方式得体，既要考虑自己的需要，也要考虑沟通对象的需要。

任务二　护理语言沟通的内容和方法

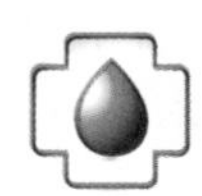

要点导航

重点：语言沟通的内容。

难点：语言沟通的方法。

一、护理语言沟通的内容

希波克拉底说过，医生有两样东西能治病，一是药物，二是语言。礼貌性的语言能使患者感受到亲切温暖、关爱体贴；鼓励性的语言能使患者增强战胜疾病的信心；解释性的语言能使患者明白道理，消除误解；安慰性的语言能使患者感受到温暖、理解及同情。在与患者交往的过程中，护士要注意积极发挥各种语言修养的良性作用，大大提高护理效果，益于患者身心健康，促进病情康复。

1. 安慰性语言　患者处于病痛或意志消沉时，护士能给予及时恰当的安慰，会使其倍感亲切，效果甚至大于药物治疗本身，因此在临床护理工作中经常使用安慰性语言，尤其是对老人和感情脆弱的患者更应多用。对不同的患者要使用不同的安慰性语言，如对牵挂丈夫、孩子的女患者，可安慰她："要安心养病，您的孩子很懂事，他们会照顾好自己的，您放心吧！"对事业心很强的成年患者，可对他们说："我理解您现在的心情，工作虽然暂时搁下，但是只有彻底调理好身体才能更有精力地投入到工作当中呀。"对于病程较长的患者，可以说："常言说既来之、则安之，我理解您的心情，只要吃好睡好、心情放轻松、积极配合治疗，病会慢慢好起来的。"对于较长时间无人来探望的患者，一方面通知家属、亲友来看望，一方面劝慰患者说："您的家人对您还是很关心的，这两天他们工作太忙，已经打电话嘱咐我们要好好照顾您，过几天就会来看您的。"话虽简短，但患者听后会感到亲切愉快，可能会让他这一天的心情很好，从而有助于疾病的治疗。

2. 鼓励性语言　护士对患者的鼓励，实际上是对患者的心理支持。它能调动患者与疾病做斗争的积极性。所以，护士应当学会对不同的患者运用不同的语言进行鼓励，尤其对患儿更要多用。如对新入院的患者说："比您重得多的病我们这里都治好了，您这病一定能很快治好！"对病程中期的患者则说："治病要有个过程，贵在坚持。您一直配合地很好，病情很稳定，要继续努力呀！"对即将出院的患者可以说："您康复得很好，出院后也要遵照医嘱，按时服药，注意休息呀！"

3. 解释性语言　在护理操作中，应清楚而委婉地给患者进行必要的解释、有效的讲解，一般可分为操作前解释、操作中指导、操作后嘱咐三部分。例如，为一位胆结石的患者进行手术区的皮肤准备，护士可以向其解释说："皮肤准备就是要清洁您手术部位的皮肤，祛除皮肤上的毛发、污物，减少术后感染的机会，您不用紧张，操作很简单，没有痛苦。"解释性语言可以满足患者对医护知识的了解，消除患者的疑惑，取得患者的配合，对于护理操作的顺利进行十分必要。

4. 劝说性语言 对于患者应当去做，而一时不愿接受的事情，护士应及时给予耐心细致、合乎情理的劝说，争取患者的积极配合。例如，有位42岁的男性胰腺癌患者，害怕手术而不愿做。护士劝说："做手术虽然是一时的痛苦，但可以根除病灶使您恢复健康，如果现在耽误治疗，癌细胞扩散，到时医生也无回天之力了，您还年轻，孩子还小，要珍惜您的生命和家庭，您再好好想一想。"护士的一席话使他愉快地接受了手术，效果颇佳。

5. 指令性语言 对于患者必须严格遵照执行的动作和规定，护士使用指令性的语言也是必需的。在表达时，既要显示出相当的权威性，但又不能过于简单、粗暴地发布命令，而是要讲清原因，并注意方式方法，否则可能会使患者产生不快或排斥的心理。比如在进行精细的护理操作时，可告知患者："绝对不要乱动，否则会影响操作的效果。"当患者必须空腹抽血或检查时，直接指令患者："请您不要吃任何东西或是喝水，否则化验结果会受影响，就不准确了。"静脉点滴时指令患者："不得随便调快速度！"对肾脏和心脏疾病患者告诉他们"一定要进低盐饮食。"

二、护理语言沟通的方法

1. 全神贯注 交谈时要神情专注(图5-1)、坐姿端正、面带微笑、目光平视对方。可以用点头、竖起大拇指等动作表示支持、肯定和赞许对方观点，并不时地用"是的""嗯"等语言做出回应，表示自己在认真倾听；当对方需要理解与支持时，应以"对""我也有同感"等加以呼应，达到共鸣；必要时，在自己讲话时，可适当引述对方刚刚发表过的见解，或是直接向对方请教，以示重视。

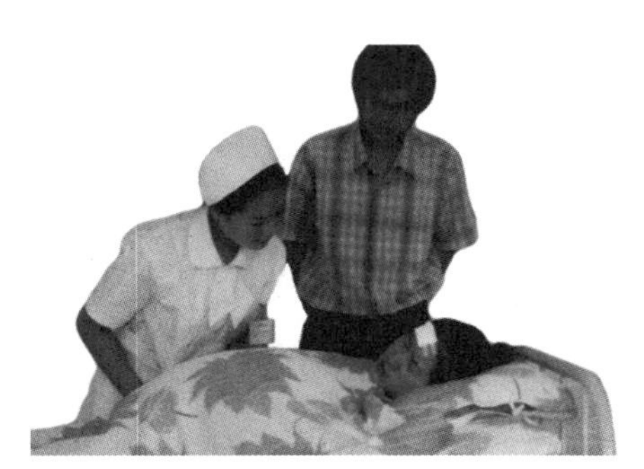

图5-1 神情专注

2. 双向共情 交谈实际上是一种合作，因此，在交谈中切不可一味地宣泄个人的情感，而不去考虑交谈对象的反应。社交礼仪规定，在交谈过程中应遵循双向共情原则。一方面，在交谈中要注意双向交流，并在可能的前提下，尽量使交谈围绕交谈对象进行，不要忽略对方的存在，妄自尊大；另一方面，在交谈中，为了达到共感，要求所讨论的中心内容，应是彼此共同感兴趣，能愉快接受，积极参与的，不能只顾自己，而不看对方反应。遵守这一原则，是交谈取得成功的关键。

3. 礼让对方 交谈中，务必要以对方为中心，处处尊重、礼让对方。要尽可能地把说话的时间留给对方，让对方感受到被尊重、被重视，当多人交谈时，要注意让在场的每个人都有发言的机会，切忌自己侃侃而谈；也不允许在交谈中走向另一个反面，即从头到尾保持沉默，不置一词，从而使交谈变相冷场，破坏现场的气氛。万一交谈因他人的原因冷场而“暂停”，切勿“闭口”不理，应努力“救场”，转移旧话题，引出新话题，使交谈“畅行无阻”。同时，出于对他人的尊重，在他人讲话时，出于尊重，尽量不要在中途予以打断。这种突如其来、不经允许随意插嘴的做法不仅会干扰对方的思绪，破坏了言谈效果，而且会给人以自以为是、喧宾夺主之感。确需发表个人意见或进行补充时，应等对方把话讲完，或是在得到对方首肯后再讲。在交谈中，要善于聆听他人的意见，若对方所述无伤大雅，无关大是大非，一般不宜当面否定。

4. 巧妙提问　在交谈过程中，有技巧地提出问题，不仅可以引导谈话的进行，还可以使沟通双方获得更多的信息。应把握提问的时机，当对方正在阐释问题时不要提问，因为这表明不尊重对方。当对方讲话停顿并以友好的态度看着你时，可以不失时机地提问。提问时要考虑被问对象的年龄、职业、社会角色、性格、知识广度、生活经历等，提出相应的问题，以促进谈话深入。可交替使用开放式或封闭式两种提问方式，不论何种提问方式，都要注意一般每次只提一个问题，得到回答后再提第二个问题，这样将有助于引导谈话围绕主题。不要随便提问、连续提问，提出的问题应简明扼要，且避免提一些有可能使对方恼怒、伤感或难以作答的问题。

5. 适可而止　与其他形式的社交活动一样，交谈也会受到时间的限制，需要见好就收、适可而止。普通场合的小规模交谈，以半小时内结束为宜，最长不要超过 1 h。每个人的发言每次在 3 min 以内为宜，最长不超过 5 min，以免交谈的信息与情趣被稀释，起到反作用。

任务三　护理人员应具备的语言修养

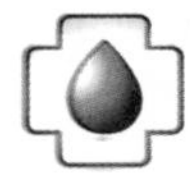

要点导航

重点：护理人员应具备的语言修养。
难点：护理语言沟通技巧。

一、护理人员应具备的语言修养

1. 主动介绍、问候　护士在工作中要使用四性语言，即礼貌性、解释性、安慰性、保护性。在患者刚入院时要主动迎接患者，主动向患者介绍环境、各项规章制度，介绍主管医生、主管护士等以消除他们的陌生感。

2. 结合非语言交流　护士要仪表端庄、体态优美、淡妆上岗，这样可给患者留下美好的第一印象，在工作中要善于使用非语言交流。护理过程中常用的非语言交流信息系统包括面部表情、眼神、身体姿势以及必要地触摸，如对儿童、老年人及重症患者；有时对患者的关心和体贴，可体现在一个细微的动作中，如触摸患者的额头、冬天帮患者掖一下被角等，都可以温暖患者的心，体现出亲情的关怀。

3. 语言恰当合适　语言是护士与患者进行信息传递和思想情感交流的重要工具。它像一面镜子，在护理工作中反映出护士的思想、道德、文化修养和情操。语言对患者来说有更重要的含义，当患者处于陌生、恐惧、焦虑痛苦的状态之中，患者对医护人员的每一句话都会洗耳恭听，即使是一句不经意的话，都可能对患者的心理产生影响。护士的语言可以给患者带来信任和希望，也可以给患者造成痛苦和绝望。由此可见，语言交流在护患沟通中对加速疾病的转归起着至关重要的作用。护士在与患者沟通时语速不宜过快，如过快超过患者的接收能力会影响沟通效果。护士在与患者沟通时把握好语调和声调可使患者产生亲近感。

4. 选择适当时机 与患者沟通应选择在病情、情绪稳定之时。例如，对于头痛的患者应等头痛缓解之后再向他介绍有关疾病的知识；刚入院的患者应及时介绍病房环境、主管医生、主管护士、规章制度等使他们消除陌生感；明天就要做手术的患者应该及时向他们介绍有关手术的知识及注意事项使他们消除或缓解恐惧感。

5. 体现个性化服务 虽然都是患者，但由于患者的年龄、文化背景、患病时间的长短不同，对疾病的认识和知识的需求也不尽相同。护士在给患者做宣教时要区别对待，有所侧重，不能千篇一律。尤其是对年纪大的老年患者讲解疾病知识时，声音要大一些，一次不要讲得太多，还要经常重复讲。讲不是目的，要和患者互动，让患者记住才是我们沟通的最终目的。

6. 了解心理需求 护士要了解患者的基本需求、特殊需求，有针对地给予必要地帮助和支持，设法满足患者的需求。例如，刚做完垂体瘤切除术的患者最想知道应该怎样配合医生和护士、在饮食上应注意什么等，护士要不失时机地为患者讲解这些知识，满足患者的心理需求。

二、护理语言沟通技巧

护患交谈技巧的运用贯穿于日常护理工作始终。在日常护理中，护士应注意从以下几个方面恰当应用交谈技巧。

1. 善于引导患者谈话 在整个交谈过程中，护士应尽量鼓励患者、引导患者诉说。护士对患者是否有同情心，是患者是否愿意与之谈话的关键。如果患者感到护士缺乏同情心，就会产生排斥心理，不愿主动交谈，即使谈也是仅限于护理的技术性内容，而不流露任何情感和提出对护理工作的看法，而这些看法往往包括对医疗护理工作的意见，对自己病情的理解、担心和自我心理状态的描述等，这会使护士失去重要资料的收集机会。所以，护士只有尊重、同情和理解患者，才能取得患者的好感、引导患者畅所欲言，从中获得对临床护理有用的宝贵资料。此外，对谈话内容感兴趣，也是使谈话顺利展开的前提。特别是在引导那些沉默寡言的患者说话时，要找出患者感兴趣的话题。

2. 少用说教的方式 在护患交流过程中，护士最容易出现的问题是试图用说理来说服患者，或想就此纠正他的想法，这反而阻碍了患者真实想法的吐露。护士应该少用说教的方式，应尽量鼓励患者说出自己的感觉与想法，并根据获得的信息和资料对护理工作适当调整。

3. 注重及时反馈信息 在一般情况下，护患沟通传递了当时特定环境下的需要及信息。护士一定要对患者反映的各种语言或非语言信息及时地给予反馈，这样不仅能及时地处理各种问题，满足患者需要，而且会使患者感受到关心、温暖及重视，从而改善护患关系。

4. 注意保护患者隐私 为了治疗及护理的需要，患者有时会将一些关于个人的隐私告诉护士，在任何条件下护士都要为其保守秘密。如因某些特殊原因，需将患者的隐私告知其他人时，要事先征得患者同意。若患者的隐私对其康复没有影响或帮助，就不要再向其他人提起或随意谈论患者的情况。

5. 适时应用沉默艺术 在谈话过程中，有时看起来暂时停顿了，实际上是谈话内容在富有情感地引申，即所谓“此处无声胜有声”。护士应敏感地察觉患者沉默时所处的情绪状态，适时给予引导，也可运用沉默的手段交流信息。如患者焦虑时，护士可以告诉患者：“您不想说，可以不说，我陪您一会儿吧”，这样可以使患者在沉默中体会到护士正在替他分担忧愁，彼此的情感正在相互交融，从而感到舒适和温暖。但要注意长时间的沉默会使双方情感分离，应予避免。

6. 把握恰当的沟通时机　护士每天都在和患者接触，细心观察每个患者的心理变化，选择恰当的时机和患者交流将事半功倍。临床中，经常可以遇到有些患者因儿女或家人工作繁忙没能在探视时间前来看望，当目睹同病室病友的子女前来看望时，会产生孤独伤心的悲观情绪。这时，护士可主动坐在患者的床边，将自己当做对方的子女，和他们聊天，耐心地安慰劝导。还可利用这一有利时机，教会患者识别自身疾病、进行自我保健等。这样既转移了患者的注意力，消除了他们的心理压力，又很好地抓住了与患者沟通的契机。

语言沟通的含义及分类；语言沟通的内容和基本原则。

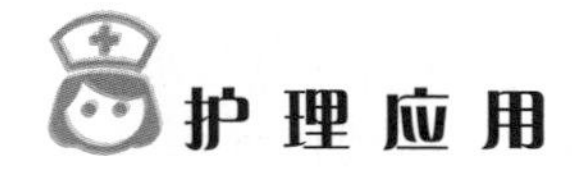

护士职业素质养成训练三：语言沟通

一、训练目标

（1）尝试应用言谈礼仪的沟通技巧与护理服务对象及其家属进行有效沟通，消除服务对象的疑虑，从而使服务对象能很好地配合，提高护理工作效率。

（2）通过角色扮演，体验护理工作中语言沟通的重要性。

二、训练内容

1. 训练内容一　班级同学分成若干个小组，每组 2 人，1 人扮演护士，1 人扮演患者，模拟案例一，同学们练习运用语言沟通技巧接待新入院患者，教师对学生进行适当指导、点评。

2. 训练内容二　班级同学分成若干个小组，每组 3 人，1 人扮演护士，1 人扮演患者，1 人扮演家属，每组轮流上台表演案例二，可展示不同的语言沟通形式，了解合理运用沟通技巧的重要性。

案例一：护士小刘，接待一位新入院患者，要求运用言谈礼仪进行接待，并运用规范的语言为其做入院介绍和健康宣教。

案例二：患者，王女士，45 岁，明天上午将接受胃镜检查。因为以前常听别人说胃镜检查很痛苦，且不知道是哪位医生给自己做，所以患者和家属心里非常紧张着急。护士小张该如何与患者沟通？

三、训练评价

教师对每组学生的展示进行点评并给出成绩（分别为优秀、良好、合格），分析总结，对表现好的同学提出表扬。

说明：优秀（90～100 分）；良好（80～90 分）；合格（60～80 分）。

直通护考

A_1/A_2型题（以下每个题均有五个选项，请从中选出一个最佳答案）

1. 下列对护士行为描述不正确的是（　　）。

A. 用心倾听患者的说话以表示对所谈话题的兴趣

B. 以沉默的态度表示关心

C. 抚摸病孩的背部可传递关爱之情

D. 人与人的交往，约有 65％是运用语言沟通技巧

E. 倾听患者说话时应注意保持眼神的接触

2. 护士在操作前向患者耐心解释的作用不包括（　　）。

A. 尊重患者的合法权利　B. 得到患者的充分理解　C. 转移患者的注意力

D. 使患者愿意合作　E. 使患者感到安心

3. 有关护士的语言行为，不正确的是（　　）。

A. 语言内容谨慎　B. 措辞简洁、明确　C. 符合伦理道德原则

D. 不必顾忌患者的隐私　E. 一般应选用专业术语

4. 护士语言行为规范的要求包括（　　）。

A. 条理性　B. 规范性　C. 开放性　D. 保密性　E. 情感性

5. 患者，李某，女性，75 岁，患冠心病入院。患者因年迈听力下降，下列护士的沟通方法中不妥的是（　　）。

A. 让患者看见护士的脸部和口型　B. 用手势和表情加强信息的传递

C. 让患者用点头或摇头来回答问题　D. 适当采取抚摸加强沟通效果

E. 交流时给患者充分的时间

（苗晓琦）

项目六　非语言沟通及在护理工作中的运用

学习目标

知识目标

1. 掌握非语言沟通的作用及态度要求。
2. 熟悉非语言沟通的形式及应用。
3. 了解非语言沟通的含义和特点。

能力目标

在实践中学习恰当的沟通方法，养成良好的沟通习惯。

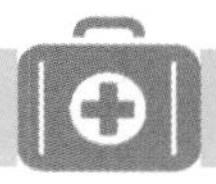

案例导入

护士准备好用物并推车到病房，为了方便操作把治疗盘端到床头桌上，随便甩甩体温表，伸手帮患者解开领口，把体温表放到腋下，然后测量脉搏、呼吸。10 min 后帮患者拿出体温计查看，显示体温 39.8 ℃，护士大惊失色告诉患者“你的体温这么高！”思考：

(1) 护患在非语言沟通中出现了什么问题？

(2) 你认为怎样做比较好？

人与人之间除了借助语言进行信息交流外，还存在着大量的非语言沟通形式。许多不能用语言来形容和表达的思想感情，可以通过非语言形式得以表达。非语言行为在沟通中可以起到支持、修饰、替代或反映语言行为的作用。对于护士来讲，了解不同的非语言行为的含义有助于把握在沟通过程中自己的非语言行为对患者的影响，也有助于了解患者的非语言行为所传达的信息，从而深入了解患者的思想感情，更好地为患者提供所需服务。

任务一　非语言沟通概述

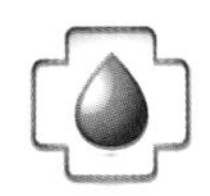

要点导航

重点：非语言沟通的作用及特点。

难点：非语言沟通的含义、作用及特点。

非语言沟通在实际沟通活动中起着非常重要的作用，有时甚至比通过语言表达的信息更为重要。美国著名的人际关系专家艾伯特·梅热比提出这样一个公式：信息接收的全部效果＝语言（7％）＋语调（38％）＋表情（55％）。这个公式表明，在人际沟通中互动双方所获得的信息大部分来自非语言沟通（图 6-1）。人们不仅可以利用非语言行为向对方传达自己的意图，也可以通过对非语言行为的观察来了解他人。

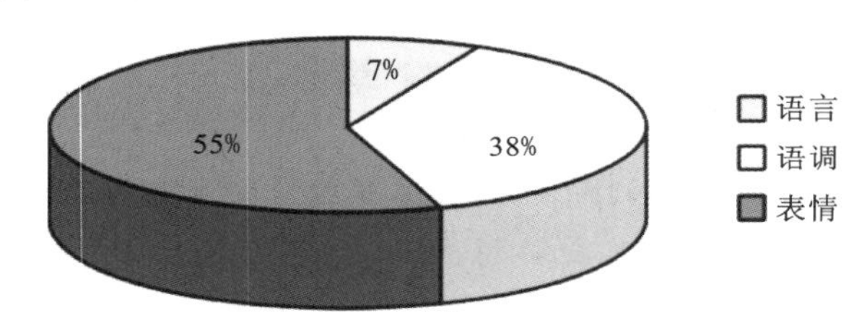

图 6-1　全部信息的构成比例

一、非语言沟通的含义

非语言沟通是指借助非语言符号，如表情、姿势、目光、服饰、肢体触摸及空间距离等进行的信息传递和情感交流。非语言沟通可表达个人难以用语言表达的情感、情绪及感觉，具有较强的表现力和吸引力，又可跨越语言不通的障碍，所以，往往比语言信息更富有感染力。实际上，在日常交流中，人们所采用的沟通方式有 60％～70％是非语言沟通方式。

非语言沟通是人际沟通的重要方式之一，并贯穿于人们生命的全过程。如胎儿在母体内通过触觉、听觉了解母体；婴儿用哭声表达自己的情感，在学习有声语言之前，就已经开始进行非语言沟通。由此可见，非语言沟通在人类发展史上的重要地位。

在护理工作中，非语言沟通显得尤为重要。护士要善于观察和理解患者的非语言行为，从患者的面部表情、身体姿势等洞察他们的内心感受，从而获得真实的信息。在某些情况下，非语言沟通是护患交流信息的唯一方法。如使用呼吸机的患者不能用语言向医护人员表达他的感受，而只能依靠目光、表情、姿势等来传递自己的想法；初生的婴儿不会说话，而有经验的护士常常可以从婴儿啼哭声调的高低、节奏的快慢、音量的大小来判断患儿是否出现某些病情变化或生理需要。

二、非语言沟通的作用及特点

在临床护理工作中，护理人员在与患者进行有效语言沟通的同时若辅以亲切的表情、端庄的仪表、恰当的举止等非语言沟通形式，可有效提高护士在患者心目中的地位，改善护患关系，提高护理工作质量。

（一）非语言沟通的作用

1. 表达情感 非语言沟通的首要功能是情感和情绪的表现。在护理实践中，由于疾病的影响或碍于某种特定的环境，护理人员与患者不能使用语言沟通时，往往一个眼神、一个动作就能表达他们的内心状况。如护理人员看到患者剧烈地咳嗽，马上为患者轻叩背部，表达了对患者的关切；在产房里护理人员紧握分娩产妇的手，此时，这种无声的语言是一种强有力的精神安慰；某患者两眼噙泪，神经质地搓着双手，传递了他内心的焦虑和不安。可见，非语言沟通是患者吐露情感意愿的渠道，也是护理人员观察患者情感意愿的窗口。

2. 显示关系 每次沟通都隐含着内容沟通和关系沟通，因此，每条信息总是由内容含义（说什么）和关系含义（怎样说）相结合而成。内容含义的显示多用语言，关系含义的显示则较多地依靠非语言信号。如柔和的语调和微笑的表情传递的是亲近、友好的关系，而生硬的语调和生气的面孔传递的则是陌生、疏远的关系。在护理实践中，护士靠近患者坐着，显示了双方平等的关系；护士站着与躺着的患者说话，则显示了护士对患者的控制地位。护理人员开会时，围绕会议桌坐着的往往是年资高的、职称高的老护士，年轻护士和实习护生往往坐在第二排，会议桌顶头的位置往往是留给主持人坐的，这种身份地位的关系显示依靠的就是非语言信号。

3. 调节互动 在沟通过程中存在着大量的非语言信息（暗示），如点头、摇头、注视、皱眉、降低声音、改变体位等，所有这些都传递着一些不必开口或不便明说的信息，从不同侧面动态地调控着双方的互动行为。如护士在倾听患者诉说病史、病情时若微笑着点头，表示鼓励患者鼓励说下去；若护士频繁地看表或向别处张望，则表示有其他急事要办，在暗示患者该停止谈话了。又如护士在为患者进行健康教育时，若患者的眼睛总是看着别处，说明患者对沟通的内容不感兴趣或听不懂，此时护士应及时转换话题或暂时停止沟通。

4. 验证信息 患者及其亲属常对医院陌生的环境和特殊的医疗设施产生不安和恐惧感，为减轻这种不安，他们会特别留心周围的信息，对医护人员的非语言行为特别敏感。尤其是当患者不能理解医护人员提到的医学术语、或者他们认为医护人员掩盖真实病情、或者由于医护人员太忙而没有时间交谈时，他们往往把注意力放在医护人员的非语言行为上。如焦急等待肿瘤切片报告的患者，会通过医护人员进入病房时的面部表情获得一些线索，以判断即将得到的信息性质。

护理人员的表情体态、行为举止、服务态度、娴熟的技能等比有声语言对患者更具有影响力，因此，护理人员要重视自己的非语言行为对患者的影响。同样，护理人员在观察患者时，也要注意其语言和非语言的信号所表达的信息是否一致，以掌握患者真实的心理。如果患者说自我感觉很好，但其动作表情却表现出焦虑和烦躁不安，医护人员应特别注意仔细观察，以免发生意外。

5. 补充替代 在语言沟通中人们常常有词不达意或难尽其意的感觉，因此，需要同时使用非语言行为来辅助或补充语言表达的局限，使自己的意图得以更充分、更形象、更完善地表达。如护士在与发热患者沟通时轻轻触摸其额头，既可以传递护士对患者的关心，又可以更准确地了解病情。许多难以用语言形容的情感、情绪及感觉可以通过非语言形式来表达。有时候即使没有说话，也可以从其非语言信息如面部表情上看出他的意思，这时候非语言信息将起到替代语言信息表达意思的作用。如老师上课时，某个同学总在说话，老师会停下来，给他一个眼神或一个示意，一般情况下他会安静下来，这种方法比点名批评的效果要好得多。

（二）非语言沟通的特点

1. 真实性 非语言沟通往往比语言沟通更能够表露、传递信息的真实含义。人的非语言行为更多的是一种对外界刺激的直接反应，常常是无意识的；而在语言沟通中，人们可以控制词语的选择。

非语言行为比语言行为更能真实地传达信息的含义。一个人的非语言行为更多的是一种对外界刺激的直接反应，极难压抑和掩盖，往往是无意识的，不像语言信息受理性意识的控制，容易作假，因而人们常说不光要“听其言”，还要“观其行”，才能辨析其语言的真伪。英国心理学家阿盖依尔等人研究表明：当语言信息和非语言信息传递出不同的、甚至矛盾的信息时，通常非语言信息更能准确地表达说话者的真实感情，人们更相信非语言信息所传达的意义。如当一个人说他毫不畏惧的时候，他的手却在发抖，那么，我们更相信他在害怕。

2. 广泛性 非语言沟通的运用是极为广泛的，即使是在语言差异很大的情境中，人们也可以通过非语言信息了解对方的感觉和想法，实现有效沟通。无论哪一个国家、哪一个民族，无论男女老少，都可以用同样的非语言符号来表达同一种情感。如世界各地的人们基本上都是用笑来表达高兴和喜悦的心情，用哭来表达痛苦和悲伤的心情。

3. 持续性 非语言沟通是一个持续的过程。在一个互动的环境中，自始至终都由非语言载体在自觉或不自觉地传递信息。一般而言，从沟通开始，双方的仪表、举止就传递出相关的信息，双方的距离、表情、身体动作就显示着各种特定的关系。

日常生活中，语言的沟通是间断的，而非语言的沟通则是一个不停歇、无间断的过程。只要人们彼此在对方的感觉范围内，就总是有语言载体在自觉或不自觉地传递着信息，整个过程无法切割。如在患者从入院到出院的过程中，即使彼此很少、甚至没有进行语言沟通，护患之间的非语言交流也在不断地进行着，无声的语言将护士的情感、态度、技术水平等信息传递给患者，使患者产生不同的感受。

4. 情境性 非语言沟通展开于特定的情境中，情境左右着非语言符号的含义。在不同的情境中，相同的非语言符号会有不同的意义。同样是拍桌子，可能是“拍案而起”，也可能是“拍案叫绝”；同样是流眼泪，可以表达委屈与悲痛、生气与仇恨，也可以表达高兴与满足、感激与幸福，因此，在实际运用中，只有联系具体的沟通情境，才能了解其确切的含义，使非语言符号运用得准确、恰当。

5. 沟通性 交流时的姿势、表情、动作、空间距离等非语言行为始终都伴随着言语在交流着种种信息。

6. 模糊性 非语言沟通所表达的意思不确定，一个微笑的人可能是传达友善，也可以有许多其他的意思，如掩饰紧张等。

7. 隐喻性 同样是流眼泪，在不同的沟通情境中可以表达悲痛与幸福、生气与高兴、委屈与满足、仇恨与感激等完全对立的情感，只有联系具体的沟通情境，才能了解其确切的含义。

8. 共同性 无论哪个国家、哪个民族，无论男女老少，都可以用同样的非语言符号来表达同一种情感。例如，人们用笑来表达高兴和喜悦的心情，用哭来表达痛苦和悲伤的心情。有句话说得好“微笑无国界”，可见非语言沟通是不同文化背景下人们通用的交际手段。

9. 文化差异性　非语言沟通的运用，在很大程度上受种族、地域、历史、文化、风俗习惯等影响，造成很大差异。如同样是用拇指和示指构成的“O”形手势，在中国和法国表示“零”，在英语的国家表示“OK”，在日本表示“钱”，在巴西则表示“粗俗”“下流”，而在地中海国家常暗示男同性恋者，因此在跨文化的非语言沟通中，需要注意文化的差异性，以免发生误解。

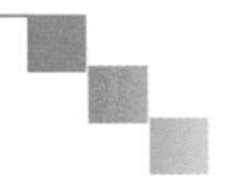

任务二　非语言沟通在护理工作中的应用

要点导航

重点：表情、空间距离、倾听等非语言沟通在护理工作中的应用。

难点：肢体触摸、沉默、副语言等非语言沟通在护理工作中的应用。

非语言沟通的内涵十分丰富，包括肢体语言、环境语言、副语言等。在护理工作中恰当地运用非语言沟通，使之与言语信息相互结合、相互渗透、共同发挥作用，有助于建立良好的护患关系。

一、表情

表情是人的面部情态，是人类情绪、情感的生理性表露，表情也是无声语言，能够最自然、最真实地反映人们的思想、情感，更容易被人们所观察和理解。在人际交往中，表情真诚可反映人们的情感、思想等各种复杂的心理活动与变化。通过表情，人们可以感受到对方的各种情绪和心理活动。

在护理工作中，护士应以职业道德情感为基础，在与患者交往中善于运用和调控自己的面部表情；另外，表情也是护士获得患者病情变化的一个重要信息来源。护士在与患者交往中要善于运用和调控自己的表情，以取得良好的沟通效果。表情的主要因素，一是目光，二是笑容。

（一）目光

1. 目光的作用

（1）表达情感　目光能真实地反映人们内心的情感变化。如人在高兴时眉开眼笑，悲伤时两眼无神，掩饰时目光游离、闪烁等。目光可以表达和传递感情，也可以显示自身的心理活动，还能影响他人的行为，是十分有效的传递信息的途径和方式。作为护士应善于运用目光表达不同的情感和意义，如护士温和的眼神能使患者消除焦虑，亲切的眼神能使患者感到安慰，镇定的眼神能使患者获得安全感，关怀的眼神能使患者得到力量与支持（图 6-2）。

（2）显示关系　目光不仅能显示人际关系的亲疏程度，也能显示出人际间支配与被支配的地位关系。如地位高的人与地位低的人交谈时，目光注视的时间要长于地位低的人；恋人之间可以长久地注视，陌生人之间却不可以，否则容易让对方误认为是对他的冒犯。

2. 目光注视部位　护士在与患者交往中，目光的注视部位往往与距离的远近及工作内容有关。

(1) 注视双眼　在问候对方、听取诉说、征求意见、强调要点、表示诚意、向人道贺或与人道别时，应注视对方双眼，表示自己在全神贯注地倾听对方的谈话，但要注意注视时间不宜过长，以免对方感觉难堪(图 6-3)。

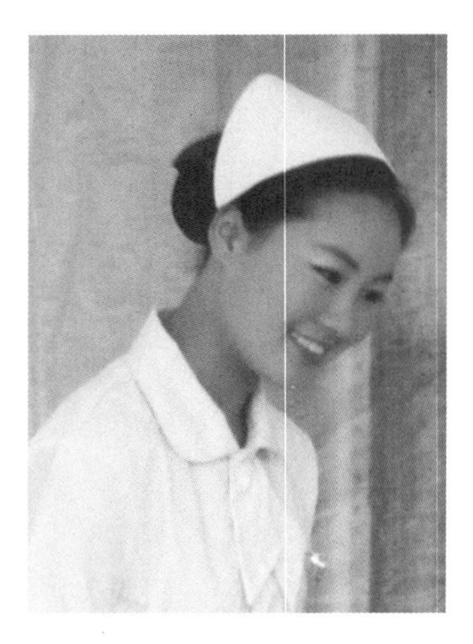

图 6-2　护士关怀的眼神

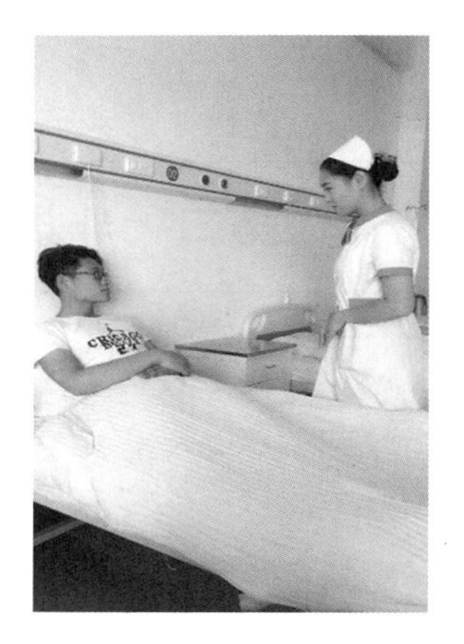

图 6-3　护士与患者的眼神交流

(2) 注视面部　接待患者或与人长时间交谈时，可将对方的面部作为注视区域，并注意不要集中在一处，以散点柔视为宜。另外，不同场合和对象，目光所及之处亦有不同。①公务区域：以双眼为底线，前额为顶角的正三角区域，这是商务人员和外交人员经常使用的一种凝视部位。适用于洽谈业务时使用，会使洽谈显得严肃认真，让对方感觉到你的诚意。②社交区域：以双眼为上线，嘴为下顶角形成的倒三角区域，是人们在社交场合目光凝视的区域。护士注视患者时使用，能让对方产生一种平等轻松的感觉，创造良好愉悦的交谈氛围。③亲密区域：从双眼到胸部之间的区域，多带有亲昵爱恋的感情色彩。适用于亲人、恋人、家庭成员之间的凝视区域。

(3) 注视全身　双方距离较远时，可以对方的全身作为注视点。护士在站立服务时，可以选择此注视方式。

(4) 注视局部　护士在护理操作过程中，通常会对患者身体的某一部位加以注视。如进行注射、灌肠、导尿等操作时。但是，如果没有任何理由去注视对方的头顶、胸、腹、臀、腿、脚部等，都是失礼的表现，尤其对方是异性时，会引起对方强烈的反感。

(5) 注视时间　护患沟通中，护士与患者目光接触的时间应不少于全部谈话时间的 30%，也不超过全部谈话时间的 60%，如果是异性患者，每次目光对视时间应不超过 10 s。

3. 护士目光交流的技巧　护士应熟练运用目光来表达不同的情感和意义。护士注视患者时，最好是平视，以显示护士对患者的尊重和护患之间的平等关系。在与患儿交谈时，护士可采取蹲式、半蹲式或坐位；与卧床患者交谈时，可采取坐位或身体尽量前倾，以降低身高等。如表达安慰时，目光充满关切；给予支持时，目光包含力量；进行解释时，目光蕴含着智慧等。在和患者谈话时，应以保护性的姿态、柔和的目光注视患者眼睛，让患者感受到支持和鼓励。同时用眼神告诉患者：我会时刻陪在你身边。另外，护士也有心情不愉快的时候，但在工作中不能将自己的不良情绪通过眼神流露出来，以免影响到患者的情绪。

（二）笑容

微笑是面部表情中最能直接、准确、迅速传递信息的体态语。微笑自然大方、真诚友善，可表现出充满自信、善待他人、乐业敬业的良好心境（图6-4）。在与患者沟通中，护士的微笑往往容易获得患者的信任与好感，使患者感到亲切、温暖、理解和尊重，营造出和谐融洽的气氛以缓解患者紧张与不安的情绪。护士运用微笑要自然、得体，把握好场合和分寸。

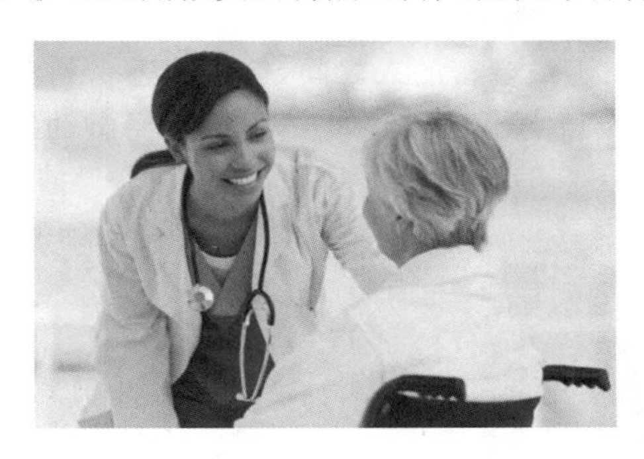

图6-4　亲切的微笑

在日常生活中，笑的种类很多，如含笑、微笑、轻笑、浅笑、大笑等。在所有的笑容里，微笑最自然、最大方、最为真诚友善，且为世界所有的民族认同。如果说笑的本质在于自信、热情、友好的话，那么微笑便是最充分、最全面地体现了这一点。

护士的微笑可以使患者感到亲切、温暖，容易获得患者的好感与信任。与患者沟通过程中，护士适当地运用微笑，可以缩短彼此之间的心理距离，缓解患者的紧张情绪，消除误会、疑虑和不安，使患者感受到尊重和理解，对其身心健康起着举足轻重的作用。同时，也能够赢得患者的尊重和护理效益。但在具体运用时，还要注意与所处的环境和场合相适宜，在进入气氛庄严的场所时，患者愁容满面、忧伤时，接待急危重症患者或抢救患者时，面含微笑都是不可取的，这会伤及服务对象的情感，不利于护患沟通。

二、肢体触摸

肢体触摸是一种专业性的皮肤接触，是人体各部位之间或人与人之间通过接触抚摸的动作来表达情感和传递信息的一种行为语言。在不适于用语言表示关怀的情况下可用轻轻地触摸来代替。这种接触不仅可以减轻因焦虑和紧张引起的疼痛，还可以增强人体免疫系统的功能，此外对听力或视力不佳者，肢体触摸可引起对方注意。

在护理工作中，当患者诉说腹胀腹痛时，护士可以通过触摸患者腹部了解是否有压痛、反跳痛和肌紧张；当患者高热、身体不适时，护士用手触摸患者的额头，表示体贴和关怀；当患者忧伤时，护士手扶患者肩部给予安慰，可使患者感到温暖；当产妇分娩疼痛时，护士通过肢体接触腹部或握住产妇的手，可以使产妇感到安全，减轻紧张情绪，有利于分娩（图6-5）。但护士在采用肢体接触进行沟通时，应考虑当时的情景，患者的性别、年龄、文化背景、被触摸的部位及患者的反应等因素，避免产生误会。护理工作中使用触摸的原则是不要让对方感到威胁或被侵犯，避免使用做作、尴尬或不自然的触摸方式。

三、人际距离

人际距离是指人与人之间的空间距离。人际距离不仅是人际关系密切程度的标志，也是用来进行人际沟通的信息载体。在人际交往中，处于不同的空间距离，体现出不同的双方关系，从而会有不同的感觉，产生出不同的反应，因为人际距离传递出了不同的信息。尊重人们对这种空间距离的要求，有利于缓解心理压力，提高沟通的有效性和舒适感。美国心理学家学者爱德华·霍尔提出了距离学的理论，来阐述人际距离影响沟通的问题，他把人际距离划分为以下四种。

1. 亲密距离 亲密距离是指沟通双方的距离在 0～0.45 m 之间，是一种允许存在身体接触的距离，一般情况下只存在于最亲密的人之间，彼此能感受到对方的气味、呼吸甚至体温。在护理工作中，某些操作必须达到此距离时，如护理体检、各种注射、口腔护理等，应先向患者及家属说明原因，做出解释(图 6-6)。

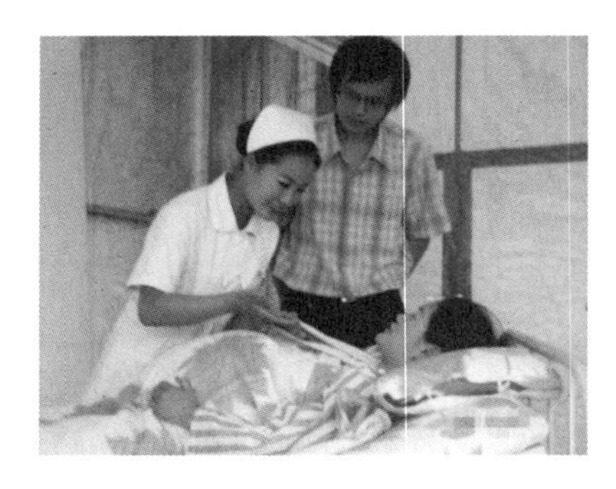

图 6-5 恰当的肢体接触

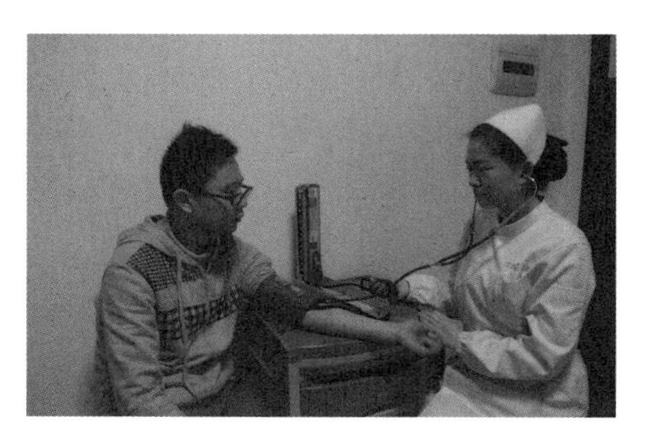

图 6-6 亲密距离(测量血压)

2. 个人距离 个人距离是指沟通双方的距离在 0.45～1.2 m。此距离很少有直接的身体接触，双方能够友好交谈，一般来说只有熟人和朋友才能进入这个距离。护士常在这个区域内对患者进行健康教育、心理咨询等，是护士与患者之间进行沟通交流的理想距离(图 6-7)。

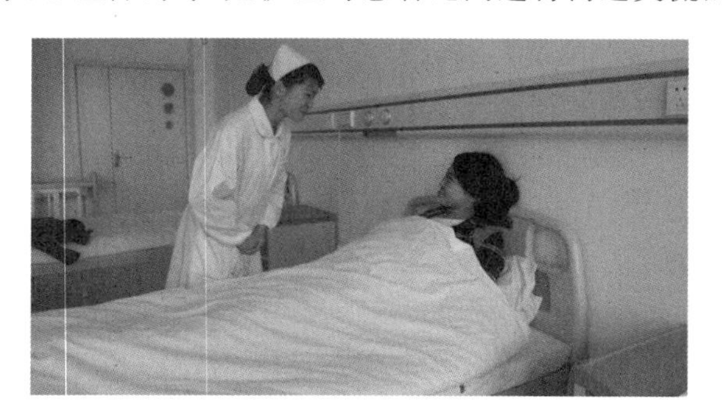

图 6-7 个人距离(健康教育)

3. 社交距离 社交距离是指沟通双方的距离在 1.2～3.5 m。常为人际关系不密切时的社交性或礼节上的距离，这种距离给人一种安全感，处在这种距离中的双方，既不怕受到伤害，也不会感觉太生疏，可以友好交谈。在护理工作中，对敏感患者或异性患者可以采用此距离，能减轻对方的紧张情绪。

4. 公众距离 公众距离是指沟通双方的距离在 3.5 m 以上，主要适宜于群体交往，不适合个人交谈。一般来说，公开演讲时演说者与听众之间的标准距离就是公众距离。在医院工作中，集体健康宣教、病区的专题讲座、学术演讲就属于此距离。

知识链接

个人空间

心理学家曾经做过一个试验：在一个刚刚开门的大图书馆阅览室里，第一位读者刚进去坐下，心理学家就进去坐在他的旁边，大多被测试者很快会默默地远离到别处坐下，有些人直接表示反感，甚至质问："你想干什么？"试验整整进行80人次，结果无一例外。这说明人与人之间需要保持一定的空间距离。

人际交往的空间距离不是固定不变的，它可以根据具体情景、交谈双方的关系、社会地位、性格特征等而有一定的伸缩性。

四、副语言

副语言是指人体发音器官发出的类似语言的非语言符号，也作为非语言沟通的一种形式。副语言是通过口语的声音特征来表达的，如笑声、哭声、泣声、呻吟声、叹气声、叫声、咳声、喘声等，还包括说话时的音质、音量、语调、语气、语速、停顿等。

（一）副语言可以表达很多情感

从一定意义上说，副语言虽然不是语言，但有时却胜似语言，它在沟通思想、感情方面的作用，丝毫不比语言逊色。就笑声而言，有微笑、大笑、傻笑、苦笑、冷笑、狞笑、干笑等，如此多种不同的笑，其表达思想和情感的内容异常丰富。就声调而言，一般声调高表示激动、兴奋；声调低表示怀疑、回避、痛苦、伤心；声音强度大表示强调、激动；声音强度小表示失望、不快、软弱、心虚；节奏加快表示紧张、激动；节奏变慢表示沮丧、冷漠等。如人在焦虑激动时，说话总是较快而伴有形体动作；人在抑郁时，说话则较慢，声调低沉而单调等。

护士要善于运用副语言加强自己所表述内容的意义和情感。做解释、指导时，应尽量保持平和的语气、中等的语速，给患者以自信、稳重、可靠的感觉；表达情感时，应有与内容相吻合的情感语气。

（二）副语言可以影响信息的含义

副语言可以影响信息的含义。同样一句话，如果说话者采用不同的副语言，可以表达不同的含义。如用轻缓、平稳的语调说"你真聪明！"表达了对对方的称赞和敬意；如果语速较快，声调尖刻地说"你真聪明！"那无疑是在嫉妒对方。又如轻声细语"该打针了"与高声重喝"该打针了！"效果截然不同。由此可见，即使简单问题的陈述，凭借副语言也可以表达出热情、关心、愤怒等复杂的情感。

五、沉默

在护患交往中，沉默是一种超越语言力量的沟通方式。作为一种常用的非语言行为，它能起到此时无声胜有声的作用。如当患者悲伤、哭泣的时候，护士应保持沉默，给患者一定的时间让其宣泄；当护士提出的问题，患者一时不知道该怎么回答或忘记怎么回答时，护士应给予时间让其思考或回忆。护士对患者的某些意见或建议有异议时，也可运用沉默表示对患者意见的不同。

护士适当地运用沉默技巧，可以起到以下作用：①给患者提供思考和回忆的时间，给患者诉说或宣泄的机会;②能弱化患者过激的语言、行为,缓解紧张气氛;③表达对患者的同情和支持;④表示对患者意见的默许、保留、不认可;⑤给护士提供思考、冷静和观察的时间。

六、倾听

要善于听患者讲话、注意讲话者说话的声调、频率、语言的选择、面部表情、身体姿势。把“整个人”参与进去并且试着去了解交流中要传达的“所有信息”。

在倾听过程中,要全神贯注、集中精力,保持目光的接触、适宜的距离、得体的姿势,并应及时做出反馈。认真倾听是护士对患者关注和尊重的表现,有助于护患间形成良好的关系。倾听时应注意:①避免做出分散注意力的举动,如东张西望、看手表等;②不随便打断对方的诉说;③对于患者的诉说内容,不要急于做出个人判断和评论;④仔细体会“弦外之音”“话中之话”的含义,以了解患者的真实想法。

考点提示

非语言沟通的作用及特点,非语言沟通在护理工作中的应用。

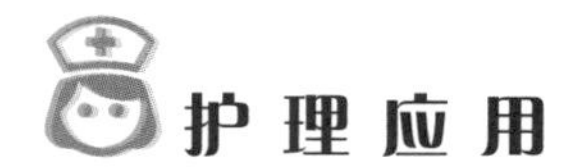

护理应用

护士职业素质养成训练四:非语言沟通

一、训练目标

(1) 尝试应用非语言沟通技巧与护理服务对象及其家属进行有效沟通,消除服务对象的疑虑,从而使服务对象能很好配合,提高护理工作效率。

(2) 通过角色扮演,体验护理工作中非语言沟通的重要性。

二、训练内容

1. 训练内容一 班级同学分成若干个小组,每组 2 人,1 人扮演护士,1 人扮演患者,模拟遵医嘱测量生命体征,同学们在练习护理操作时有效运用非语言的沟通技巧,教师对学生进行适当指导、点评。

2. 训练内容二 班级同学分成若干个小组,每组 3 人,1 人扮演护士,1 人扮演患儿,1 人扮演患儿母亲,每组轮流上台展示以下案例,分别展示两种不同的非语言沟通形式。

案例:护士为 6 个月患儿行头皮静脉穿刺术操作中,连续两针没有穿刺成功,患儿母亲开始不高兴,护士默默看了一眼不说话,转身回护士站交第二个护士继续穿刺,患儿母亲破口大骂。面对如此情况,护士应该怎么办?

三、训练评价

教师对每组学生的展示进行点评并给出成绩(分别为优秀、良好、合格),分析总结,对表现好的同学提出表扬。

说明:优秀(90~100 分);良好(80~90 分);合格(60~80 分)。

直通护考

A_1/A_2型题（以下每个题均有五个选项，请从中选出一个最佳答案）

1. 患儿，女性，3岁。因急性淋巴细胞白血病入院，在与患儿沟通时，护士始终采用半蹲姿势与其交谈，此种做法主要是应用了沟通技巧的(　　)。

A. 倾听　B. 触摸　C. 沉默　D. 目光沟通　E. 语言沟通

2. 初产妇，正常引导分娩。第二产程时宫缩频繁、疼痛难忍、痛苦呻吟。此时护士最恰当的沟通方式是(　　)。

A. 劝其忍耐　B. 默默陪伴　C. 抚摸腹部
D. 握紧产妇的手　E. 投以关切的目光

3. 在倾听患者的话语时，错误的是(　　)。

A. 全神贯注　B. 集中精神
C. 不必保持目光的接触　D. 用心听讲
E. 双方保持合适的距离

4. 护士的面部表情和情境不正确的是(　　)。

A. 迎接新患者时面带微笑　B. 为患者做操作时面色镇定
C. 与紧张、焦虑的患者交谈时保持微笑　D. 与患者交流时经常注视患者
E. 面对疼痛的患者保持微笑

（袁　元　刘树淼）

项目七　社交礼仪及在护理工作中的应用

学习目标

知识目标

1. 掌握社交礼仪中的日常交往礼仪、公共场所礼仪及应聘礼仪。
2. 熟悉涉外礼仪基本规范，为跨文化护理奠定基础。
3. 了解宗教礼仪规范，在护理工作中能够尊重患者及家属的信仰。

能力目标

在社交中能够规范自己的言谈举止，在就业应聘时能够体现护士的职业素养。

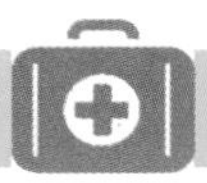

案例导入

新同事第一天来上班，护士小张给科里的其他同事做介绍。平时小张和同事关系非常融洽，习惯以姐妹相称。当把新同事带到许晴护士长面前时，小张说："许姐，这位是新来的同事李华。""李华，这位是许姐。大家认识一下吧。"思考：

(1) 指出护士小张在介绍中的不妥之处。

(2) 假如你是护士小张，会怎样介绍？

人际交往是指个体通过一定的语言、文字或肢体动作、面部表情等表达手段将某种信息传递给其他个体的过程。交往礼仪是人们在社交场合中形成，并被大家认同、接受的交往准则和规范。护士应该掌握社交礼仪，才能更好地履行自己的工作职责，提高护理工作质量，更好地为服务对象提供优质护理服务。

任务一　日常交往礼仪

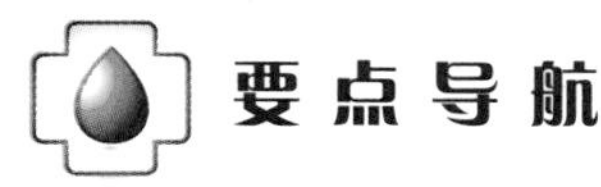

重点：掌握日常交往礼仪的基本要求及注意事项。

难点：能够利用所学知识规范自己的行为举止。

一、称谓礼仪

称谓也名称呼，属于道德范畴。称谓礼仪是在对亲属、朋友、同事或其他有关人员称呼时所使用的一种规范性礼貌语，它不仅能恰当地体现出当事人之间的隶属关系，而且能体现出一个人的涵养。人际交往，礼貌当先；与人交谈，称谓当先。在日常工作中选择适当、准确的称谓，是社交活动中的一种基本礼貌，可反映一个人的文明、修养和学识，以及对对方的尊重，利于交谈的顺利开展，还体现着双方关系发展所达到的文明程度和社会风尚。正确地掌握和运用称谓，是人际交往中不可缺少的礼仪因素。

（一）称谓礼仪的原则

首先，称谓要文明礼貌，使用尊称是人际交往文明礼貌的基本原则之一，每个人都有自尊心，希望得到别人的尊敬和认可。礼貌得体的称谓，可以表达对别人的尊重，表现自身文明的素养。如用“您”比用“你”要更显敬重，用“老师您”“叔叔您”“经理您”比单用“您”也更显敬重。还有，用量词“位”也可表示尊重，如说“这位同学”比说“这个同学”要好。其次，称谓要遵守常规，要符合民族、文化、传统及风俗习惯等。如中国人不能直呼父母姓名，以表示对父母的尊重；而在欧美国家，重视人与人之间的平等及个性张扬，孩子直呼父母的姓名就很正常。称谓还要考虑会面场合、双方关系，例如：正式的场合不能使用昵称；对医生、教师或干部可以称呼其职业或职务；多重关系时，在正式场合应选择公众称谓，如“经理”“主任”，私下场合可以选择亲密的称呼，如“姑妈”“舅舅”等。

（二）称谓的方式

1. 姓名称谓　姓名即一个人的姓氏和名字。姓名称谓是较常用的一种称呼形式，用法大致有以下几种情况：全姓名称谓，即直呼其姓和名，如“陈某”“李某某”等。全姓名称谓有一种庄严感、严肃感，一般用于学校、部队或其他正式场合。若对方比较熟悉而且是同辈，可以在姓前加“老”字相称，如“老陈”。若对方比自己年龄小、职位低，可以在姓前加“小”字相称，如“小陈”。若对方比自己大、德高望重，可以在姓后加“老”字相称，如“陈老”。

2. 职务称谓　职务称谓就是用所担任的职务作称呼，表示对人的尊重和爱戴。这种称谓方式自古就有，如杜甫，因他当过工部员外郎而被称“杜工部”，诸葛亮因是蜀国丞相而被称“诸葛丞相”等。现在人们用职务称谓的现象已相当普遍，目的也是为了表示对对方的尊敬和礼貌。主要有以下三种形式。

(1) 用职务称呼　如“李局长”“张校长”“刘经理”“赵主任”等。

(2) 用专业技术职务称呼　尤其是具有高级、中级职称者，如“王教授”“宋工程师”。对工程师、总工程师还可称“陈工”“刘总”等。

(3) 职业尊称　即用其从事的职业工作当做称谓，可以表示对对方职业、劳动技能的尊重。如“方老师”“祝警官”“赵医生”“刘会计”，不少行业可以用“师傅”相称。

3. 性别称呼　对于从事商界、服务性行业的人，一般约定俗成地按性别的不同分别称呼为“小姐”“女士”“先生”。其中，“小姐”“女士”两者的区别在于未婚者称“小姐”，已婚者则可称“女士”。

4. 称谓礼仪禁忌

(1) 不称谓对方，直接开始对话，如直接对患者说“输液了”。

(2) 在社交场合中不要念错他人的姓名,这样会造成双方的尴尬。

(3) 在公共场合不能用小名或乳名,不能起绰号,否则会伤害交往的对象,并显示自身的低俗,缺乏教养。

二、介绍礼仪

介绍是人际交往中与他人进行沟通、增进了解、建立联系的一种最基本、最常规的方式。它是经过自己主动沟通或者第三者沟通,从而使交往双方彼此认识、建立联系的一种社交方法。正确地应用介绍,不仅可以扩大自己的社交圈、广交朋友,而且有利于自我宣传、自我展示,在交往中消除误会,减少不必要的麻烦。

(一) 介绍的礼仪要求

1. 介绍顺序 在介绍过程中,应遵守"受尊敬的一方有优先了解对方的权利"的原则介绍双方,介绍顺序如下。

(1) 把晚辈介绍给长辈 如"张叔叔,您好,这是我的同学王浩。"

(2) 把职位低的人介绍给职位高的人 如"孙院长,您好,这位是教务科李科长。"

(3) 把男士介绍给女士 如"袁小姐,您好,请允许我向您介绍,这位是方向先生。"

(4) 把客人介绍给主人 如"秦伯伯,您好,这是我的同事张丽。""张丽,这是主人秦伯伯。"

(5) 其他介绍顺序 将迟到者介绍给早到者;将未婚者介绍给已婚者;先介绍自己,后介绍他人;如果介绍双方年龄相仿、性别相同、职位相当时,可不分先后自由介绍。

2. 介绍的正确姿势 为他人做介绍时,应站立在被介绍者的身旁,身体上部略倾向于被介绍者,伸出靠近被介绍者一侧的胳膊并向外微伸,上臂与前臂形成弧形平举,掌心朝上,四指并拢,拇指略分开,四指指尖朝向被介绍方,眼神要随着手势转向被介绍者,并向另一方点头微笑,切忌用手指指指点点。介绍自己时,可将右手放在左胸上,不可用手指指向自己。

3. 介绍内容 介绍的语言要简洁,介绍双方彼此认识即可。但在较正式的场合要将双方的姓名、职业、职称、单位等做较详细的介绍,以便双方采取合适称谓。

(二) 介绍的方式

1. 自我介绍 自我介绍是指在介绍中自己是主角,自己向别人说明自己的情况。自我介绍是人们相互认识的常用方式之一,常用的自我介绍形式有以下几种。

(1) 应酬式 适用于办理公务、公共场所或一般社交场合。对于介绍者而言,对方属于泛泛之交或早已认识,但为了确认身份而介绍,内容通常只说姓名而不涉及其他更多的个人资料,如"您好,我叫陈某"。

(2) 工作式 适用于工作场合,这种介绍往往需要说明本人姓名、工作单位、担任的职务或从事的具体工作。这三项内容又称为自我介绍"三要素",例如,"您好,我叫祝珊珊,是市医院护理部主任。""陈阿姨您好,我是您的责任护士张晶,您叫我小张就可以了。"

(3) 交流式 适用于各种非公务活动及私人聚会,需要与交往对象进一步交流与沟通时使用,可以拉近彼此的距离。介绍的内容应详细,包括姓名、单位、籍贯、学历、兴趣、爱好等。

(4) 礼仪式 适用于讲座、报告、演出、庆典、仪式等一些正规而隆重的场合,包括姓名、单位、职务等,是一种表达对交往对象友好尊重的自我介绍,还应加上一些谦词或敬语,以示礼待对方。如"各位同学大家好!我是护理教研室的主任苏晴,代表全体护理教师对新同学的到来表示热烈欢迎！”

2. 他人介绍

(1) 标准式　适用于正式场合，介绍内容以双方的姓名、单位、职务为主。

(2) 礼仪式　适用于正式场合，是一种比较正规的介绍方式，介绍内容同标准式介绍内容，但在语气、称谓、表达上更为礼貌、谦恭。例如，“薛院长，您好！请允许我把某某学校的杨校长介绍给您。”“杨校长，这位就是某某学院的薛院长。”

(3) 强调式　适用于各种社交场合，其内容除了被介绍者的姓名外，往往还会强调被介绍者与介绍人的特殊关系，以便引起对方的重视。例如，“孙医生，您好，这位是我妹妹张娟，现在您科里住院，请您多多关照。”

(4) 简介式　适用于一般的社交场合，往往只介绍对方的姓氏或姓名，然后由双方自行介绍或交流。

(5) 推荐式　适用于比较正规的场合，介绍者有所准备，有意将一方推荐给另一方，因而介绍者通常会对被推荐者的优点加以重点介绍。例如，“刘院长，您好，这是某某卫生学校的应届毕业生，去年在全国护理技能大赛中获得一等奖，一直担任团支书，工作能力强，现在想到咱们医院工作，是一名很优秀的毕业生。”

三、见面礼仪

见面礼仪不仅要用到称谓礼仪，还要结合握手礼仪、名片礼仪等。

(一) 握手礼仪

握手礼仪是中国人最常见的见面礼和告别礼。

1. 握手的要求　握手时，行至握手对象约一步距离，两足立正，上身要略向前倾，头要微低一些，目视对方，微笑致意或问好，伸出右手，四指并拢，拇指张开与对方相握，微微抖动 3～4 次，时间以 3 s 左右为宜，然后松开对方的手(图 7-1)。

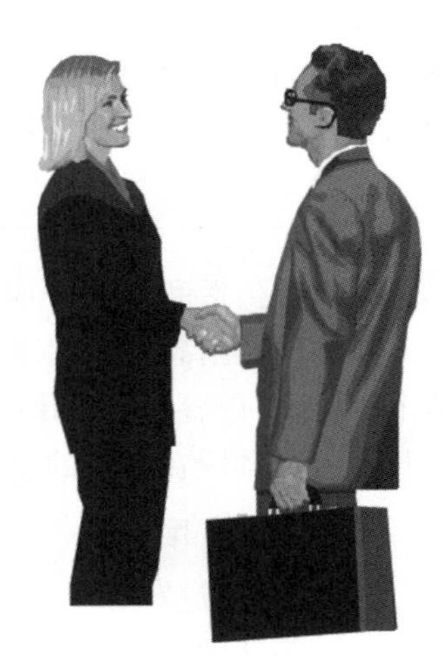

图 7-1　握手

2. 握手的次序　根据礼仪规范，应遵循“尊者决定”这一原则。一般地说，长辈与晚辈握手，应由长辈先伸出手；男士与女士握手，男方需待女方伸出手后才可握手，如女方不伸手，没有握手的意愿，男方可点头致意或鞠躬致意；朋友、同龄人见面，先伸出手者则表现出更有礼貌；当客人抵达时，主人应先向客人伸手，以表示热情、亲切；在客人告辞时，则应由客人首先伸出手来与主人相握，表示感谢和再见。

3. 握手的注意事项

(1) 禁忌坐位与人握手，除非身体条件或场所限制。

(2) 禁忌戴手套与人握手，女士在社交场合可以戴着薄纱手套握手。

(3) 不能用左手与他人握手。

(4) 禁忌在握手时另外一只手插在衣袋里或拿着工具。

(5) 握手时目光不能左顾右盼，不能面无表情或过分客套。

(6) 不能拒绝他人主动握手的要求，以示尊重。

（二）名片礼仪

名片是一种经过设计，能表示自己身份、便于交往、联系和执行任务的卡片。名片是一个人身份的象征，当前已成为人们社交活动的重要工具。恰到好处地使用名片，既可以显示自己的风度和修养，又可以更快地帮助自己进入角色，因此，名片的递送、接受、存放也要讲究社交礼仪。

1. 名片内容 名片应包括姓名、地址、邮政编码、电话号码、单位、职称、社会兼职等。

2. 递交名片礼仪 在社交场合，名片是自我介绍的简便方式。交换名片的顺序一般是“先客后主，先低后高”。职位低的、年轻的、被介绍方先递交名片，再由职位高的、年长的、被介绍方回赠。集体递送是按顺时针方向、由近及远、依次进行，切勿跳跃式地进行，以免对方误认为有厚此薄彼之感。递送时应起身，将名片正面面向对方，双手递交。目光正视对方、面带微笑，并大方地说：“这是我的名片，请多多关照”。名片的递送应在介绍之后，在尚未弄清对方身份时不应急于递送名片，更不要把名片视同传单随便散发。

3. 名片的接受 当对方表示要递交名片给自己或交换名片时，暂停手中正做的一切事情，起身站立，面带微笑注视对方，双手恭敬地接过名片时应说：“谢谢”。接过名片，认真阅读名片，阅读时可将对方的姓名职称念出声来，并抬头看看对方的脸，使对方产生一种受重视的满足感。然后，回敬一张本人的名片，如身上未带名片，应向对方表示歉意。在对方离去之前，或话题尚未结束，不必急于将对方的名片收藏起来。

4. 名片的存放 接过别人的名片切不可随意摆弄或扔在桌子上，也不要随便地塞在口袋里或丢在包里。应放在西服左胸的内衣袋或名片夹里，以示尊重。

5. 名片的索要 需要向对方索要名片时，可用相互交换名片的方式，也可用询问的方式。例如，“我们可以交换一下名片吗”“以后怎样与您联系”等。如果没有必要，尽量不要强行索要他人名片。当他人索要名片而自己不能给予时，应进行解释：“真对不起，我的名片用完了。”

四、电话礼仪

在日常生活和交往中，电话已经成为了现代人不可缺少的通信工具，人们通过电话进行联络工作和沟通情感。虽然电话联系不是面对面的交往，但是一个人的“电话形象”可以通过电话中的语言、内容、声音、语气、语调体现出来。它可以真实地体现出个人素养、待人接物的态度乃至通话者所在单位的整体水平，电话礼仪主要涉及拨打电话礼仪和接听电话礼仪。

（一）拨打电话礼仪

使用电话时，发起者的一方称为发话人。在整个通话过程中，发话人始终居于主动、支配的地位。要准确无误地传递信息、联络感情、塑造良好的电话形象，必须注意以下几点。

1. 时间要适宜

（1）时间的选择 公务电话尽量在上班时间打，通话时间最好选择双方预约的时间或对方方便的时间。通话应选择在周一至周五，不能选择在周末。尽量不要在早上 7 点以前、晚上 10 点以后、用餐或午休时间打扰对方。国际交往中应该考虑时差，尽可能避开对方晚上休息时间。

（2）通话的时间长短 一般情况下，打电话前预先想好打电话的内容，控制通话时间，以短为宜，每次通话时间不要超过 3 min。

（3）注意对方的反应 通话开始时，询问对方是否方便，如不方便，另约时间。若估计通

话时间过长，应先征求对方意见，通话结束时向对方致歉。

2. 内容简练　通话前，发话人做好充分准备，保证通话内容简明扼要，以便控制通话时间。接通电话后应先向对方问候“您好”，再进行自我介绍，直言主题，不要吞吞吐吐、含糊不清。声音要柔和清晰，吐字准确，句子简短，语速适中。事情讲完，终止通话，这是电话礼仪的惯例。

3. 注意事项

(1) 若拨错电话，不要一言不发、直接挂断，要对接听者表示歉意。

(2) 通话过程中，如果电话掉线了，拨打者要主动拨过去并说明情况以示尊重。

(二) 接听电话礼仪

电话通话过程中，接听电话的一方称之为受话人，通话过程称接听电话，受话人一般处于被动地位。

1. 接听及时　电话礼仪中有一条“响铃不过三的原则”，接听电话以铃响三声之内拿起最为适宜。因特殊原因铃响过久才接电话，必须在通话前向发话人表示真挚的歉意，这是起码的礼节。正常情况下，不应该不接听事先约定的电话，要尽可能亲自接听电话，不要随意让人代劳。

2. 主动报上姓名　接私人电话时要自报姓名。如果是在工作时间接听公务电话，除了先说“您好”外，还应该介绍单位名称和部门名称。

3. 注意事项

(1) 接通电话时，不要做其他不相关的事情，如看电视、看文件、听广播或吃东西。

(2) 如果在不适宜接电话的时间有人来电话，应向对方说明原因、表示歉意并另约时间，届时应主动打过去。约定的时间要遵守承诺，再次拨打电话时应再次致歉。

(3) 当通话结束时，位高者先挂机。

(4) 通话结束时，不忘向发话人道一声“再见”。

(5) 必要时做好记录。

五、电梯礼仪

电梯是现代人生活中经常使用的交通工具，乘电梯礼仪也成为医院工作的一部分。礼仪体现在护理工作中的一言一行、服务中的一点一滴，不仅是个人素质的体现，更是整个医院乃至整个行业的形象展示。作为护士应该学习电梯礼仪，不断提升自身素质和职业形象，让大家在乘坐电梯的时候既安全又得体，更好地为患者服务，共同为提高医院的美誉度做贡献。

(一) 乘坐升降式电梯

乘坐升降式电梯时，为确保被引导者的安全，引导者应先到电梯门口，控制电梯开关。

1. 出入有人管理电梯的顺序　引导者后进后出，请客人先进先出。护士来到电梯门口处，应该让其他人先进电梯，特别是遇到患者、科主任或高年资老同志，到达后待其他人走出后再出电梯。

2. 出入无人管理电梯的顺序　引导者先进后出，请客人后进先出。护士要提前控制电梯门，应站立于电梯门的一侧，手扶电梯门，保证患者和其他人的安全。

(二) 乘扶手式自动电梯

乘扶手式自动电梯时，尽量靠近右侧扶手，上电梯时，引导者居后，下电梯时，引导者居前。

任务二　公共场所礼仪

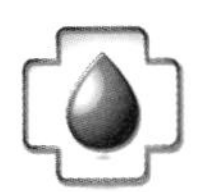

要点导航

重点：掌握位次礼仪、餐饮礼仪、交通礼仪。

难点：能够在公共场合遵守礼仪规范。

一、位次礼仪

位次礼仪是指人们在交际活动中依据一定的规则排序，使交际各方乐于接受的一种行为规范。人们在社交活动中往往特别注重空间方位的含义，在某种意义上说，方位选择具有体现人际关系状况、尊重交际对象、彰显自身文化涵养的重要作用。

（一）会议中的位次礼仪

1. 小型会议的位次礼仪　小型会议一般是指参加者较少、规模不大的会议，会场上全体与会者均应排座，不设立专用的主席台。确定上位的基本方法：面门为上、居中为上、以右为上。

2. 大型会议的位次礼仪　大型会议一般是指与会者众多、规模较大的会议。会场上应设主席台与群众席，前者必须认真排位，后者的位次则可排可不排。大型会场的主席台，一般应面对会场主入口。主席台位次的排列要求：前排高于后排、中央高于两侧、商务会议右侧高于左侧（政务会议左侧高于右侧）。主席台必须排位次、放名签，以便领导同志对号入座，避免上台之后互相谦让。

（二）乘车座次安排

轿车座次安排通常有以下几种情况。

1. 双排、三排座的小型轿车　如果由主人亲自驾驶，一般前排为上，后排为下；如果由专职司机驾驶，通常后排为上，前排为下，以右为“尊”，以左为“卑”。

2. 多排座的中型轿车　无论由何人驾驶，均以前排为上，后排为下，右高左低。

二、餐饮礼仪

餐饮礼仪是指人们在赴宴进餐过程中，根据一定的风俗习惯约定俗成的程序和方法，在仪态、餐具使用、菜品食用等方面表现出的自律和敬人的行为，是餐饮活动中需要遵循的行为规范与准则。

（一）中餐进餐礼仪

中国的饮食文化源远流长。在这自古为礼仪之邦、讲究民以食为天的国度里，饮食礼仪自然成为饮食文化的一个重要部分。

1. 餐具的使用　中式餐饮的主要进餐工具就是筷子，使用筷子应符合礼仪规范。餐间发

筷子要一双双理顺，轻放在餐桌边，不能随手掷在桌上。筷子不能一横一竖交叉摆放，不能一根是大头，一根是小头。筷子要摆放在碗的旁边，不能搁在碗上。握筷姿势应规范，使用其他餐具时，应先将筷子放下。在用餐过程中，已经举起筷子，但不知道该吃哪道菜，这时不可将筷子在各碟菜中来回移动或在空中游弋。不要用筷子去穿刺菜肴或将筷子含放在口中，更不要用筷子去推动碗、盘和杯子。不能用筷子敲打碗盏或茶杯。有事暂时离席，不能把筷子插在碗里，应轻轻搁在餐碟边，表示你还会回来接着用餐。

2. 中餐上餐顺序　一顿标准的中式大餐，通常先上冷盘，接下来是热炒，随后是主菜，然后上点心和汤，如果感觉吃得有点腻，可以点一些餐后甜品，最后上果盘。在点菜中要顾及到各个程序的菜式。

3. 进餐注意事项

(1) 进餐时不可狼吞虎咽，要细嚼慢咽，最好把嘴巴闭起来不要发出声音。

(2) 如果汤烫，不可用嘴吹，可以使用汤勺。

(3) 不能忽视宗教的饮食禁忌，如穆斯林不能吃猪肉。

(4) 尽量不要当众剔牙。非剔不行时，用另一只手掩住口部，剔出来的东西，不要随手乱弹、随口乱吐。

（二）西餐进餐礼仪

1. 餐具的使用

(1) 西餐餐巾的使用　餐巾的主要功能是防止污渍污染衣服，其次是用来擦去嘴边或手上的油污。进餐时应将餐巾摊开平放在腿上，不能围在脖子上或掖在领口。用餐中途离开座位时，不能把餐巾随手一丢，应把餐巾放在自己座椅的椅面上，表示还需要继续用餐，放在桌子上表示用餐完毕。不要用餐巾擦拭餐具，这是认为餐具不卫生的表现，会让主人感觉尴尬。

(2) 刀叉使用　使用刀叉进餐时，要左手持叉，右手持刀。切东西时左手拿叉按住食物，右手执刀将其切成小块，用叉子送入口中。使用刀时，刀刃不可向外。进餐中放下刀叉时应摆成“八”字形，分别放在餐盘边上。

(3) 汤匙的使用　西餐中的汤匙，通常是放在右手的刀的外侧。使用汤匙时不能直接含在嘴里。在西餐宴席上喝汤，不能直接发出声响，须借助汤匙一勺一勺从汤盘里舀起汤来，以汤就口。汤匙不用的时候应该放在餐盘里，不能放在汤碗里。

2. 西餐点菜的顺序

(1) 头盘　头盘是西餐的第一道菜，也称为开胃品。开胃品的具体内容一般分为冷头盘或热头盘。因为是要开胃，所以开胃菜大多都具有西餐自己的特色风味，而且味道主要是咸和酸，数量较少、质量较高。

(2) 汤　汤是西餐的第二道菜，也称开胃汤。西餐的汤一般分为清汤、奶油汤、蔬菜汤、冷汤四类。

(3) 副菜　西餐的第三道菜为副菜，通常是海鲜，品种包括各种淡海水鱼类、贝类和一些软体动物。

(4) 主菜　肉、禽类菜肴是西餐的第四道菜，也称为主菜。主菜一般是红肉，即牛、羊、猪肉。肉类菜肴的原料取自牛、羊、猪等各个部位的肉，其中最有代表性的是牛肉或牛排。

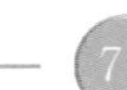

(5) 甜品　西餐的甜品是主菜后食用的，可以算做是第五道菜。从真正意义上讲，它包括所有主菜后的食物，如布丁、薯条、曲奇饼、冰淇淋、奶酪、水果等。

(6) 饮料　西餐的最后一道是饮料，有咖啡或红茶。

3. 文雅进餐注意事项　进食西餐时要注意自己的仪表姿态，再昂贵的休闲服，也不能随意穿着上西餐厅。就座时，身体要端正，手肘不要放在桌面上，不可跷足，与餐桌的距离以便于使用餐具为佳。餐台上已摆好的餐具不要随意摆弄。进餐时肢体不能够频频抖动或晃动，不要让餐具发出声音，手不能放在餐桌下面。吃西餐和中餐一样，既要吃饱、吃好，又要不失风度、落落大方。

三、交通礼仪

在道路上，无论是驾驶员还是行人，都要遵守交通法规。除了遵守交通法规，我们也要掌握一定的交通礼仪，这样才能真正做到每一个人都可以快乐地踏上和谐安全之路。

(一) 行人礼仪

行人行走时应该走人行道，不能在机动车或自行车的车道上行走；过马路时，应走地下通道、过街天桥或斑马线；行人要等到绿灯亮起时再过马路；绝对不能在铁路轨道上行走；避免在车流中穿行；更不能冒险翻越隔离带；行走时尽量靠右行走。

(二) 乘坐公共汽车的礼仪

(1) 乘坐公共汽车时要遵守“排队上车、先下后上”的文明礼仪规范。

(2) 上车主动买票，自觉投币。

(3) 上车后尽量向中间走，不要停留在车门口，以免影响其他人上车。

(4) 主动给老、弱、病、残、孕者让座。

(5) 不能在车内吸烟，尽量避免在车内进食。

(6) 不吐痰、不乱扔垃圾，维护车辆卫生，同时也维护城市环境。

(7) 不要在车上大声喧哗、嬉笑怒骂。

(8) 不要把自己的随身物品放在座椅或通道上。

(9) 雨天时，要收好雨具，以免弄湿其他乘客。

(10) 不能带宠物上公交车。

(三) 乘坐地铁的礼仪

地铁也是人们常用的交通工具之一，作为地铁乘客，应该自觉维护公共设施，遵守应有的秩序。

1. 乘电梯时　应靠右侧站立，让出左边的通道，给赶时间的乘客让行。这也是乘自动扶梯的一种国际惯例，所以无论在哪里乘自动扶梯时，都必须遵守“靠右站立”的文明礼仪规范。

2. 在月台上　要遵守“按线候车”的规则，切勿越过黄色安全线。同时也要注意自己的言行举止，不要在站内大声喧哗，不要在站台上奔跑。

3. 排队上车时　如果遇到年老体弱者、孕妇和带小孩的乘客，应该让他们排到自己的前面。人多的时候，除了注意遵守安全法则外，也别忘了遵守文明礼仪规范。人多拥挤的情况下，不要推挤他人。

任务三 应聘礼仪

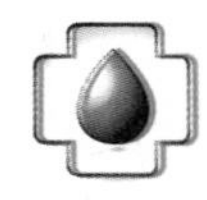
要点导航

重点：掌握书面应聘礼仪和应聘面试礼仪。

难点：能够按照应聘的礼仪规范进行应聘的准备。

应聘礼仪是公共礼仪的一种，它是发生在求职过程中的一种社交礼仪，就是求职者在求职过程中与招聘单位招聘人员接触时，应该表现出来的礼貌行为和仪态规范。求职者的仪表、仪态、言谈举止以及应聘者的书面材料等方面会体现出求职者的内在素质，良好的求职礼仪可以衬托出求职者的个人素养。在应聘前应该做充分的准备，应聘礼仪主要包括书面应聘礼仪和应聘面试礼仪。

一、应聘的准备

凡事预则立，不预则废。应聘前应该做充分的准备，不过求职礼仪不是两三天的“突击补习”就可以“及格”的，应聘者必须在日常生活中就注意一言一行，长期的修养积淀能在关键时刻有一些细节自然流露。为了使应聘更有胜算，在应聘前应做以下几个方面的准备。

（一）思想准备

求职者要有清晰的自我认识，客观、正确认识自己的缺点和优点，明确自己的职业目标，了解就业形势和就业环境，树立合理的就业观。

（二）知识准备

古人云：“腹有诗书气自华”。作为求职者，在应聘前必须做好知识的准备，不仅要有扎实的基础知识和熟练的专业技术，还要平时多读书、读好书，对自己掌握的知识合理组合、优化处理，形成一个有层次的、可协调发展、及时更新的动态知识结构。

（三）信息收集

求职者需要从多渠道收集招聘信息，需要识别招聘信息的真实性，确认招聘单位确实存在，确认工作岗位、工资待遇、工作地点与招聘信息一致，还要注意招聘信息的截止日期。

（四）礼仪素养

求职者应有意识地提高自身的修养、规范自己的语言、文明礼貌用语，并把这些体现在自己的一言一行中。在仪表、举止、言谈、服饰和交往方面，树立良好的形象。

二、书面应聘礼仪

（一）求职信的写作方法

求职信也称自荐信，主要反映个人求职应聘的意愿、诚恳的求职态度、个人的资质和工作能力，以及对招聘单位提供机会的谢意等。在写求职信时，应明确招聘单位对人才选择的需求和喜好，扬长避短。求职信一般由开头、主体和结尾三部分组成。

1. 开头部分 要说明求职的意愿和目的。称呼要正规，可以给对方留下良好的第一印象。恰当地使用问候语，有利于消除生疏进入主题，说明求职意愿和缘由。

2. 主体部分 主体部分是自荐信的主要部分，主要是表明求职者的资格和能力以及求职者的信心和决心，重点阐述自身所具备的对应于目标工作的知识、技能和态度。

3. 结尾部分 往往请求对方给予面谈机会，写作语气要自然，不能强人所难。

（二）个人简历

个人简历要按照具体格式进行书写，材料简洁明了，具有较强的说服力。个人简历一般包括三个主要部分：个人概况，本人求职目标、陈述求职资格和能力，附参考性资料。

1. 个人概况 这一部分主要是把自己的基本情况做一简单介绍。用一目了然的格式、简洁的语言说明个人的基本情况，内容包括姓名、性别、民族、政治面貌、籍贯、最高学历、通信地址、联系方式及求学和工作经历。

2. 本人求职目标、陈述求职资格和能力 求职者希望谋求到工作岗位时，求职目标要尽可能充分体现自己在该项方面的优势和专长，尽量把求职目标定位在具体的岗位，越具体越有利于招聘单位筛选和安排工作。陈述求职资格和能力是个人简历的重要组成部分。如果是应届毕业生，受教育的经历是主要优势，需要进行详细陈述。如果是再就业，以往的工作经历是主要优势，对工作经历的陈述应该作为重点。

3. 附参考性资料 参考性资料就是向用人单位提供的原件或复印件。

（三）书面求职材料的注意事项

（1）书面材料应该精心准备，真实、客观地介绍个人情况。

（2）求职信中的称谓、开头应酬语、正文、结尾应酬语、署名及时间等一定要符合写作规范。

（3）信纸要选用白色、质量好的纸张，笔墨最好选用黑色或蓝色，不要使用圆珠笔，以免被认为不严肃，也不能使用红色笔书写或打印。

三、应聘面试礼仪

（一）面试着装与仪容的准备

1. 服饰准备 求职者着装要端庄大方，过紧或宽松都会给人不舒服的感觉。不能穿奇装异服或过于暴露的衣服。男士可穿深色西服套装、配浅色衬衣、扎领带、腰带松紧适宜、搭配黑色皮鞋，穿皮鞋时必须穿袜子，不能光脚。夏季可选择柔和颜色的衬衣和长裤。女士以穿着朴素、得体的套装或裙装为宜。着裙装时应选择与肤色接近的连裤丝袜。

2. 仪容准备 面试前，男士应理发和剃须，保持头发清洁、清爽、卫生，男士不提倡涂脂抹粉和使用香水。对于女性求职者，化妆一定要坚持素淡的原则，不可浓妆艳抹。

（二）面试中的言谈举止礼仪

(1) 讲究文明礼貌，无论是自我介绍还是答复询问，均要使用谦辞敬语。

(2) 语言流畅、语气亲切自然、语调适中，不可表现出不耐烦或喋喋不休。

(3) 认真倾听是沟通的技巧，应聘时用目光注视面试者，以示专注，要有问必答。

(4) 举止从容，优雅大方。不要举止呆板、抓耳挠腮，走动、开门、关门时不要发出声响。

（三）面试中的应试礼仪

(1) 守时是一种美德，也是一个人良好素质和修养的体现。求职者至少提前 15 min 到达面试地点，准时出现在面试现场是最基本的礼仪。

(2) 被请入室面试后，应礼貌敲门，不可鲁莽推门而入。

(3) 在考官没有请求职者入座的情况下，不要自己主动落座，要等考官请就座后再入座。

任务四　涉外护士交往礼仪

要点导航

重点：涉外礼仪基本规范。

难点：在涉外交往中能够遵守涉外礼仪基本原则。

随着我国改革开放的不断深入，我国的护理工作逐渐与国际接轨，护理工作者“走出去、请进来”的交往方式已成为发展护理事业的一项重要举措，另外，随着外国友人在中国工作、生活的人数增加，来院就诊的外宾也日趋增多，因此，护士应掌握对外交往活动中的礼仪规范和涉外礼仪知识，了解并遵守国际惯例，这是现代护士的必修课。

一、涉外礼仪的概念

涉外礼仪是涉外交际礼仪的简称，是人们在对外交往过程中，用以维护自身形象、向交往对象表示尊敬与友好的约定俗成的习惯做法。在涉外交往中，礼仪不仅起着润滑和媒介作用，而且起着黏合和催化作用。它对于加强各国人民之间的友谊、树立和维护本国形象都是不可缺少的。

二、涉外礼仪的基本原则

（一）维护国家利益

在参与涉外交往活动时，要时刻牢记国家和民族的利益高于一切，忠实于祖国和人民，坚决维护国家的主权和民族的尊严。自己的言行应当端庄得体、堂堂正正、不卑不亢。在外国人面前，既不应该表现得畏惧自卑、低三下四，也不应该表现得自大狂傲、放肆器张。

（二）求同存异

求同者，是要求人们在涉外交往中善于回避分歧点，善于寻求交往双方的共同点，要选择共同感兴趣的话题进行交流；存异者，就是要发现差别、注意差别、重视差别，对“中外有别”的观点不能一概予以否认。要了解对方的文化传统、生活习俗、宗教信仰、政治见解。总之，求同存异就是要求人们在涉外活动中承认个性，坚持共性；另一方面，则要坚持遵守惯例，所谓惯例，在此是指有关国际交往的习惯性做法。

（三）守时守约

在跨国家、跨地区的人际交往中，取信于人是奠定交往对象彼此之间良好关系的基石。要遵守守时的原则，与他人约定的时间一旦确定，就不宜随便变动或取消。双方之间约会的时间，早到或是晚到都是不正确的做法。万一失约，务必要向约会对象尽早通报，解释缘由，并向对方道歉。守约的原则，是指在一切正式的国际交往中，都必须严格认真遵守自己的承诺。一诺千金，许诺一定要兑现，要及时履行自己的承诺。

（四）女士优先

在涉外社交场合中，男士要照顾、礼让女士，遵循“尊重妇女、女士优先”原则。成年男子都有义务主动自觉地以自己的实际行为去尊重、照顾、体谅妇女，关心、保护妇女，并且随时随地义不容辞地主动挺身而出，并尽心竭力地去为妇女排忧解难。

（五）尊重隐私

个人隐私泛指一个人不想告知于人或不愿对外公开的个人情况。对于西方人来讲，凡涉及经历、收入、年龄、婚恋、健康状况、家庭住址、信仰政见等均属个人隐私，千万不要打探。

三、涉外礼仪基本规范

（一）迎送礼仪

迎客和送客是涉外交往和涉外工作的两个重要环节，在整个涉外活动中，占有相当重要的位置。一个精心安排的欢迎仪式，能够让来宾一踏上被访国就留下良好的第一印象；一个完美圆满的送别仪式，也会给来宾留下美好而难忘的回忆，所以应重视迎送礼仪，让外宾能够高兴而来，满意而归。

1. 迎送的安排 正式迎送来访者之前，先要制订一份迎送活动详尽的计划。一般来说，迎送活动分两种：隆重迎送，主要适用于各国对外国国家元首、政府首脑的正式访问；一般迎送，适用于一般人员的访问。对应邀前来的访问者，不管是官方人士，还是专业代表团、民间团体、知名人士，都应该安排相应人员进行迎送。

2. 确定迎送规格 对来宾的迎送规格，通常主要是依据来访者的身份、访问性质和目的，适当考虑两国关系，同时要注意国际惯例。迎送规格，主要是确定哪一级人员出面迎接，是接待来宾的一个礼遇规格，应根据主管部门接待要求来办。主要迎送人通常都要同来宾的身份相当，但由于各种原因不可能完全对等时，可灵活变通，由职位相当的人士或由副职出面。总之，主人身份与来宾的身份不能相差太大，以同来宾对口、对等为宜，以示对客人的尊重。当事人不能出面时，无论做何种处理，应从礼貌出发，向对方做出解释。在特殊情况下，为了两国的外交关系或政治需要，可打破常规，安排较大的迎送场面，给予较高的礼遇，但要避免产生不必要的误会，以免造成厚此薄彼的印象。

3. 掌握抵达和离开的时间　为顺利迎接客人，迎送人员必须准确掌握来宾乘坐的飞机（火车、船舶）的抵离时间。如有变化，应及时告知。由于天气变化等意外原因，飞机、火车、船舶可能不准时，迎送人员应在客人抵达之前到机场、车站或码头，不能出现让客人等候的现象。送行人员应在客人起程之前到达，如有迎送仪式，送行人员应在仪式之前到达，直到客人乘坐的交通工具看不见时再离去。

4. 献花　献花适用于礼遇较高的外宾，迎接普通外宾，一般不需献花。献花须用鲜花或由鲜花扎成的花束，花束要整洁、鲜艳，忌用菊花、杜鹃花、石竹花和黄颜色花朵。向贵宾献花时，通常由儿童或女青年在参加迎送的主要领导人与客人握手之后将花献上，并向来宾行礼。有的国家由女主人向女宾献花。

5. 互相介绍　客人与迎接人员见面时，应互相介绍。通常先将主人介绍给来宾，职位从高至低，可由礼宾交际工作人员、接待翻译或迎接人员中职位最高者介绍，有时也可做自我介绍。客人初来乍到，一般较为拘谨，作为主人应主动与客人寒暄。各国各民族语言、风俗习惯各异，称呼与姓名均有不同。在社交场合，称呼和姓名很有讲究，如果弄错，容易闹笑话，有时甚至引起对方反感、误会。

6. 迎送中的注意事项

（1）迎送中的陪车迎送车辆都应事先安排好，不可临阵调遣，给人以仓促之感。客人抵达或迎送仪式结束后，从抵达地到住处，以及访问结束后，自住地前往机场、车站、码头，一般都应安排迎送人员陪同乘车。

（2）客人的住处、膳食应事先订好。如有条件，在客人到达之前，就应将住房地点、用膳方式、日程安排、联络方式、联络人等事宜通知到具体客人。如做不到，可将上列事项打印好，在客人到达时分发给每位客人，这样可避免混乱，使客人心中有数，主动配合。

（3）指派专人协助办理人出境手续及机票（车、船票）和行李提取或托运手续等事宜。

（4）客人到达住处后，应给客人安排休息的时间，再开展其他活动。

（5）整个迎送活动应安排得热情、周到、有条不紊，使客人有“宾至如归”的感觉，不能出现冷淡、粗心或怠慢客人的情形。

（二）会见与会谈礼仪

会见，国际上一般称接见或拜会，即在国际交往中主客双方的见面仪式。凡身份高的人士会见身份低的，或是主人会见客人，这种会见一般称为接见或召见。凡身份低的人士会见身份高的，或是客人会见主人，这种会见一般称为拜会或拜见。会见分为礼节性、政治性和事务性三种情况。礼节性的会见时间较短，话题较为广泛随意；政治性会见一般涉及双边关系、国际局势等重大问题；事务性会见则有一般外交交涉、业务商谈等。

会谈是指双方或多方就某些重大的政治、经济、文化、军事问题，以及其他共同关心的问题交换意见。会谈也可以是涉及洽谈公务或就具体业务进行谈判。会谈一般说来内容较为正式，政治性或专业性较强。

1. 会见会谈程序

（1）提出会见要求，应将要求会见人的姓名、职务与会见什么人、会见目的及本方参加会见的人员情况告知接见方。接见方应尽早予以回复，约定时间，如因故不能接见，应婉言解释。

（2）接见方应主动将会见的时间、地点、主方出席人员、顺序安排及有关事项通知对方。会见方则应主动向对方了解上述情况，并通知有关出席人员。

（3）准确掌握会见、会谈的时间、地点和双方参加人员的名单，及早通知有关人员和有关单位做好必要的准备工作，接见方要提前到达场地。

（4）会见、会谈场所座位安排要足够。如果双方人数较多，厅室面积较大，应提前准备好扩音设备。会谈应先安排好座位图，现场放置名签，名签上的字体配上中外文，字迹工整清晰。

（5）会见、会谈结束，如果要合影，要提前安排好位次，人数多时备好梯架。位次安排主人居中，礼宾次序，以主人右首为上，主客双方间隔排好，一般由主方人员站两边。

2. 会见会谈座次安排 在涉外交往中，会见、会谈是较正规的活动，要求慎重对待，在位次的安排上应注意涉外礼节。

（1）会见座位的安排　会见一般安排在会客室或办公室。会见的座位安排有多种形式，有主宾各坐一方的，有宾主穿插坐在一起的。通常情况下，主宾、主人席安排在面对正门位置，客人座位在主人右侧，其他客人按礼宾顺序在主宾一侧就座，主方陪见人在主人一侧按身份高低就座。若是涉外会见，安排翻译、记录人员坐在主人和主宾的后面。

（2）会谈座位的安排　会谈分为双边会谈与多边会谈。双边会谈通常使用长方形、椭圆形桌子，多边会谈采用圆形或摆成方形。不论什么形式，均以面对正门为上座。双边会谈时，宾主相对而坐，以正门为准，主人坐背门一侧，客人面向正门，主谈人居中。涉外会谈中，我国习惯把译员安排在主谈人右侧，但有的国家让译员坐在后面，一般应尊重主人的安排。其他人按礼宾顺序左右排列。记录员可安排在后面，如会谈人数少，也可安排在会谈桌就座。如会谈长桌一端向正面，则以入门的方向为准，右为客方，左为主方。小范围的会谈也可以不用桌子，只设沙发，双方座位按会见座位安排。

（三）宴请礼仪

涉外宴请是指国际交往中出于某种需要设宴招待客人的礼仪活动，它是最常见的交往形式之一。各国宴请都有本国和本民族的特点和习惯。

1. 涉外宴请的形式

（1）宴会　宴会是指在正餐时间举行的宴请活动，出席的人员应按主人排好的席位入座，由服务员按专门设计的菜单依次上菜。宴会又可分为国宴、正式宴会、便宴和家宴。国宴规格最高，是国家元首或政府首脑为国家庆典或外国元首、政府首脑来访而举行的正式宴会，宴会厅内要悬挂国旗，乐队奏国歌和席间乐；正式宴会与国宴相似，但是不挂国旗、不奏国歌，出席规格也有所不同，有些正式宴会极为讲究，对餐具、酒水、菜肴道数、陈设以及服务员装束、仪态等均作严格要求；便宴作为非正式的宴会，形式简单、不排位次，不安排讲话，菜肴亦可酌减，便宴气氛比较随便、亲切自然，用于日常涉外交往；家宴，在家中设宴招待客人，往往由主妇亲自下厨烹饪，家人共同招待，是一种表示更加亲切友好的形式。宴会按时间的不同又分为早宴、午宴和晚宴。一般来说，晚上举行的宴会要比白天举行的宴会更为隆重。

（2）招待会　招待会是指一些不备正餐的宴请形式。一般备有食品和酒水，不排席位，可自由活动。招待会常有冷餐会和酒会两种形式。冷餐会又称自助餐，举办时间多在中午 12 点至下午 2 点、下午 5 点至 7 点。地点可在室内、庭院或花园中，设小桌、椅子，自由入座，不排座位，也可站立进餐。菜肴以冷食为主，也可以用热菜，餐桌同时陈设各种餐具，供宾主自取，边谈边用，酒水放在桌上，也可由服务员端送。酒会，亦称鸡尾酒会，以酒水为主，略备小吃，一般不设桌椅。鸡尾酒会不一定都用鸡尾酒，但用的酒类品种较多，并配以各种果汁。小吃多为三明治、小面包、小香肠、炸春卷等。酒会举办时间较为灵活、形式较为活泼，便于广泛接触交谈，早、中、晚均可，客人到达和退席时间不受限制。近年来，采用酒会形式举办大型活动已日渐普遍。

（3）茶会　茶会是一种简单的招待形式。举行的时间一般在上午10点或下午4点左右。地点多设在客厅或会议室，厅内需设置坐椅和茶几，但不排位次。茶会对茶叶和茶具的要求较高，宜选择较好的茶叶和茶具。宾客以品茶、喝咖啡为主，其间略备点心和地方小吃。

（4）工作餐　工作餐是现代国际交往中经常采用的一种非正式的宴请形式，大多在工作日程安排得较为紧张时选用，有工作早餐、工作午餐和工作晚餐之分。往往利用进餐时间，边用餐边谈工作，简便省时。工作餐只请与工作有关的人员，而且工作餐往往不排位次，并用长桌，便于谈话。

2．赴宴者的礼仪要求

（1）接到宴会邀请后，能否出席要尽早答复对方。接受邀请后，不要随意改动，一旦有特殊情况不能出席，应尽早向主人解释道歉。

（2）要严格掌握出席宴请的时间。根据活动的性质和当地的习惯掌握时间，迟到、早退、逗留时间过短都会被视为失礼或有意冷落。出席宴会，根据各地习惯，可按请柬上注明的时间正点或晚一两分钟抵达，在我国则习惯正点或提前两三分钟或按主人的要求到达。因有事需提前退席，向主人说明后悄悄离去，也可事前打招呼，届时离席。

（3）应邀出席宴会，应听从主人安排入席，入席时，注意桌上名签是否写有自己的名字。如邻座是年长者或女性，应主动协助他们先坐下。

（4）主人举杯招呼，宴会正式开始才能进餐。取餐时不要盛太多，举止要端庄，吃相要文雅。

（5）忌喝酒过量、失言失态。中外饮酒习俗有差异，对外宾可以敬酒，不宜劝酒，尤其是不能劝女宾干杯。

3．赴宴者的服饰要求　出席非正式宴会，衣着可以随便些，只要打扮整洁就可以。出席正式宴会衣着不可以随意，正式宴会对来宾的服饰有一定要求。通常宴会主人要根据宴请的隆重程度，把出席服装的要求印在请柬上以通知来宾。

（四）馈赠礼仪

礼尚往来也是国际上通行的社交方式，馈赠礼品是向对方表达心意的物质表现。在涉外交往中，为了向宾客表示恭贺、感谢或慰问，常常需要赠送礼物，以增进友谊和合作。

涉外送礼有一些约定俗成的基本规则需要注意。当接受宾朋的礼品时，绝大多数国家的人是用双手接过礼品，并向对方致谢。送礼的花费不宜过大，礼品也不必太贵重。所送礼品要精心包装，送礼要公开大方，不能把礼品不声不响放某个角落后离开。在涉外交往中，拒绝收礼一般是不允许的。若因故拒绝，态度应委婉而坚决。另外各国礼仪文化、风俗习惯各不相同，在馈赠礼物时应有所了解，避免失礼。

（五）主要禁忌

1．数字的忌讳　在西方，数字“13”是不吉利的代名词。所以大楼没有第十三楼，航空公司没有第13号班机，甚至连门牌号、旅馆房号、宴会桌号都不用13这个数字。日本和韩国等东亚国家的人，则忌讳“4”这个数字，不少人把“4”视为预兆厄运的数字。

2．花卉的忌讳　日本人忌用根花为礼，印度人忌荷花为礼，英国人忌黄玫瑰为礼，欧美许多国家忌菊花，德国人忌郁金香等。在国际交往场合，忌用菊花、杜鹃花或一些黄色的花等送给客人，这已成为惯例。

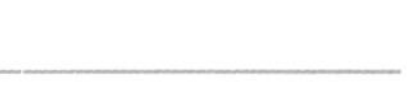

任务五　民族宗教人士交往礼仪

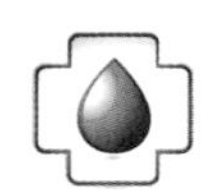

要点导航

重点：宗教礼仪规范。

难点：在人际交往中尊重他人的信仰。

宗教是一种人类的社会文化现象，在世界历史的发展进程中起着重要作用，有着广远而深刻的影响。全世界共有200多个国家和地区，具有多种民族和宗教信仰，主要的有佛教、基督教、伊斯兰教等，其各自的信徒又具有多种不同的生活习俗。在涉外护理工作中，应了解相关宗教礼仪习俗，以满足服务的需要。

一、基督教礼仪

（一）主要节日

1. 圣诞节　每年的十二月二十五日，是新教和天主教国家最盛大的节日。原为罗马神话中太阳神阿波罗的生日，罗马帝国以基督教为国教后将此日改为纪念耶稣的诞辰，但耶稣降生的真实日期无人知道。

2. 圣母圣诞节　每年九月八日，是纪念圣母玛利亚的诞辰日，也是东正教和天主教的节日。

3. 复活节　三月二十一日到四月二十五日之间，每年春分月圆后的第一个礼拜日，为纪念耶稣被钉在十字架上死后三天又复活。

4. 感恩节　北美洲基督教传统节日，美国为十一月的第四个礼拜四，加拿大为十月的第三个礼拜六。

（二）礼仪习俗

基督教的崇拜形式不一而足，个人祈祷和家庭崇拜受到重视。家庭是基督教社会的基本。集体崇拜形式和多寡因教派而异。天主教的礼仪主要是七件圣事，即圣洗、坚振、告解、圣体、圣品、终傅和婚配。东正教圣礼也是七件。抗罗宗的古典派信义会、圣公会和归正会只采用两种圣礼，即洗礼和圣餐。

1. 礼拜　礼拜由牧师主持，有祈祷、唱诗、读经、讲道、祝福等项目，是基督教的主要宗教活动，一般于一周的第7天即星期日，在教堂或礼拜堂进行。

2. 祈祷　内容包括认罪、感谢、祈求和赞美等，是信徒向上帝或基督求告。

3. 洗礼　基督信徒的入教仪式，标志着受礼后一切罪恶都得到了赦免，分为“注水礼”和“浸水礼”。

（三）主要禁忌

1. 饮食禁忌 就餐之前信徒多进行祈祷，非信徒要等到祈祷完毕后与信徒一起用餐；守斋期间绝对不食肉、不饮酒；有的信徒不食用蛇、鳝、鳅、鲶等无鳞无鳍的水生动物。

2. 行为举止禁忌 在与信奉基督教的信徒交往时，不能对上帝、圣母、基督等说长道短，不任意使用其圣像与其宗教标志，对神职人员应表示尊敬。

3. 教堂参观禁忌 教堂是信徒们进行宗教活动的场所，常免费开放，允许非基督教信徒进入参观。但是须脱帽，衣着整洁，保持教堂内庄严、宁静，不可喧哗吵闹，更不能干扰信徒的宗教活动或有伤害圣灵的举动。

二、佛教礼仪

佛教是世界性宗教之一，相传在公元前6世纪由佛祖释迦牟尼创立，广泛流传于亚洲的许多国家。

（一）主要节日

1. 佛诞节 为每年农历四月初八，根据佛诞生时有九龙吐水为他洗浴的传说，各寺僧众都要举行以香汤沐浴佛诞生像及拜佛祭祖等活动，所以又称浴佛节。

2. 成道节 农历十二月初八又名腊八，相传佛祖在这一天悟道成佛。这一天寺庙举行诵经，并效法释迦牟尼成道前牧女献乳糜的传说故事，用香谷及果实等煮粥供佛，即腊八粥。

3. 涅槃节 农历二月十五，寺院会举行涅槃法会，挂释迦牟尼图像，诵《遗教经》等，纪念释迦牟尼的圆寂日。

4. 盂兰盆节 每逢夏历七月十五，佛教信徒举行的以祭拜历代祖先、施食鬼神为内容的佛教节日。

（二）礼仪习俗

1. 入寺 进入寺门后前行时，应顺着个人的左臂行走，不可中央直走。在殿堂里，帽及手杖须自行提携或寄放，不可放置在佛案及佛座上。

2. 拜佛 大殿中央放置的拜垫是寺主专用的，不可随意在上礼拜，供参观者可用的是两旁的垫凳，分男左女右拜用。当有人礼拜时，不可在其头前行走。

3. 阅经 寺中若有公开阅览的经典，方可随便坐看，但须先净手，放在案上平看，不可握着一卷或放在膝上，尤其衣帽等物不可放在经典上。

4. 拜僧 与僧人见面，应称法师或称大和尚，常见的行礼方式为两手合十，微微低头，表示恭敬。向他行顶礼时，假若他说一礼，不可再继续强拜，凡人礼佛、坐禅、诵经、饮食、睡眠、经行、如厕的时候，俱不可向他礼拜。

5. 称谓 佛门弟子凡出家者，男为僧、女为尼，可以在法号后加“法师”“师太”称呼；凡不出家者，一律称为居士，可称为“某某师父”。

6. 行礼 一般佛教信徒相互致敬时行合十礼，而向佛、菩萨和上座行礼时应行“顶礼”，即“五体投地”，双膝跪下、头顶叩地、两手掌向上翻。

7. 法器 寺中钟鼓鱼磬，不可擅敲；锡杖衣钵等物，不可擅动。

8. 听经 随众礼拜入座，如晚到，法师已经升座，须向佛顶礼毕，向后倒退一步，再向法师顶礼，入座后，不向熟人打招呼，不得坐起不定、咳嗽谈话，如不能听毕，须向法师行合十礼，肃静退出。

（三）主要禁忌

1. 饮食禁忌 忌“荤”和“腥”，忌食动物的肉、蛋和有恶臭、异味的蔬菜，如大蒜、大葱等；僧人不得饮酒、吸烟。

2. 行为举止禁忌 佛规要求僧侣不参加或观看歌舞表演；与僧人交往时不宜问是否结婚；男士同女尼说话时要有他人在场，不要主动与其握手；女士也应当跟僧侣保持距离，避免碰触僧侣。忌直呼僧侣为“出家人”或“和尚”。

3. 参观寺庙的禁忌 禁忌带荤食入寺院，也不能抽烟、喝酒；进入寺庙时，须脱帽、保持服装仪容整齐大方，不能袒胸露背或穿短裤；禁忌握手、拥抱、摸僧人头等不当礼节。禁忌殿堂内喧哗、嬉闹或者谈论世俗言语；殿内如有佛事，不能妨碍其进行。

三、伊斯兰教礼仪

伊斯兰教起源于公元6世纪的阿拉伯半岛，创始人为穆罕默德，是世界主要的宗教之一，信徒约有10亿人，经典为《古兰经》。

（一）主要节日

1. 开斋节 伊斯兰教历九月一日至十月一日为斋月，一个月的斋戒期满，即为开斋节。开斋节是伊斯兰教最喜庆、最热闹的节日。每逢此节，穆斯林沐浴后盛装举行聚会，互赠并享用美味佳肴。

2. 古尔邦节 伊斯兰教历十二月十日，穆斯林宰牲献祭，为“宰牲节”。“古尔邦”的阿拉伯语意为“献牲”。每逢节日，每人应宰一头羊，或七人宰一头牛或一只骆驼，除自己食用外，还分赠给亲友、穷人或清真寺。这天穆斯林们要举行节日会礼、团拜，并请阿訇念经、走坟，以缅怀先人，人人身着盛装、走亲访友、互相祝贺、馈赠礼物。

3. 圣纪节 伊斯兰教历三月十二日，又称圣忌节，相传为穆罕默德的诞生和逝世日。主要活动是举行圣会，诵读《古兰经》，讲述穆罕默德生平事迹等。

（二）礼仪习俗

1. 称谓 穆斯林之间，无论在什么地方，不分职位高低，都互称兄弟。见面和道别都要互致祝安词，如“真主的安宁在你身上”等很多赞词。人们尊称清真寺主持教务者为“阿訇”，它是对伊斯兰教学者、宗教家和老师的尊称，年长者称“阿訇老人家”。其从事礼拜的地方称清真寺，对主持清真寺教务或教学的妇女称“师娘”，对在清真寺里求学的学生则称“满拉”或“海里发”，学者为“毛拉”。

2. “五功” “五功”是伊斯兰教规定必须履行的基本功修，中国穆斯林称为“天命五功”。

（1）念功　念功指念诵《古兰经》，主要是念诵清真言，即“万物非主，唯有真主；穆罕默德，真主使者”，以表白自己的信仰。

（2）礼功　礼功即“礼拜”，是伊斯兰教基本功课之一，是按规定的时间和程序，面向圣地麦加“克尔白”（天房）朝拜真主安拉的仪式。

（3）斋功　每年教历九月斋戒一个月，斋月里每天从黎明到日落禁止饮食和房事，日落后才可以进食。幼儿、患者及孕乳期妇女除外。

（4）课功　课功即天课，被视为“奉主命而定”的宗教赋税，由施舍发展而来，用于济贫。在我国穆斯林均为自愿捐奉。

（5）朝功　朝功即麦加朝觐。伊斯兰教教规规定，凡身体健康、经济条件允许的穆斯林，不分男女，一生中至少要去圣地麦加的克尔白寺庙朝觐一次。朝觐归来的信徒，被尊称为“哈吉”。

（三）主要禁忌

1. 饮食禁忌　穆斯林忌食猪、马、驴、骡、狗等肉，忌食动物血液，忌食自死之物和一切未按教规宰之物，忌饮酒；非清真的一切厨具、餐具、茶具，不得用于招待穆斯林；穆斯林在斋戒一个月期间要守斋禁。

2. 参观清真寺的禁忌　清真寺为伊斯兰教的圣殿，不经阿訇等寺内宗教职业人员批准，非穆斯林不准进入礼拜大殿；入寺必先脱鞋，衣着要端庄整洁，不宜暴露；不能吸烟，不要大声喧哗、唱歌跳舞或秽言恶语，也不准拍照。

3. 行为举止禁忌　在穆斯林面前，不能对安拉、穆罕默德信口评论，不允许对伊斯兰教及其教义有非议，也不允许对阿訇无礼；伊斯兰教禁止偶像崇拜，因此不应将雕塑、画像、照片以及玩具娃娃赠给穆斯林，不宜邀请其拍摄或观看电影、电视、录像等；伊斯兰教的清规戒律不允许男女共处，不允许妇女在外人面前暴露躯体，禁止妇女外出参加社交活动，客人不宜问候女主人或向其赠送礼物；许多地方的穆斯林认为人的左手不洁，所以禁止用左手与人接触；忌讳用鞋底后跟面对人或脚踩桌椅板凳，认为这是污辱人的表示。

考点提示

社交礼仪中的日常交往礼仪、公共场所礼仪及应聘礼仪。

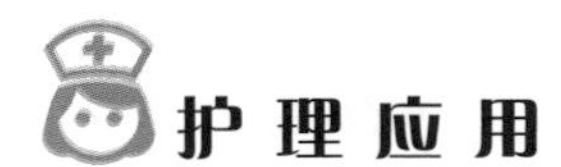

护士职业素质养成训练五：社交礼仪

一、训练目标

（1）在人际交往的过程中，正确使用称呼语，言谈举止符合礼仪规范。
（2）通过角色扮演，体验护理工作中的社交礼仪，把礼仪知识运用到实践当中。

二、训练内容

1. 训练内容一　班级同学分成若干个小组，每组 4 人，1 人扮演值班护士，1 人扮演患者，1 人扮演家属，1 人扮演护理部主任。模拟案例一，领导检查、新患者入院，值班护士应该怎样与患者及家属交往，值班护士在与领导交往中应注意哪些礼仪规范？

2. 训练内容二　班级同学分成若干个小组，每组 2 人，1 人扮演护士，1 人扮演考官。模拟案例二，医院应聘面试现场。面试者应该注意哪些礼仪规范？

案例一：某医院普外科病区护士正在值班，护理部主任等领导到科室检查工作，又有新患者入院，值班护士应该怎样与领导、患者及家属交往，应该注意哪些礼仪规范？

案例二：一名护理专业应届毕业生需要参加医院的招聘会，在面试现场考核。

三、训练评价

教师对每组学生的展示进行讲评并给出成绩(分别为优秀、良好、合格),分析总结,对表现好的同学提出表扬。

说明:优秀(90~100 分);良好(80~90 分);合格(60~80 分)。

直通护考

A_1/A_2 型题(以下每个题均有五个选项,请从中选出一个最佳答案)

1. 用名片介绍时下列哪项有错?(　　)

A. 起身站立,用双手将名片交给对方

B. 名片正面面向对方

C. 口头表示“请多指教”

D. 双方交换名片时,应由位尊者先把名片递给位卑者

E. 名片的递送应在介绍之后

2. 适合探望患者选用的花卉是(　　)。

A. 红玫瑰　B. 黄月季　C. 红石榴花　D. 合欢花　E. 菊花

3. 在较为正式的场合,或有尊者在座时,通常坐下之后臀部占据椅面的(　　)。

A. 1/3　B. 1/2　C. 2/3　D. 3/4　E. 4/5

4. 自我介绍时,应注意时间最好不超过(　　)。

A. 1 min　B. 2 min　C. 3 min　D. 5 min　E. 8 min

5. 工作式自我介绍的内容一般不包括(　　)。

A. 姓名　B. 供职单位　C. 职务

D. 个人兴趣和爱好　E. 工作部门

6. 握手时,伸出右手,手掌垂直于地面,此握手方式为(　　)。

A. 平等式握手　B. 死鱼式握手　C. 控制式握手

D. 手套式握手　E. 交叉式握手

7. 在正式场合就座时应讲究方位,其原则是(　　)。

A. 右进右出　B. 左进左出　C. 右进左出　D. 左进右出　E. 都可以

8. 交往礼仪中最重要的原则是(　　)。

A. 三色原则　B. 三 A 原则　C. TPO 原则

D. 以右为尊原则　E. 尊称原则

9. 交流式自我介绍的内容不包括(　　)。

A. 姓名　B. 籍贯　C. 职务　D. 兴趣爱好　E. 学历

10. 西餐刀叉的取拿和使用都有相应的礼仪规范,下面对刀叉使用的描述中不正确的是(　　)。

A. 刀放在右手,叉放在左手,刀叉总是成对使用

B. 吃一道菜就要换一副刀叉,使用时按照顺序从内侧向外侧取

C. 餐盘右上方的刀叉直到最后吃甜品时再使用

D. 吃牛排时,应用刀从左侧开切,切一块就用叉吃一块

E. 不要用餐巾擦拭餐具

11. 关于礼品赠送礼仪的说法，下面哪种叙述不正确？(　　)

A. 拜访主人时，赠送礼品比较得体的时机是进门之初

B. 赠送外地客人礼物时，应考虑礼品是否便于携带

C. 接待客人时，赠送礼品比较得体的时机是客人来访时

D. 对于不能接受或者不便接受的礼品，应当礼貌得体地拒绝并说明原因

E. 送礼要公开大方，不能把礼品不声不响放某个角落后离开

12. 礼节性拜访不宜逗留太久，一般以(　　)min 为宜，即可告辞。

A. 15　　B. 30　　C. 45　　D. 60　　E. 90

13. 在交往场合，如果由第三人居中介绍，正确的介绍顺序是(　　)。

A. 先把身份高的介绍给身份低的　　B. 先把身份低的介绍给身份高的

C. 先把身高低的介绍给身高高的　　D. 先介绍谁都可以

E. 先把身高高的介绍给身高低的

14. 国际礼仪通则也可以称作涉外礼仪基本原则，对其原则不正确的描述是(　　)。

A. 守时的原则　　B. 不妨碍他人的原则　　C. 及时纠正的原则

D. 求同存异的原则　　E. 维护个人隐私的原则

15. 在国外用餐或接受服务时，一般都会付给小费，但是下面哪个国家把给小费看作是一种侮辱？(　　)

A. 日本　　B. 意大利　　C. 新加坡　　D. 美国　　E. 英国

(王　雪　刘树淼)

项目八　交往礼仪及在护理工作中的应用

学习目标

知识目标

1. 掌握护理人员在岗位上的接待与送别礼仪，护理操作中的礼仪。
2. 熟悉门诊部与急诊科护理礼仪，手术室的护理礼仪及病区的护理礼仪。
3. 了解日常生活中的迎送礼仪及同事间的交往礼仪。

能力目标

在护理实践工作中，能够把握人际交往的关键，建立良好的护患关系。

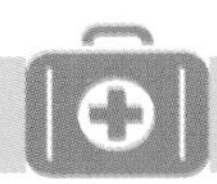

案例导入

一名刚毕业的护士在某医院心血管内科工作。早上，护理部主任陪同两位其他医院的护士长来到该科室参观，她见到后害羞地叫了一声"主任"，就匆匆地跑去治疗室。下班时，护士长把该护士留了下来……

思考：护士长为什么把她留下来？

"人"是护理实践的核心，护理服务质量的优劣，不仅取决于护士的专业知识技能，而且还取决于护士的礼仪修养和交往能力。交往是指人与人之间在思想、观点或感知方面互相作用、互相影响的方式和过程。现代护士，应该了解和遵守人际交往的礼仪规范，在患者及其家属、同事、相关领导的交往过程中，建立和谐的人际关系，促进身心发展，提高工作效率，更好地服务患者，获得事业成功。

任务一　接待礼仪

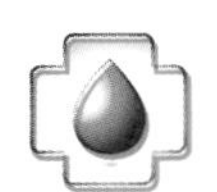

要点导航

重点：岗位接待礼仪。

难点：不同情况下，接待礼仪分寸的把握。

接待是社会交往活动中最基本的形式和重要环节，是表达情谊、体现礼貌素养的重要方面。护士在工作中要与各种各样的人接触，因此护士要学习必要的接待礼仪知识，提高社会交往能力，不仅能够表达对来访者的尊重，还有助于护士在护理工作中建立良好的人际关系。

一、一般接待礼仪

（一）环境优雅整洁

优美的环境能反映出工作人员的兴趣爱好和文化修养，也能反映出办公室工作人员的工作作风。接待场所应保持空气清新、干净整洁、光线明亮、优雅舒适，并随时备好茶水等日常用品，以方便来访者。

（二）仪态端庄大方

规范的仪表礼仪是对客人最基本的尊重，工作人员应衣着整洁、走动轻盈、仪态大方、待人彬彬有礼，若有风风火火、莽莽撞撞、衣帽不整、言谈粗俗等行为，不仅是对客人的不礼貌，也会影响医院形象。

（三）热情礼貌待客

对来访的客人，应热情友好、微笑相迎、让座于人、代存衣帽、斟茶倒水、主动相助。上茶时要用双手递出，不仅要浓度适中，而且还要水量适宜，茶不要倒得过满，要注意“浅茶满酒”，一般要求在六七成满较为合适。客主双方在交谈时，办公室工作人员应当不时为客人续茶。

接待客人时，要以接待敬语开头，如“您好，请问……”，若是较为熟悉的来访者，可以用对对方关心赞赏的客套话，交谈时要神情专注、认真倾听，让来宾感受到热情和尊重。

（四）注重待客细节

(1) 应主随客便，待客以礼。

(2) 有人敲门，应回答“请进”或到门口相迎。客人进来后，应起立热情迎接。

(3) 敬茶需用双手端送，勿以手指拿捏茶杯边缘，茶杯放在客人右边或方便拿取之处。

(4) 吃饭时来客，应热情邀请客人一同进餐。客人就餐后，应送上餐巾纸或热毛巾，并另换热茶。

(5) 客人来时，如自己恰巧有事不能相陪，应先向客人致以歉意，并安排其他人接待来宾。

二、岗位接待礼仪

在医院，护理人员每天都要接待各种不同的患者，掌握护士的接待礼仪，表现出良好的礼仪规范，可减轻甚至消除患者的心理压力，对顺利开展医疗护理工作，甚至对于避免医疗纠纷都有着重要意义。

（一）大方得体的仪表

护士的仪表是护士内心世界的外在表现，是自我情感的表露，也是与患者传递信息的方式。护士上岗时必须着护士服，做到着装合适得体、清洁平整、梳妆整齐，佩戴的胸牌应正面向外，表面保持干净，胸卡上不可吊坠或粘贴他物，给患者以良好的第一印象。

护士的站、坐、行和各种操作姿态要规范，动作要优美、舒展，行走时要庄重自然、轻盈快捷，给患者以安全、优雅、轻松的感觉。

（二）热情灿烂的微笑

微笑是一种特殊的语言。护士用亲切的微笑，可以拉近患者与护士的心理距离，消除患者的陌生感和等候的烦躁感。微笑服务不仅是礼貌，它本身就是一种劳动的方式，是护士以真诚的态度取信于患者的重要方式，如：表现出真诚的微笑，患者会感到被尊重、理解和同情；表现出热情灿烂的微笑（图 8-1），患者会感到热诚和欢迎；表现出理解的微笑，患者会感到战胜疾病的鼓励。

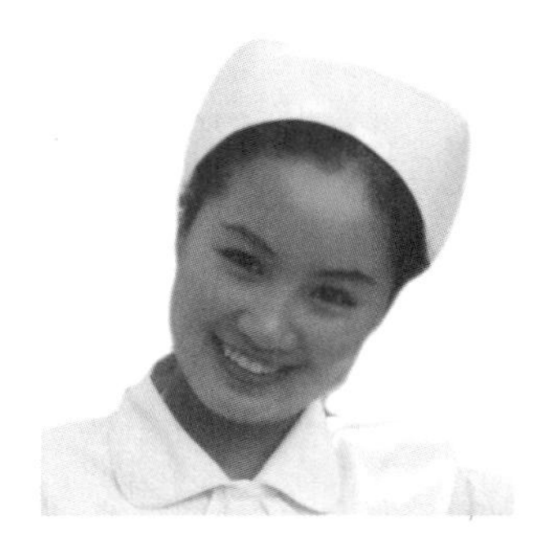

图 8-1　热情灿烂的微笑

（三）和蔼热情的接待

对于患者而言，无论是急性疾病还是慢性疾病，无论男女老少，都有一个共同的心理需求，就是希望能得到重视，希望获得同情，希望得到理解，希望能马上见到医生，希望能得到护士最好的治疗护理。因此，护士在接待每一位患者的时候，要热情地解答患者问题，询问是否需要帮助，使患者在陌生的医院里感到自己是受到尊重和重视的人。

（四）适当提供方便

患者从挂号开始到就诊、取药、做各种检查，可能都需要经过几个不同的环节和不同的场所，需要指导和帮助。护士接待患者时应该耐心和详细地说明行走的路线和方向，如"你往前走左转，右边就是了"。对病情重或行走不方便的患者，要主动的协调轮椅或平车护送（图 8-2）。

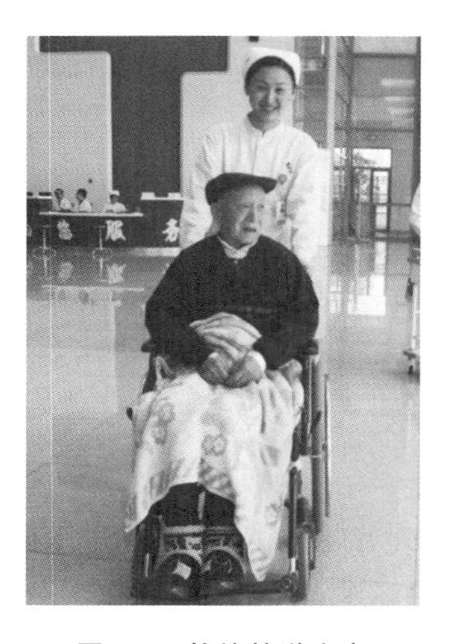

图 8-2　轮椅护送患者

知识链接

运送患者的礼仪

在患者入院、接受检查或手术时，根据不同情况会选择不同的运送工具，如轮椅、平车等。在运送过程中要注意以下礼仪。

1. 推车时，不可急躁，速度要慢，保持平稳，以免患者感觉不适和发生意外。

2. 使用平车时，患者的头部位于大轮子一端，小轮子位于前方，便于掌握方向，护士应站在靠近患者头部一侧，随时观察病情；上坡时，患者头部应置于高位，体现细心关怀。

3. 轮椅进入电梯后应调整方向，避免患者面壁而坐。

4. 推行过程中要注意保持和患者的交流，面带微笑，不应沉默寡言。

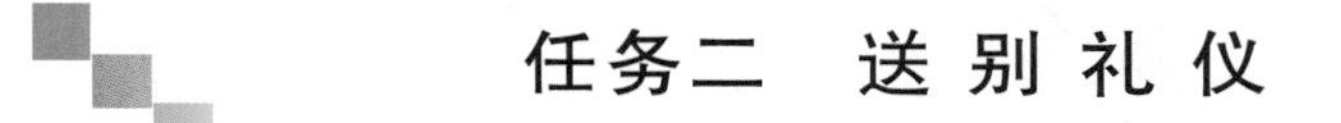

任务二　送别礼仪

要点导航

重点：岗位送别礼仪。

难点：不同环境下，送别礼仪分寸的把握。

在人际交往中，送别的礼仪甚至比接待的礼仪更不容忽视。送别来宾关系着宾客最后印象的形成。热情有礼的送别可以给来宾留下美好的印象，也为以后的往来奠定基础。

一、一般送别礼仪

按照常规，道别应当由来宾率先提出来，假如主人首先与来宾道别，难免会给人以厌客、逐客的感觉，所以一般是不应该的。在道别时，来宾往往会说“就此告辞”“后会有期”。而此刻主人则一般会讲“一路顺风”“旅途平安”。有时，宾主双方还会向对方互道“再见”，叮嘱对方“多多保重”，或者委托对方向其同事、家人问好。

（一）送别家庭访客

对于一般的家庭访客，主人至少要送客人到房屋门口或电梯口，然后与客人握手送别。注意不要握完手就马上转身离去，更不要马上关门，应该目送客人远去。如果是送到电梯口，主人应该等客人都进入电梯后挥手道别，等电梯门关闭后，再转身回去。对于长辈、女士或远道而来的客人，可以送至楼下，等客人上车离去后，主人再返回。主人若当时难以抽身，还可以委托他人代为相送。

（二）送别办公室访客

对于来单位的访客，无论与客人的会谈是否顺利、成功，作为主人，都应该礼貌地送别客人。送别礼仪可依照以上所说的送别家庭访客的礼仪规范。

（三）送别应注意以下细节

1. 加以挽留 当来宾提出告辞时，主人应当加以挽留，不应顺水推舟，不做任何表示。

2. 起身在后 在来宾告辞时，主人应在对方站起来后再起身，不宜抢先起身。

3. 伸手在后 在宾主双方握手作别时，一般应由来宾先伸手，主人随后伸手。

4. 相送一程 来宾离去时，主人应当相送一程。

二、岗位送别礼仪

在医院环境中，患者由于机体康复或其他原因需要离开医院时，护理人员千万不要误以为反正患者就要离开医院，不再和医院甚至护理人员打交道，礼仪规范就无所谓了。为了使护患关系有一个良好的结束，更需注意患者送别时的护理工作礼仪。

（一）送别前的祝辞

患者出院前，护理人员应首先对其健康表示祝贺，感谢患者在住院期间对医院工作的支持和配合，对关心不到之处表示歉意，并表达出在患者出院后随时都会为其提供力所能及的帮助和服务。

（二）出院时的送别礼节

出院手续办理完毕，患者即将离开病房时，责任护士应该送至门口或车上，道一句“请慢走，多保重”“别忘了吃药”“向某某问好”等。这些可以表现出护士的素养，又把关爱带给了患者和家属以及他的朋友。温馨的道别，可以使患者感受到对他的关爱还在延续。

任务三　医院各工作部门的护理礼仪

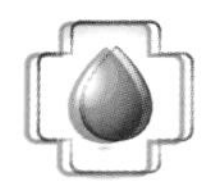

要点导航

重点：护理操作中的礼仪要求，各科室的护理礼仪规范。

难点：把握不同患者的心理特点，利用礼仪知识处理各种情况下的护患关系。

一、门诊部护理礼仪

门诊是患者来医院就诊的第一站，是医院面向社会的窗口。而在门诊，接触患者最多的是护士，门诊护士的工作态度、礼仪修养，是医院对外的形象代表，也是人们衡量医院服务质量高低的重要环节。所以加强门诊护士的礼仪培训，提高护士的礼仪修养，是医院管理的重要内容之一。

（一）布局合理，环境适宜

门诊环境的清洁舒适、方便与否直接反映医院的管理水平和服务质量。布局合理，路牌、标志醒目，设施、设备正常，能为患者提供必要的便利。安静整洁、环境优美、秩序良好的门诊环境会给患者美的享受，有利于减轻患者的痛苦和恐惧心理。饮用水、报刊杂志、电视，能让患者感觉更贴心。适当摆放的花草、装饰宣传贴画或健康宣传专栏，这些都能营造舒适、温馨的就医环境（图 8-3）。

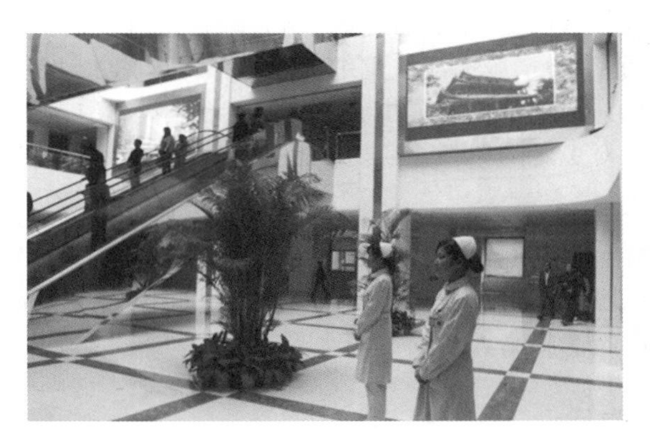

图 8-3　门诊大厅

（二）仪表端庄，举止大方

护士的仪容仪表、行为举止是一种无声的语言，是护患之间非语言沟通的重要内容，它既要维护职业的严肃性，也要展示护士的自信、稳重和优美。着装大方得体，妆容端庄素雅，举止自然大方，操作娴熟、轻稳、规范，给人以安全、值得信赖的感觉。门诊护士的良好职业形象，为患者的就诊体验奠定了良好的开端。

（三）热情接待，主动服务

对大多数患者而言，医院是一个陌生的环境，患者很无助，希望了解就诊程序、医院环境、医疗水平、医生情况及其他相关信息。并且患者都有一个共同的心理需求，就是希望能得到重视、理解和帮助。门诊护士作为专业护士，应该懂得患者心理，理解患者心情，做到主动关注、主动问候、及时回应。细心关注患者的需求，及时耐心地解答患者疑问，向患者介绍医院的概况以及专科特色，介绍医生的诊疗特长，为患者就诊给予合理的指导。对某些特殊患者，必要时要全程陪同就诊。主动服务充分体现了对患者的尊重。

（四）组织就诊，灵活机动

患者挂号后到各科候诊室就诊，门诊护士按先后顺序组织就诊，并随时观察候诊患者病情，对特殊患者要主动给予特殊照顾，如高热、高龄、急重症、剧痛、呼吸困难患者和临产妇等，可视情况给予提前诊治或送急诊科处理。必要时注意向其他待诊患者做好解释，征得同意和理解。

（五）有效沟通，心态平和

门诊护士不但要具有良好的职业道德，还要具有丰富的专业文化知识和良好的语言沟通技巧。门诊护士应注重患者的心理变化，通过沟通了解患者的需求并及时为患者提供服务。尊重对方，称呼准确，对老人应用尊称。对投诉的患者，先稳定其情绪，耐心倾听，如对患者造成不便应主动道歉，做好解释工作并积极协调解决问题。与患者交流时还须注意声调不宜太高，目光平视伴以微笑，不可一边说话一边做其他事情，以免使对方感到被敷衍或不尊重。遇到痛苦、焦虑、有不愉快就诊体验的患者，护士要学会换位思考，及时发现患者的内在需求，并协调解决问题，以提高工作效率和工作质量。另外，护士还应学会自我调节，以保持平和的心态，注意说话的语气、语调和表情。

（六）细致服务，人性关怀

门诊护士应做到“五勤”（脑勤、眼勤、口勤、手勤、脚勤）、“四心”（爱心、细心、耐心、热心）、“三问”（问好、问病情、问需要）。服务应注重细节、关注需求，如主动倒水、协助母婴护理婴儿、为不明方向者指明路线、为行动不便者提供轮椅、对年老体弱的患者主动搀扶，必要时全程陪同就医等，从细节中体现对患者的关怀，提升护理服务的内涵和水平，提高患者的满意度。

（七）健康教育，形式多样

随着人类健康需求的不断，健康保健知识的宣传已经成为护理工作必不可少的一部分，门诊护士应利用患者候诊就诊的时机，通过各种宣传手段，如电视、手册、板报、贴画等形式向患者宣传科学的预防保健知识，提高人们的健康水平。

二、急诊科护理礼仪

急诊患者的特点是起病急、病情重、变化快，易导致患者及家属慌乱无措，所以对急诊护理工作提出了更高的要求，一名合格的急诊护士，除了具备精湛的业务素质、良好的身体素质、健康的心理素质外，还需要良好的礼仪素质，遇事沉稳冷静、临危不乱、体贴关怀、急不失礼、忙不失仪。

（一）处置果断

急诊工作具有紧急性和不稳定性的特点，抢救的目的是在最短的时间内采取有效措施，为进一步治疗争取时间。所以患者到来时，护士应立即主动迎接，行动敏捷，切忌不紧不慢、漠不关心。面对病情危重者要沉着冷静，马上通知医生，尽快询问情况，果断采取给氧、建立静脉通道等有效措施，及时、有针对性地处置问题，增强患者和家属对护理人员的信任。

（二）安抚情绪

急诊患者心理较为复杂，对医护人员的言谈举止非常敏感，急诊护士语言要把握分寸，语气要柔和礼貌，态度应真诚友善，举止有度，在全力配合医生急救的同时，向患者及家属进行必要的解释和安慰，陈述利害，稳定患者及家属情绪。对话要简单明了，重点突出，处理棘手问题时要沉稳冷静、果断有序。善于使用非语言交流技巧，如表情、目光、姿态、必要的抚触等，护士迅速、敏捷、镇定、果断的表现能使患者及家属安心，情绪稳定，配合救治。

（三）充分理解

由于患者病情危急，护送的家属一般没有心理准备，常常表现为焦虑、坐立不安、恐惧，急于了解一切有关病情及抢救的情况。护士应理解家属，在抢救患者的同时，注意随时向家属交代病情变化，让他们不仅了解患者情况，也在心理上有充分准备，并针对家属的情绪，给予必要的、适当的安慰和解释。对于家属的过激言行，要冷静对待，充分理解，妥善处理好与患者家属的关系，从而获得家属对抢救工作的支持。

（四）忙而有序

在抢救过程中，护理人员要沉着冷静、积极主动地配合抢救，做到急而不乱、忙中有序、脚步轻快、表情从容，物品取放有序，不能手忙脚乱、丢三落四，做到急不失礼、忙不失仪。

（五）团结协作

急诊救护工作涉及医疗、护理、检验、影像、收费、药房及行政等多方面，护士应协助做好各科之间的协调工作，以救治患者为中心，以大局为重，服从救护工作安排，互相尊重理解、密切配合，全力以赴地投入工作。

三、手术室护理礼仪

手术室是医院中一个环境特殊的科室，护士细微的差错都有可能给患者造成伤害，因此，手术室护士必须严格要求自己，养成严谨、细致的工作作风，以最好的精神面貌、心理状态和工作态度，获得最优质的服务质量。

（一）手术前的礼仪

手术是一种创伤性的治疗手段，对患者心理会产生较严重的刺激，引起不同程度的心理问题。这要求护士不仅要协助医生进行手术治疗，而且要自觉地以文明礼貌的言行关心、尊重患者，尽可能减轻或消除患者因手术而引起的紧张、焦虑和恐惧的心理反应，确保手术的顺利进行。

手术无论大小，焦虑和恐惧是术前普遍存在的心理反应，因此，护士要在术前选择适宜的时间，在不引起患者疲劳的前提下对患者进行疏导。用通俗易懂的语言了解患者的病史、病情，了解患者的社会背景、生活习惯、性格爱好，了解患者对手术的认识和态度。通过交流，掌握患者的心理状态，对患者提出的问题给予耐心解答，给予患者鼓励与安慰。同时，有针对性地帮助患者熟悉手术的各项准备和注意事项，以达到让患者安心手术，积极配合手术及术后的治疗和护理的目的。

虽然手术前病房护士做了术前健康教育，手术室护士也做了心理疏导，但患者难免还是会紧张、焦虑，因此，手术室护士来到病房接患者时，要态度温和，语言亲切，如“您好，昨晚休息得好吗？我来接您去手术室，手术时我会陪伴在您身边，您的手术医生很有经验而且对患者非常负责，您就放心好了”。护士的鼓励能使患者情绪平稳，勇敢面对手术。此外，护士到病房接患者时，还需用礼貌的语言仔细核对患者的科室、床号、姓名、性别、年龄、诊断及手术等，防止接错患者造成医疗事故。总之，护士和蔼亲切的语言、严谨细致的工作作风，能使患者心理放松，产生安全感，配合手术。

（二）手术中的礼仪

护士对待每一位患者，无论贫富、长幼、亲疏，均应一视同仁，视患者如亲人，细心并有责任心地照顾手术患者。为了消除患者对手术室的陌生感和恐惧感，护士送患者进入手术室时，可以主动向患者介绍手术室的布局、设备，使患者放松心情。进入手术室后，将患者安置在手术床上，应注意遮盖和保暖；摆麻醉体位时动作要轻柔，并向患者介绍正确体位对手术、麻醉的作用以及减少并发症的意义。手术过程中，要细心观察患者的各种体态语言，如面部表情、肢体动作等，主动询问有无不适，多用亲切、鼓励性的语言。患者在手术过程中处于高度应激状态，非常敏感，医护人员要语言谨慎、举止从容、动作轻稳，避免讲容易造成患者误会的话，不应显露出惊讶、可惜、无奈的表情，以免患者受到不良影响，增加心理负担。

（三）手术后的礼仪

手术完毕，要密切观察病情，将患者安全送回病房，手术室护士要全面详细地向病房护士介绍生命体征、目前用药、手术情况、注意事项等，要做到交接及时、认真、全面、细致，利于病房护士对手术患者病情的掌握，利于术后护理，保证护理工作的连续性。对于家属和朋友的询问，护士要充分理解、耐心解释，及时告知手术情况及效果。并在离开前给予患者和家属一些嘱咐，告知有关注意事项，鼓励患者树立信心、战胜疾病、早日康复。

四、医院接诊处护理礼仪

接诊处的工作在全院各系统中属于一个承上启下的科室，为患者从门诊到病房的必经之路，因此，在接诊工作中给予患者更多的人文关怀、提高接诊质量，是接诊护士的一项重要任务。

（一）端庄的仪态

接诊护士的仪态包括亭亭玉立的站姿、稳重端正的坐姿、文雅美观的蹲姿、轻盈机敏的步态。接诊时的头、手、身体等各部位均属体态语言。护士接诊时，身体的各种体态语言表露恰当，做到心口如一，给患者以真诚相助的感觉。

（二）语言的规范

在社会生活中，语言是人们广泛运用的交际工具，它似一面镜子，反映了一个人的思想、情操、道德、文化、修养等综合素质。在入院接诊工作中，语言是护士与患者的交流工具，是互相理解的桥梁。护士安慰的语言能稳定患者的情绪，调节患者的心理平衡。作为一名合格的护士，要善于运用语言艺术来指导患者，解除患者焦虑、忧郁、悲观和惧怕心理，增强患者战胜疾病的信心。

（三）热情的服务

当患者来到接诊处，接诊护士要起身迎接，道声“您好”，以缩短与患者的距离（图 8-4）。然后安排患者就座，亲切地问候和自我介绍。

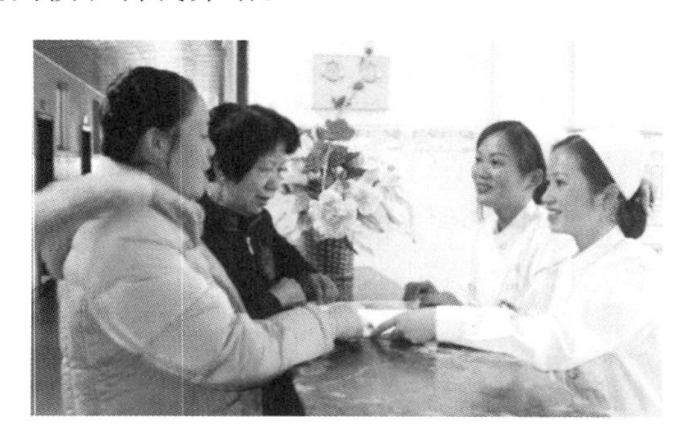

图 8-4　热情周到的接诊

（四）特事特办、灵活机动

对一些特殊患者，接诊处护士应该主动的给予关爱，如高龄患者、危重症患者、高热患者、临产孕妇、赶火车或赶飞机的患者，应该酌情简化程序给予关照。但同时也要注意向其他患者做好解释工作，征得同意和理解。

五、病区护理礼仪

各个病区由于所治疗病种的差异以及治疗特点不同，护理人员工作礼仪也有其各自特点。

现将内科、外科、妇产科、儿科病房的护理工作礼仪特点分述如下。

（一）内科病房护理工作礼仪

内科疾病病种多，病因复杂。有些疾病至今尚不能治愈，还有一些疾病如心脏病、糖尿病、血液病等，病程长，疗效不显著，有迁延性和反复性，治疗用药复杂，且内科患者住院时间往往比较长，心理问题比较多，中老年患者多，反复住院患者多，这些都决定了内科护理工作的特殊性。

1. 理解患者，真诚相待　患者对护士的信任程度取决于护士对患者的关心程度，护士对患者理解、关心越深入，越容易建立良好的护患关系。护士只有经常换位思考，从患者角度了解他们的痛苦、理解他们的需求，才能更耐心、细致、主动地服务患者。只有真正地理解、关心患者，才能在护理工作中，做到一视同仁、真诚对待，建立融洽、相互支持的护患关系。

2. 稳定情绪，增强信心　由于内科疾病的特点，患者往往容易出现急躁、焦虑、愤怒、悲观、失望等不良情绪。不良情绪不仅会影响健康的恢复，作为一种压力源还会导致身心疾病，因此，在护理工作中，要有针对性地做好心理疏导工作；创造优雅、舒适的环境和治疗条件；同时根据慢性疾病患者空闲时间多的特点，组织有益的活动，如欣赏音乐、绘画、看电视、听广播、病友分享等，充实病房生活，转移患者的注意力。此外，要善于观察患者病情的微小变化，多关心鼓励，增强患者战胜疾病的信心。

3. 尊重患者，加倍关心　内科患者中，老年人居多，他们往往对病情悲观，存在无价值感和孤独感，情感幼稚，希望被重视、被尊重，因此，对老年患者要给予特别的尊重，如：对他们的称呼要有尊重之意；与他们谈话要有耐心，注意倾听；回答询问语速要慢、声音要大些；有意识地约家人来看望；对孤寡老人更要加倍关心，格外尊重。老年人生活方式刻板，有时固执，在不违反治疗护理原则的情况下，尽量照顾他们的习惯，使他们心态良好地接受治疗。

4. 细心观察，及时护理　内科疾病病因复杂，病情变化微妙，看似平静，其实随时可能发生突变，甚至危及生命，因此，护理人员要有高度的责任感、广泛而扎实的理论知识、丰富的临床经验和敏锐的观察力，经常深入到患者中有目的、有针对性地利用各种感官全面观察患者，及时发现问题、及时处理，保障患者健康安全。

5. 健康教育，鼓励参与　对患有慢性疾病的患者，除进行相关治疗和护理外，还要积极做好健康教育工作。向患者介绍疾病发生的原因、目前治疗的方法，以及用药、饮食、锻炼等方面需要注意的问题，教会患者自我检查病情；鼓励患者参与治疗护理方案的制订等。这样既能体现对患者人格的尊重、权利的维护，还能充分调动患者的积极性，增强患者的信心，融洽护患关系，提高护理工作质量。

（二）外科病房护理工作礼仪

手术是治疗外科疾病的主要方法，是具有创伤性的治疗手段，往往会给患者的身心带来不同程度的影响。外科患者分为择期手术治疗患者和急症手术患者，后者往往病情急、变化快、病情观察难度高，护理中要求观察病情及时、准确、细心，判断迅速，预见性强。因外科护理工作的难度大、要求高、量大繁重，要求护士责任心强，技术全面。

1. 术前教育，科学引导　恐惧和焦虑是手术前患者普遍存在的心理问题，如对手术疼痛、手术安全性、并发症、术后康复的担心等。护士应根据患者的不同情况，进行科学的术前教育，增加患者的信心和安全感，鼓励患者倾诉，介绍治愈病例，进行心理辅导；介绍手术医生和护士的工作情况，树立医护人员的威信等。

2. 术后支持，及时告知 术后患者从麻醉中醒来，医护人员应以亲切和善的语言告知患者疾病的真实情况和手术效果，即使手术效果不理想，患者病情较重，护理人员也要给予支持和鼓励，劝慰家属克制情绪，开导患者，使患者配合，以获得最佳的治疗效果。

3. 了解需要，给予关爱 术后患者由于疼痛和治疗的限制，导致患者自理能力下降或缺失，许多需要不能自行满足。护理人员需加强病房巡视，多与患者沟通，及时发现患者的需求和问题，如睡眠、饮食、排泄、伤口疼痛、肢体活动等，积极主动地为患者解决困难。对于术后效果不好或预后不良，甚至部分生理功能缺陷和肢体残缺的患者，如截肢、乳腺癌切除乳房、直肠癌术后人造肛门等，护士要给予关爱和帮助，鼓励他们勇敢地面对、接受现实，树立信心，顺利度过人生的困难时期。

4. 科学解释，正确指导 患者在术后常出现不适症状，如疼痛、腹胀、排尿困难等，护理人员要礼貌、科学地为患者及家属解释原因，争取得到患者及家属的理解和配合，增强患者信心。术后适当的活动对患者的康复是很重要的，护士应给予正确的指导，如鼓励并教会肺部手术后患者有效地咳痰，腹部手术后患者适当活动以促进肠蠕动恢复。

（三）妇产科病房护理工作礼仪

妇产科主要包括妇科和产科。妇科多为需手术治疗的患者，具有外科工作的特点；产科主要涉及正常或异常妊娠分娩。妇产科都是女性患者，她们往往具有对周围事物感知敏感、反应强烈、情绪不稳定等特点。

1. 环境舒适，宣传科学 美好舒适的环境有助于稳定患者情绪，使患者保持良好的精神状态，缓解患者紧张和焦虑的心情，如设立母婴同室的家庭式病房，突出家庭氛围，通过灯光、饰物等营造舒适温馨的环境。病房要保持安静，经常通风。护士还要正确对待有关产后的各种传统习俗，宣传产后营养的重要性，对患者的饮食进行科学指导。教育产妇注意个人卫生，可用温水刷牙、洗澡，指导产妇适当的活动和锻炼，大力宣传母乳喂养的优点。

2. 细心观察，因势利导 患者的心理比较复杂，因病情不同而有所区别，护士在工作中要深入到患者中，细心观察患者的心理反应，给予相应的疏导。如患有子宫或卵巢肿瘤需要手术切除的患者，往往情绪消沉、顾虑重重。针对这些患者应鼓励她们正视现实，只有身体恢复健康才是家庭和事业的根本。同时，给予必要的生活指导。另外，动员家属做好患者的思想工作，配合医护人员积极治疗和护理，从而促进健康的恢复。

3. 尊重患者，平等对待 未婚先孕的女性担心受到歧视，有自卑心理。作为医护人员要理解患者的心理，尊重患者隐私，态度上不能歧视，不能使用伤害性语言对患者讽刺、挖苦、指责、训斥，而应以极大的同情心和责任感关心她们，使她们感受到人间的温暖，让她们树立起正确的人生观、价值观，做到自尊、自爱、自强。

（四）儿科病房护理工作礼仪

儿科患者主要是从新生儿到14岁的孩子，他们年龄小，生活自理能力差，活泼好动，情感表现直接单纯，注意力易转移，缺乏自控力。患儿离开熟悉的环境，还要面对治疗和护理，会产生一系列心理反应。

1. 环境温馨，真心关爱 孩子来到医院这个陌生的环境，会有焦虑、恐惧和不安的情绪。如果医院处处都是白色，在一定程度上会使患儿更加紧张，因此，需要给患儿创造温馨的环境，如彩色的墙壁、各式各样的图片、摆放儿童喜欢的玩具等，给患儿以亲切感，减少或消除患儿对医院的恐惧（图8-5）。另外，作为儿科护士要有慈母之心，关心、爱护、体贴地对待每一个患儿，经常爱抚、触摸，使他们心理上得到安慰，增加安全感。

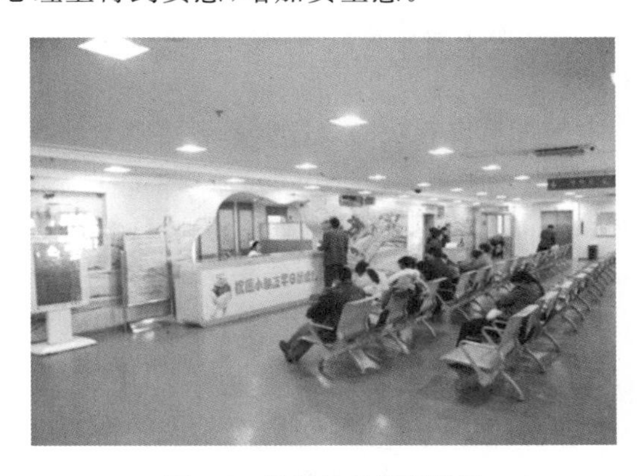

图 8-5　温馨的儿科候诊区

2. 理解患儿，尊重人格　儿童是敏感的，护士在工作中要理解、尊重他们。如患儿尿床，要理解患儿的羞愧心理，为患儿保守秘密，也要分析原因，注意夜间及时唤醒患儿，培养夜里定时排尿的习惯，帮助解决问题。在工作中要避免使用责备语气、命令式语句，不能在患儿面前表现出权威、指挥的态度，这些都会增加距离感，不利于患儿配合治疗与护理工作。

3. 细心观察，注重沟通　不同年龄的儿童性格差异很大，对疾病感受的语言表达能力也不同，因此，护士在工作中要多接触患儿，一方面通过语言了解患儿的感受，另一方面还要细心观察非语言行为，如表情、眼神、体态等，仔细分析各种信息(图 8-6)。

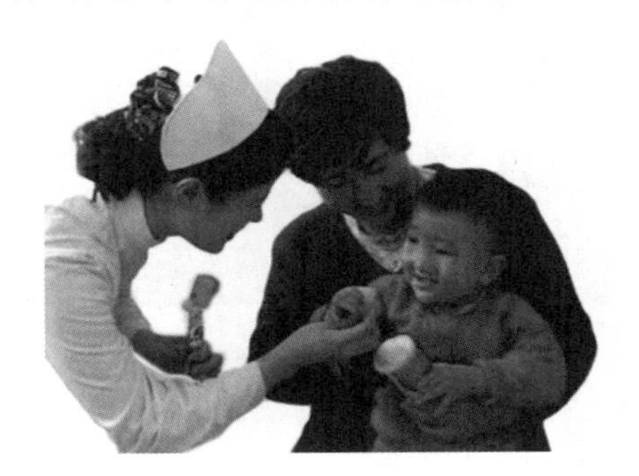

图 8-6　护士与患儿的沟通

各部门工作有着各自的特点，作为护理人员无论在任何岗位上，都要有一颗真诚服务的心，把患者的痛苦和需求时刻放在心上，这才是服务的真谛，是礼仪的本质。

六、护理操作礼仪

护理操作是护理人员为患者实施治疗与护理，帮助其恢复健康的重要手段之一。在护理操作过程中，护士以真诚的态度、端庄的举止、礼貌的语言和娴熟的技术对待患者，将有助于良好护患关系的建立，从而使得患者以更积极的心态配合疾病地治疗与护理。

(一) 操作前的礼仪

1. 充分的准备　护理操作前护士应明确患者的病情、操作的目的、所需的物品、具体的操作方法、实施中的注意事项及意外情况发生时的处理方法等。

2. 得体的仪容、举止　在为患者进行操作前，要注意保持自身仪容的整齐、清洁，以提高患者对护士的信任感。同时，还要保持得体的举止，如行走轻快敏捷；入病房门口时先轻轻敲门再进入，并随手将门带上；进入病房后微笑点头、亲切礼貌地与患者打招呼；向患者问好，然后再开始操作前的各项准备工作。

3. 清晰的解释 操作前护士应以礼貌的语言向患者清晰地解释本次操作的目的、患者需做的准备、操作方法、操作过程以及患者有可能出现的感觉等，以减轻患者对护理操作的恐惧感，取得患者的配合。如输液前，护士要和颜悦色地用亲切自然的语气告诉患者："阿姨，看起来精神好多了，现在给您输液，您需不需要去一下洗手间。"

（二）操作中的礼仪

1. 真诚的关怀 在操作过程中，对患者的态度要和蔼、真诚，通过言谈、表情和体态语的表露来显示出对患者由衷的关怀，而不是虚情假意地应付。在操作过程中，应注意与患者的随时沟通，友善地解释操作的方法和意义，询问患者的感受，随时为患者解除困难和疑惑，或给予适当的安慰，消除患者对操作治疗的恐惧和神秘感，争取取得患者最大程度的配合。

2. 娴熟的操作技术 娴熟的操作技术、扎实的护理知识是对一名合格护士的基本要求，也是对患者的尊重和礼貌。轻柔的动作、熟练的操作技术、温和的态度，都可以有效地减轻患者在接受护理操作过程中所产生的不适感，增加患者对护士的信任感，使护理操作能够顺利进行（图 8-7）。

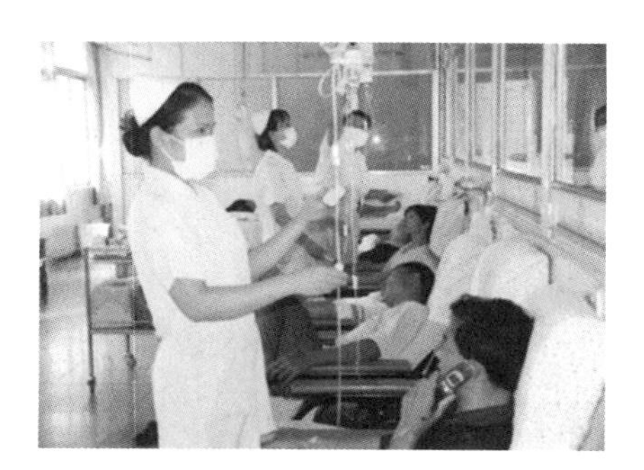

图 8-7 熟练地静脉输液

（三）操作后的礼仪

1. 亲切的嘱咐 护理操作结束后，应根据患者的病情及所实施的操作项目对患者给予亲切的嘱咐和安慰。这样做，一方面是对患者的礼貌和关心，另一方面也是护理操作实施中的必要程序。如进行输液治疗的时候，患者往往因为活动受限，在床上卧床的时间过长，感到疲乏焦虑，希望尽快地结束输液治疗，有的患者甚至还自行调节输液的速度。所以护士一定要告诉患者和家属输液的量和时间，向患者讲解，若输液的速度过快，可能给心脏带来负担，使患者配合安全输液。避免用命令式的语气强加给患者。

2. 诚恳的致谢 当患者配合护理人员完成护理操作后，护士应当对患者的合作表示诚恳的致谢。感谢患者对护理工作的配合，同时也让其进一步明确这种配合将非常有利于其健康的恢复。诚恳的致谢，反映了护理人员良好的礼仪修养和高尚的职业道德。

七、同事间交往礼仪

同事间友好的相处是顺利开展工作的基本条件，所以礼待同事也是做好护理工作不可缺少的礼仪要求。

(一)护士与护士交往的礼仪

护士与护士既是同仁,又是伙伴,她们既有共同的目标,又有各自的分工,既需要相互支持、帮助,又彼此竞争。为此,在处理同级护理人员间的关系时,应懂得一些交往艺术。

1. 互相关心,以诚相待　所谓以诚相待、与人为善,就是真心真意地对待他人,这是人与人交往的基本规范和总体要求,也是护士在工作中处理人际关系的首要原则。

2. 互相学习,取长补短　护士之间的资历深浅、业务专长、技术能力各有不同。这种差异是客观存在的,只要大家互相学习、取长补短就可以建立和谐的工作关系(图 8-8)。低年资护士应该虚心向高年资护士学习,她们临床护理经验丰富,办事稳妥,遇事冷静,这些都是低年资护士所不能比的,因此,低年资护士要尊重高年资护士,遇事多征求他们的意见。高年资护士也要尊重低年资护士的热情和创新精神,遇到问题多让年轻人发表意见和看法,多提一些参考性意见,大胆放手让年轻人去多做工作。

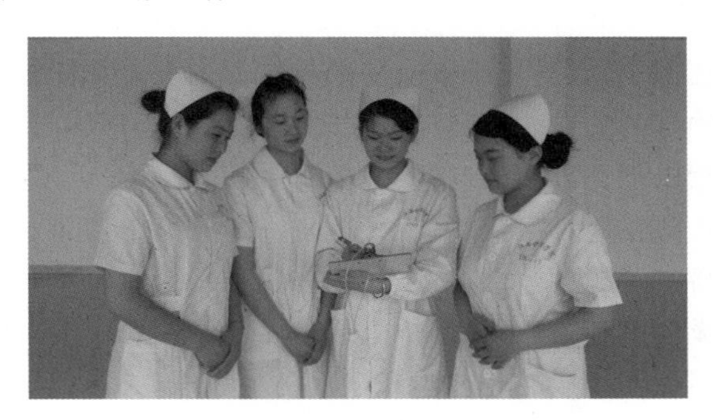

图 8-8　共同学习

3. 互相理解,团结协作　护理人员都接受过专业教育,有一定的文化水平,应该具有宽广的胸怀和气度,对于别人的缺点和短处应该持包容的态度,遇事能够更多地站到对方的角度考虑问题,多替别人想想,多一些理解多一些宽容。另一方面,要积极配合、团结协作,这也是处理同事关系的一条重要原则。

(二)护士与医生交往的礼仪

医生与护士是工作上的合作伙伴,既各自独立又相互补充、协作,共同组成了医疗护理团体。虽然职责分工不同,但服务对象和性质是一致的。在工作中医护之间难免产生误解和矛盾,掌握工作交往的礼仪、建立融洽的医护关系对提高工作质量尤为重要。

1. 尊重医生,真诚合作　护士在日常工作中对医嘱有疑问时,不能盲目执行,应及时与医生沟通。如发现医嘱有误时,应主动向医生提出意见和建议。但要注意时间、场合,要保持医生在患者心目中的“权威性”,不要在他人面前直率地指出医生的错误,更不能在患者或家属面前议论治疗方案的不妥之处。还应注意语言的表达方式,尽量用询问商讨的方式进行沟通,如“医生您好,这个医嘱我这样理解对吗?麻烦您看看”。切忌把埋怨、责怪等情绪渗入到话语中。

2. 相互信任,相互支持　有经验的医生能根据患者的症状和体征做出准确的诊断,有经验的护士能发现疾病并发症的先兆,这就是双方精湛技术的体现。医生的正确诊断与护士的优质护理相配合才能取得最佳的医疗效果,因此,医护间要相互信任、精诚合作、互相帮助、互相支持,才能共同提高医疗护理质量,使患者早日康复(图 8-9)。

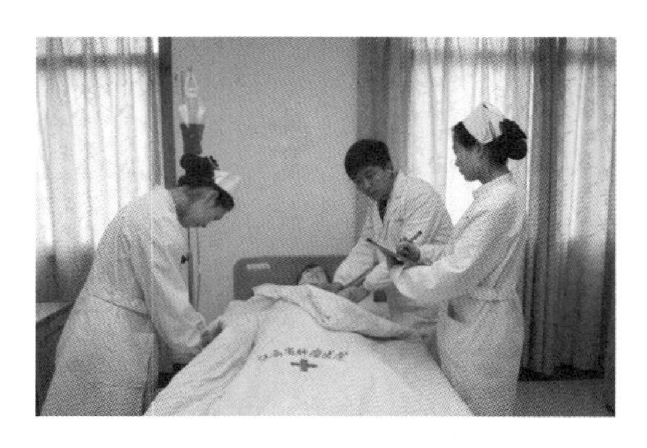

图 8-9　医护合作

（三）护士与上级交往的礼仪

护士与护士长、护理部主任、科主任以及院领导之间的关系，既是工作上的同事关系，也是下级与上级、被领导与领导的关系。下级如何主动获得领导的理解与信任，如何在心理上缩短人际交往的距离，应注意以下几方面的问题。

1. 尊重上级　尊重上级是对下级的基本要求。在日常生活里，无论你与上级的关系如何，在工作岗位上，必须将上级放在首位。工作中，只要决策方面没有明显的失误，即使与自己的想法不符，也要按上级的安排去做，要维护上级的威信。如果上级的意见确实有失误，可以找领导个别交换意见，切忌在人多的场合当众点出。

2. 顾全大局　在处理与上级关系的过程中，要着眼大局，不应以个人得失或局部利益为行为标准。例如，因一起意外事故，医院急诊科来了一批骨伤患者，患者病情危重，需要特护，而原骨科病房的护士人数显得相对不足，这就需要医院护理部暂时借调其他科室的护士到该科协助工作。被借调病房的护士必须从医院整体出发，坚持以大局为重的原则，接受调遣，完成急救任务。

3. 积极改错　能否做到承认自己的错误，这是衡量一个人成熟与否的重要标志，尤其是在自己做错了事情，一时还没有认识到的情况下，更要有敢于认错的勇气与诚意。勇于承认自己的过错，这只是改错的前提，关键是如何改错。在如何改错上有两种态度：一种态度是当面表示诚恳接受批评，痛心疾首地表示改过的决心，但事后不思悔改，我行我素；另一种态度是当面认错，事后积极地改错，而且当面认识到的过错认真改了，当面没有认识到而在事后认识到的过错也一并改了。后一种态度当然是最受欢迎的。

4. 端正动机　处理好与上级的关系，也要端正动机、坚持原则，防止和避免庸俗化，这是处理与上级关系的行为规范，也是做人的基本原则。处理好与上级关系的目的，是为了保持良好的工作环境，更加有效地履行职责和完成任务，在此基础上求得自身正常、合理的发展。

护理人员在岗位上的接待与送别礼仪；护理操作中的礼仪要求。

护理应用

护士职业素质养成训练六：交往礼仪

一、训练目标

(1) 尝试在护理工作中正确运用护士工作礼仪和操作礼仪，把握人际交往的关键，建立良好的护患关系。

(2) 通过角色扮演，体验护理工作中不同情景下交往礼仪的特点。

二、训练内容

1. 训练内容一　班级同学分成若干个小组，每组 2 人，1 人扮演护士，1 人扮演患者，模拟医嘱给患者注射青霉素的整个过程，同学们分组练习护理操作中的工作礼仪，教师对学生进行适当指导、点评。

2. 训练内容二　班级同学分成若干个小组，每组 3 人，1 人扮演护士，1 人扮演医生，1 人扮演产妇，每组轮流上台表演以下案例，分别展示两种不同的医护人际关系模式。

案例：某医院，一门诊护士接待不熟悉看病程序和环境的初诊者。该护士应如何展现其良好的工作礼仪？

三、训练评价

教师对每组学生的展示进行点评并给出成绩(分别为优秀、良好、合格)，分析总结，对表现好的同学提出表扬。

说明：优秀(90～100 分)；良好(80～90 分)；合格(60～80 分)。

直通护考

A_1/A_2 型题(以下每个题均有五个选项，请从中选出一个最佳答案)

1. 操作中的礼仪不包括下面哪种？(　　)

A. 和蔼的态度和真诚的关怀　　B. 娴熟的操作技术

C. 无微不至的照顾　　D. 诚恳的致谢

E. 解释操作的方法和意义

2. 在患者进入病区以后，下面的护理工作礼仪哪项不正确？(　　)

A. 热情地对患者予以问候并自我介绍　　B. 双手接过病历以示尊重

C. 尽可能多和详尽地做入院指导　　D. 多使用礼貌用语

E. 端庄的仪态

3. 下面哪种不属于急诊护士的工作礼仪？(　　)

A. 充分做好急救前的准备　　B. 积极主动有效地配合诊治和抢救

C. 妥善处理好和家属的关系　　D. 繁忙中不必过多考虑礼节的问题

E. 沉稳冷静、临危不乱

4．在为患者办理入院手续时，护理人员应当体现的工作作风是（　　）。

A．速度越快越好　　B．程序最简化　　C．耐心细致

D．对人冷淡　　E．态度敷衍

5．外科患者感觉不适、心理状况差的主要原因之一是（　　）。

A．恐惧担心　B．压抑烦闷　C．术后疼痛　D．耐受力低　E．手术费用

6．急诊护士应当具备严格的（　　）。

A．时间观念　B．道德观念　C．爱心观念　D．服务观念　E．伦理观念

7．内科护士在面对患有慢性病，并且不能完全治愈的患者时，应当尤其做好患者的（　　）。

A．饮食护理　B．生活护理　C．心理护理　D．基本护理　E．用药护理

（马　青）

项目九　护理工作中的人际沟通

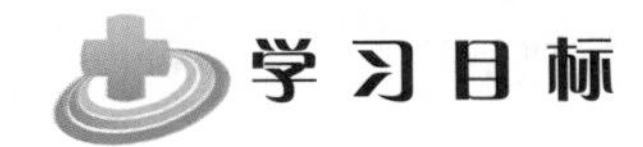

知识目标

1. 掌握护患关系的性质和特点；护患关系模式、医护人际关系模式；护理操作和健康教育过程中的沟通礼仪。

2. 熟悉影响护患关系、医护关系的主要因素和护士与患者家属的沟通，护士在促进护患关系和医护关系中的作用。

3. 了解治疗性沟通的概念与特点。

能力目标

在护理实践工作中，能运用人际沟通的技巧进行有效的沟通，更好地为人类健康服务。

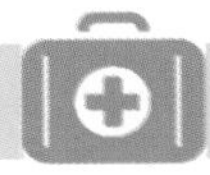

案例导入

接到急诊室电话通知，有一位急性阑尾炎的患者需要入院治疗，护士做好了一切准备工作迎接患者入院。患者被抬进病房时，面色苍白、大汗淋漓、非常痛苦，急需手术。此时，护士面带微笑地对患者及家属说："请不要着急，我马上通知医生为患者做检查。"说完不慌不忙地走了出去。思考：

(1) 指出该护士在接诊过程中和与患者及家属沟通的不妥之处。

(2) 该护士采取这样的接诊方式会给患者及家属造成什么样的不良印象？可能造成什么后果？

(3) 假如你是该值班护士，面对这个案例你将如何处理？

护理工作是一种服务性很强的工作，工作中的人际交往非常广泛，沟通的对象主要是患者、患者家属、医生和护士等不同人员，护理人员如果掌握了人际交往的有关知识和技巧，将有利于工作的顺利开展。

任务一　护理人员与患者的人际沟通

要点导航

重点：技术性护患关系的特点、护患关系的发展过程、影响护患关系的主要因素。

难点：护患关系模式、护士在促进护患关系中的作用和护士与患者家属的沟通。

护理人员与患者为了共同的治疗目标而建立起来的一种特殊的人际关系称为护患关系。狭义的护患关系是指护理人员与患者之间的关系；广义的护患关系还包括护理人员与患者家属、陪护人员及监护人的关系。护理人员与患者之间的人际沟通是护理工作中人际沟通非常重要的部分，沟通的有效性直接影响着护理质量。

一、护患关系的性质和特点

护患关系是双向的，是以一定的目标为基础，在特定的背景下形成的。这种关系除了有一般的人际关系外，还具有自身的性质和特点，可归纳为技术性关系和非技术性关系。

（一）技术性关系

技术性关系是指护患双方在进行一系列护理技术活动中建立起来的，以护士拥有相关的护理知识和护理技能为前提的一种帮助、服务关系。技术性关系是护患关系的基础，是维系护患关系的纽带。

技术性护患关系具有以下五个特点。

1. 护患关系是帮助系统与被帮助系统的关系　在医疗护理服务过程中，护士与患者通过提供帮助和寻求帮助形成特殊的人际关系。帮助系统包括医生、护士、辅诊人员以及医院的行政管理人员；被帮助系统包括患者、患者家属、患者亲友和同事等。帮助系统的作用是为患者提供服务，履行帮助职责；而被帮助系统则是寻求帮助，希望满足需求。在帮助与被帮助两个系统中，护士与患者的关系不仅仅代表护士与患者个人的关系，而是两个系统之间关系的体现，因此，两个系统中任何一个个体的态度、情绪、责任心都会影响医疗护理工作的质量和护患关系。

2. 护患关系是一种专业性的互动关系　护患关系不是护患之间简单的相遇关系，而是护患之间相互影响、相互作用的专业性互动关系。这种互动不仅仅限于护士与患者之间，还表现在护士与患者家属、亲友和同事等社会支持系统之间，是一种多元性的互动关系，因此，互动双方的个人背景、情感经历、教育程度、性格特点、对健康与疾病的看法等均会影响相互间的感觉和期望，并影响护患关系的建立与发展。

3. 护患关系是一种治疗性的工作关系　治疗性关系是护患关系职业行为的表现，是一种有目标、需要认真促成和谨慎执行的关系，具有一定强制性。无论护士是否愿意，也无论患者的身份、职业和素质如何，作为一名帮助者，有责任与患者建立良好的治疗性关系，以利于患者疾病治疗、恢复健康。

4. 护士是护患关系后果的主要责任者　作为护理服务的提供者，护士在护患关系中处于主导地位，其言行在很大程度上决定着护患关系的发展趋势，因此，一般情况下，护士是促进护患关系向积极方向发展的推动者，也是护患关系发生障碍的主要责任承担者。

5. 护患关系的实质是满足患者的需要　护士通过提供护理服务满足患者需要是护患关系区别于一般人际关系的重要内容，其形成了在特定情景下护患之间的专业性人际关系。

（二）非技术性关系

非技术性关系是指护患双方由于社会的、心理的、经济的等多种因素的影响，在实施医疗技术的过程中所形成的道德、利益、价值、法律及文化等多种内容的关系。这些关系相互影响、相互作用，直接影响着护患之间的信任和协作，影响着护理质量的提高。

1. 道德关系　这是非技术性关系中最重要的内容。护患关系一旦建立，双方都应遵守一定的道德原则和规范来约束自己的行为，彼此尊重对方的人格、尊严、权力和利益。护理人员要爱护和尊重患者，以患者的利益为重，表现出高尚的道德情操；患者也应遵守就医道德，履行自身的义务，尊重护理人员的人格、权利和劳动价值。

2. 利益关系　利益关系是指护患双方在护理实践中发生的物质利益和精神利益的关系。在我国，护患双方的利益关系是在社会主义利益原则指导下的一种平等互助的人际关系。利益关系是双向的，护理人员的利益表现在通过自己的技术为患者提供服务而得到工资奖金等经济报酬，并因自己的劳动使患者恢复健康而获得精神上的满足和愉悦；患者的利益表现在享受到了护理服务和医学治疗，缓解或解除病痛，恢复身心健康。

3. 价值关系　护理人员在为服务对象解除痛苦、恢复健康的护理活动中，体现出自身的社会价值。患者在恢复健康后重返工作岗位为社会做出贡献，同样体现了患者的社会价值。可见，护患双方价值的实现都离不开对方，这是一种双向的价值关系。

4. 文化关系　护患双方的价值观、文化修养、宗教信仰及风俗习惯等不尽相同，这种差异的存在，要求彼此之间相互尊重、相互包容，这对建立良好的护患关系非常重要，从而有利于护理活动的顺利进行。

5. 法律关系　法律关系是指患者就医和护理人员从事护理活动受到法律的保护和约束，在法律范围内行使各自的权利和义务，以法律作为自己的行为准则，因此护患双方都应学法、知法、守法，学会用法律的武器来保护自己的正当权益。

在护理活动中，技术性关系和非技术性关系相互依赖、相互影响、相互作用。技术性关系的建立是非技术性关系建立的基础，而非技术性关系的建立又有利于技术性关系的巩固。

二、护患关系的模式

护患关系的模式可以从不同的角度划分为多种类型。1976 年美国学者萨斯和荷伦德根据护患双方在护理实践活动中护理措施的制订和执行中的地位和主动性的大小，提出了以下三种护患关系模式，这是目前广为流行的适用于新型医疗模式下的护患关系基本模式。

1. 主动-被动型　这是一种传统的护患关系模式，属于纯护理型，护士处于主导地位，患者处于被动从属地位。这种模式适用于意识障碍患者、精神疾病患者、婴幼儿或缺乏自理能力的患者。这种模式的缺陷是由于过分强调护理人员的权威，忽略了护患之间语言和情感上的沟通，忽视患者主观能动性的发挥，因而难以得到患者的默契配合，甚至是有些本来可以避免的差错事故也会得不到及时的纠正与补救。

2. 指导-合作型 这是目前护患关系的主要模式，护士起指导作用，患者配合护士的工作，护患双方在护理实践中都处于主动地位，但护理人员仍具有权威性。这种模式适用于一般患者，尤其是清醒的、急性的、较严重的患者和外科手术后恢复期的患者。这种关系模式相对于主动-被动型有了一定的进步，在护理实践中，患者具有一定的主动性，有利于提高护理质量，减少、避免一些医疗差错的发生，有利于护患关系的改善。

3. 共同参与型 这是一种新型的、双向的、平等合作的关系，这是贯彻“以患者为中心”的整体护理观念较为理想的护患关系模式。这种模式对患者的要求较高，多适用于患有慢性疾病并具有一定文化水平及医学知识的患者；强调护患双方的主动性是平等的，护患双方共同参与护理措施、护理计划的制订和实施，能充分发挥患者的主观能动性，促进护患之间的沟通交流，利于患者的身心康复。

在护理实践活动中，以上三种护患关系模式不是独立的，而是难以分开的。护理人员要根据具体情况，选择合适的护患关系模式，满足患者需要，确保服务质量。

三、护患关系的发展过程

护患关系的发展是一个动态的过程，一般分为初始期、工作期和结束期三个阶段。三个阶段相互重叠，各有重点。

1. 初始期 初始期亦称熟悉期，是护士与患者的初识阶段，也是护患之间开始建立信任关系的时期。此期的工作重点是建立信任关系，确认患者的需要。

2. 工作期 工作期是护士为患者实施治疗护理的阶段，也是护士完成各项护理任务、患者接受治疗和护理的主要时期。此期的工作重点是通过护士高尚的医德、熟练的护理技术和良好的服务态度，赢得患者的信任、取得患者的合作，最终满足患者的需要。

3. 结束期 经过治疗和护理，患者病情好转或基本康复，达到预期目标，可以出院修养，护患关系即转入结束期。此期工作重点是与患者共同评价护理目标的完成情况，并根据尚存的问题或可能出现的问题制订相应的对策。

四、影响护患关系的主要因素

护患关系受诸多因素的影响，但主要有以下五个方面的因素。

1. 信任危机 信任感是建立良好护患关系的前提和基础，而良好的服务态度、认真负责的工作精神、扎实的专业知识和娴熟的操作技术是赢得患者信任的重要保证。在工作中，如果护士态度冷漠或出现技术上的差错和失误，均会失去患者的信任，严重影响护患关系的建立和发展。

2. 角色模糊 角色模糊是指个体（护士或患者）由于对自己充当的角色不明确或缺乏真正的理解而呈现的状态。在护患关系中，如果护患双方中任何一方对自己所承担的角色功能不明确，如护士不能积极主动地为患者提供帮助，或患者不积极参与康复护理、不服从护士的管理等，均可能导致护患沟通障碍、护患关系紧张。

3. 责任不明 责任不明与角色模糊密切相关。护患双方往往由于对自己的角色功能认识不清，不了解自己应负的责任和应尽的义务，从而导致护患关系冲突。护患责任不明主要表现在两个方面，一是对于患者的健康问题，二是对于改善患者的健康状况。

4. 权益影响 寻求安全、优质的健康服务是患者的正当权益。由于大多数患者缺乏专业知识和疾病因素，导致部分或全部丧失自我护理的能力，被迫依赖医护人员的帮助，以此来维护自己的权益。而护士则处于护患关系的主动地位，在处理护患双方权益争议时，容易倾向于自身利益和医院的利益，忽视患者的利益。

5. 理解差异　由于护患双方在年龄、职业、教育程度、生活环境等方面的不同，在交流沟通过程中容易产生差异，从而影响护患关系。

五、护士在促进护患关系中的作用

1. 明确护士的角色功能　护士应全面认识、准确定位自身的角色功能，认真履行角色责任和工作职责，使自己的言行符合患者对护士角色的期待。

2. 帮助患者认识角色特征　护士应根据患者的病情、年龄、文化程度、职业、个性等特点，了解患者对"新角色"的认识，分析影响患者角色适应的因素，努力帮助患者尽快适应患者角色，避免、缓解可能出现的角色不良。

3. 主动维护患者的合法权益　维护患者的权益是护士义不容辞的责任，护士应给予高度重视，主动维护患者的合法权益。

4. 减轻或消除护患之间的理解分歧　护士在与患者沟通时，应注意沟通内容的准确性、针对性和通俗性；根据患者的特点，选择适宜的沟通方式和语言；同时鼓励患者及时提问，以确保沟通的效果。

六、护士与患者家属的沟通

1. 影响护士与患者家属关系的主要因素

（1）角色期望冲突　患者家属往往因亲人的病情而承受不同程度的心理压力，并产生紧张、焦虑、烦躁、恐慌等一系列心理反应，因而对医护人员期望值过高，希望医护人员能妙手回春、药到病除，要求护士有求必应、随叫随到、操作无懈可击等。然而，护理工作的繁重、护理人员的紧缺等临床护理现状难以完全满足患者家属的需要，加之个别护士的不良态度及工作方式，往往引发护士与患者家属关系的冲突。

（2）角色责任模糊　在护理患者的过程中，家属和护士应密切配合，共同为患者提供心理支持、生活照顾，然而部分家属将全部责任，包括一切生活照顾推给护士，自己只扮演旁观者和监督者的角色；个别护士也将本应自己完成的工作交给家属，从而严重影响护理质量，甚至出现护理差错、事故，最终引发护士与患者家属之间的矛盾。

（3）经济压力过重　随着高端诊疗技术、新药的不断开发和应用，医疗费用也不断升高，患者家属的经济压力不断加大。当患者家属花费高额的医疗费用却未见明显的治疗效果时，往往会产生不满情绪，从而引发护士与患者家属间的冲突。

2. 护士在促进护士与患者家属关系中的作用

（1）尊重患者家属　护士对所有患者家属应保持尊重，热情接待，并给予必要的帮助和指导。

（2）指导患者家属参与患者治疗、护理的过程　护士应主动、及时向患者家属介绍患者的病情，鼓励患者家属共同参与患者的治疗、护理过程，耐心解答患者家属的问题。

（3）给予患者家属心理支持　护士应体谅、理解、同情患者家属的处境，帮助患者家属正确认识疾病，提供心理支持，减轻家属的心理负担。

任务二 护理人员与其他医务工作人员的人际沟通

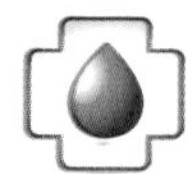

要点导航

重点：医护人际关系模式、影响医护关系的主要因素。

难点：护士在促进医护关系中的作用、建立良好护际关系的策略。

护理实践是一种群体性的活动，患者从就医到康复，仅靠某一个护理人员是无法完成护理工作的，护理人员必须与其他医务人员通力合作才能顺利完成工作，因此，护理人员与其他医务工作者的关系是同一集体中合作共事的关系。该关系协调得如何，将直接影响护理工作的效率。

一、医护沟通

1. 医护人际关系模式 护理实践中，只有医生和护士密切合作、相互配合，才能为患者提供高质量的服务。医护人际关系是医疗人际关系中最重要的部分，是医生和护士在为患者服务中相互交往而形成的工作关系。医护人际关系有以下两种模式。

(1) 主导-从属型 在早期的护理学历史发展阶段，人们认为护士是医生的助手，护理人员只能机械地执行医嘱和常规护理，医生处于主导地位，护理人员从属于医生。这是一种传统的医护关系模式，这种模式不利于护士主观能动性的发挥。

(2) 并列-互补型 现代护理学是一门独立的应用性科学，有独特的、完整的理论体系，不再是从属于医疗的技术性职业，与医疗的关系是彼此相互关联、相互依存的平等协作关系。主导-从属型医护人际关系模式已经被并列-互补型医护人际关系模式所取代。在关注人的健康的过程中，医疗和护理工作两者各有侧重和主次，既相互独立又相互补充。护理人员由传统的执行医嘱转变为以护理程序为手段，对患者进行全身心的系统化整体护理。

2. 影响医护关系的主要因素

(1) 角色心理差位 在为患者提供健康服务的过程中，医护双方各有自己的专业技术领域和业务优势，是一种平等的合作关系。但是，由于长期以来受传统的主导-从属型医护人际关系模式的影响，部分护士对医生产生依赖、服从的心理，在医生面前感到自卑、低人一等。此外，也有部分高学历的年轻护士或年资高、经验丰富的老护士与年轻医生不能密切配合，均会影响医护人际关系的建立与发展。

(2) 角色压力过重 一些医院由于医护人员比例严重失调、岗位设置不合理、医护待遇悬殊等因素，导致护士心理失衡、角色压力过重，心理和情感变得脆弱、紧张和易怒，从而导致医护关系紧张。

(3) 角色理解欠缺 医护双方对彼此专业、工作模式、特点和要求缺乏必要的了解，导致工作中相互埋怨、指责，从而影响医护关系的和谐。

（4）角色权利争议 医护根据分工，各自在自己职责范围内承担责任，同时也享有相应的自主权。但在某些情况下，医护双方常常会觉得自己的自主权受到对方侵犯，从而引发矛盾冲突。

3. 护士在促进医护关系中的作用

（1）主动介绍专业 护士应主动向医生介绍护理专业的特点和进展，以得到医生的理解和支持。

（2）相互学习理解 医护双方应在相互尊重的基础上，相互学习、理解，营造相互支持的氛围。

（3）加强双方沟通 加强沟通是确保医护双方信息畅通、团结协作的基础。护士应积极、主动与医生沟通，虚心听取医生的不同意见，同时善意提出合理化建议。

二、护际沟通

护际沟通是指护理工作实践中护理人员之间的沟通，包括护理管理者与护士之间的沟通、护士与护士之间的沟通、护士与实习护生之间的沟通。护际沟通是一种最基本的关系沟通（图9-1），有效的护际沟通可以确保护理措施的及时实施，促进护士业务水平不断提高，形成一个有凝聚力的集体。

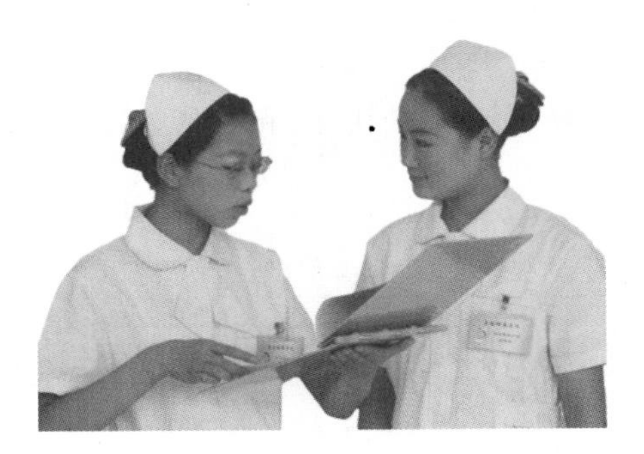

图 9-1 护际沟通

1. 影响护理管理者与护士之间关系的主要因素 影响护理管理者与护士之间关系的因素主要来源于双方从不同的角度在要求、期望值上的差异。

（1）护理管理者对护士的要求 作为护理工作的基层管理者、护士的直接领导，护理管理者对护士的要求主要体现在以下四个方面：①希望护士有较强的工作能力，能按要求完成各项护理工作；②希望护士能够服从管理，支持科室工作；③希望护士能够处理好家庭与工作的关系，工作时全身心投入；④希望护士有较好的身体素质，能够胜任繁忙的护理工作。

（2）护士对护理管理者的期望 作为护理工作的具体实施者，护士对护理管理者的希望主要表现在以下三个方面：①希望护理管理者具有较强的业务能力和组织管理能力，能够在各方面给予自己帮助和指导；②希望护理管理者能严格要求自己，以身作则；③希望护理管理者能够公平公正地对待每一位护士，关心每一位护士。

由于护理管理者和护士的出发点、需求不同，双方的期望和关注点不同。在工作中，往往因管理者过分关注工作的完成情况而忽略对护士个人的关心，或因护士过分强调个人困难而忽略科室工作等问题而产生矛盾。

2. 护际之间的关系

(1) 影响新、老护士之间关系的主要因素　新、老护士之间往往由于年龄、身体状况、学历、工作经历等方面的差异，相互之间缺乏理解、尊重，从而相互埋怨、指责，导致关系紧张。

(2) 影响不同学历护士之间关系的主要因素　不同学历的护士主要由于学历、待遇的不同，产生心理上的不平衡，导致交往障碍。

(3) 影响护士与实习护生之间关系的主要因素　一般情况下，护士与实习护生容易建立良好的人际关系。但是，当个别带教护士对实习护生态度冷淡、不耐心、不指导，就会使实习护生对带教护士产生厌烦心理；同时，如果实习护生不虚心学习、不懂装懂、性情懒散，也会使带教护士产生反感，从而引发矛盾。

3. 建立良好护际关系的策略　无论是护理管理者与护士之间、护际之间，还是护士与实习护生之间发生人际关系障碍，均会影响正常护理工作的进行，因此，建立良好的护际关系是全体护理人员义不容辞的职责。

(1) 营造民主和谐的人际氛围　建立民主意识、加强信息沟通是维持和促进护际关系和谐的基础。作为护理管理者，既是护理工作的管理者，更是护际关系的协调者。在工作中，应多用情、少用权，要以身作则、严于律己、知人善用、以理服人。作为护士，一方面要尊重领导、服从管理，理解护理管理者的难处；另一方面，护士间要互相帮助、互相学习、取长补短、和睦相处。作为实习护生，要尊重带教护士、主动学习、努力工作。

(2) 创造团结协作的工作环境　护士之间既要分工明确，又要团结协作，出现困难应互相帮助，发现问题应互相提醒、补救，形成团结协作、和谐向上的工作氛围。

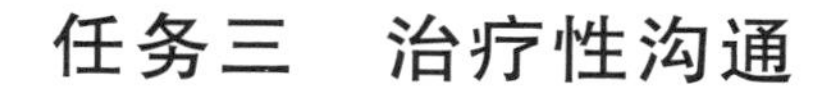

任务三　治疗性沟通

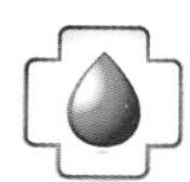

要点导航

重点：治疗性沟通的概念与特点，治疗性沟通与一般性沟通的区别。
难点：护理操作过程中的沟通礼仪，健康教育过程中的沟通礼仪。

一、治疗性沟通的概念与特点

（一）治疗性沟通的概念

治疗性沟通是一般性沟通在护理工作中的具体运用。在治疗性沟通中，信息发出者是护理人员，信息接收者是患者，沟通的内容是护理专业范围的事物。护理人员在获得患者信任和密切合作之后，为患者实施护理计划、解决护理问题、满足患者需要时所进行的服务性沟通，即为治疗性沟通。

（二）治疗性沟通的特点

1. 以个案为中心，以目标为导向　治疗性沟通是护理人员与患者个案之间的关系沟通，具有助人及治疗的意义，其目的是满足患者的各种需要，对患者身心起到治疗作用。

2. 严肃、正规的行为　一般性沟通的目的是互相交流，不需特别注意沟通后的效果，双方沟通愉悦就会有效。治疗性沟通的目的则是治疗患者，通过交流引导能力较差的患者明确生活目标，采取有利于其身心健康的措施。治疗性沟通不是随意的消遣行为，而是严肃且正规的行为。

3. 有计划、有意识地影响患者　护理的服务对象是人，在护理过程中，评估、计划、执行措施和评价护理效果都是以一定的沟通模式进行的，每次沟通都会对患者产生影响，因而每次沟通之前，护理人员都要周密地计划。而沟通技巧的运用，如计划阶段和计划实施阶段的沟通技巧的运用，是沟通有效的关键。

（三）治疗性沟通与一般性沟通的区别

治疗性沟通除具有一般性沟通的一些特点外，还具有其自身的特点（表 9-1）。

表 9-1　治疗性沟通与一般性沟通的区别

项目	治疗性沟通	一般性沟通
目的	确定并解决患者的健康问题、实施健康教育	加深双方的了解，满足彼此的需要
地位	以患者为中心	沟通双方平等
特点	有计划、有明确目的地影响患者	无计划、无明确目的地影响对方
责任	护士引导患者	双方可随意进行，无需引导
场所	医疗机构或相关场所	无限制
内容	与患者健康密切相关	无限定，双方可随意进行
情感运用	促进患者自我暴露	双方可随意运用
沟通结束	经过计划或讨论	无需计划或讨论，可随意结束

二、护理操作过程中的沟通礼仪

（一）操作前的沟通

（1）亲切、礼貌地称呼患者，并做自我介绍，让患者感受到护士的热情、友善。

（2）详细地向患者解释本次操作的目的、意义、患者应做的准备、操作方法及操作过程中可能出现的感觉等。

（3）真诚地向患者承诺将用熟练的操作技术，最大限度地减轻患者的不适，征得患者同意后再进行操作。

（二）操作中的沟通

（1）操作过程中，指导患者配合的方法，询问患者有无不适，仔细观察患者的反应，重视患者的感受，并视情况做相应的调整。

（2）使用安慰性语言，转移患者注意力。

（3）使用鼓励性语言，增强患者战胜疾病的信心。

（三）操作后的沟通

（1）亲切询问患者的感受，观察操作是否达到效果。

(2) 交代应该注意的问题。

(3) 感谢患者的配合。

护理工作案例

护理操作过程中的沟通礼仪

患者，陈某，男性，60岁，医嘱给予测量血压，责任护士小王来到病房与患者进行沟通。

操作前的解释

护士：陈爷爷，您好！您今天看起来气色不错，我是您的责任护士小王。

患者：你好，小王。

护士：根据医嘱，今天要为您测量血压，您刚才30 min内活动了吗？

患者：我刚打了一会儿太极拳。

护士：那请您休息20～30 min我再给您测量，因为活动会影响血压的数值，测出来会不准确的。

患者：好的，我先休息一会。

(30 min后)

护士：陈爷爷，您休息好了吗？

患者：好了，可以开始了。

护士：请您做好准备。

操作中的指导

护士：陈爷爷，您准备好了吗？现在为您测量血压，可以吗？

患者：准备好了，可以了。

护士：请您躺平，别紧张，我帮您脱去左侧衣袖……

护士：……(血压计袖带充气时)陈爷爷，现在您的手臂感到有点胀是吗？很快就好了，请您坚持一会儿……

操作后的嘱咐

护士：陈爷爷，您的血压测量好了，我帮您穿好衣服……

护士：您的血压比正常还是高一点，请您不要着急，对治疗要有耐心和信心，要保持乐观的态度，安心养病。

护士：经常按照我们教您的方法做做锻炼，还要注意饮食，尽量不要吃咸的和油腻的食物，请您不要吸烟。

患者：好，谢谢你。

护士：不用谢。

护士：呼叫器在这里，有事您按一下我们会及时过来。谢谢您的配合，祝您早日康复！

三、健康教育过程中的沟通礼仪

（一）健康教育的概念

健康教育是通过信息传播和行为干预，树立正确的健康观并掌握卫生保健知识，自愿采取有利于健康的教育。其目的是消除或减轻影响健康的危险因素、预防疾病、促进健康和提高人民群众的生活质量。

护理人员有针对性地向患者讲解有关疾病的预防知识、发病原因、治疗方法、护理和保健知识，其目的是使患者获得自我保健和疾病转归的信息，使他们掌握一些基本的自我保健知识，调整心理适应能力，树立预防保健的新观念。

（二）健康教育的基本内容

（1）为患者和家属、社区居民提供有关的公共卫生知识、科学饮食起居知识、疾病预防知识的指导，如指导社区居民戒烟、不要随地吐痰、养成良好的生活习惯等。

（2）帮助患者了解疾病的原因、发病机制、疾病的转归等；合理安排患者饮食、休息、睡眠、活动，合理用药，指导患者配合手术、某些特殊检查等。

（3）指导患者和家属减少影响健康的种种因素及防止并发症的发生。

（4）心理卫生健康教育。

（5）为患者和家属进行住院期间及出院后的康复指导、疾病预防知识的指导等。

（三）健康教育的范围

1. 门诊健康教育　门诊健康教育是针对前来门诊就诊的患者及其家属进行的健康教育，包括候诊教育、随诊教育、门诊健康咨询教育、健康教育处方。门诊健康教育可采取多样化的教育方式，如宣传板报、教育手册、口头讲解、广播、电视、报纸等其他媒体，力求简洁、精炼、新颖、实用。

2. 住院健康教育　住院健康教育是指对住院患者及其家属进行的健康教育，也是目前我国护理健康教育的重要部分。住院健康教育又分为全程健康教育和分期健康教育，前者是指患者从入院到出院全过程的系统健康教育，后者是指患者在入院时、住院过程中、手术前、手术后、出院时进行的阶段性健康教育（图 9-2）。

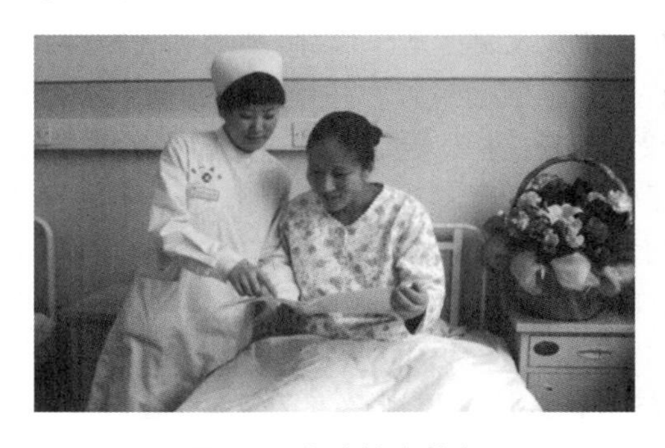

图 9-2　住院健康教育

3. 出院后健康教育　出院后健康教育是指对出院后的患者进行的健康教育，出院后健康教育属于社区健康教育的一部分，主要针对一些特殊病种、慢性病康复期的随访教育，如冠心病、高血压、糖尿病、肿瘤、瘫痪患者等。主要包括患者出院后的服药、功能锻炼、后续治疗、家庭护理方法、常见并发症的预防等。

4. 社区健康教育 社区健康教育是指以社区为基本单位，以促进社区居民健康为目的的健康教育。主要针对社区居民的健康保健知识教育、科学饮食起居教育、卫生科普常识教育、一般疾病的预防、疾病普查、预防接种、妇幼保健、计划生育、一些特殊病种及慢性病康复期的随访教育等（图 9-3）。

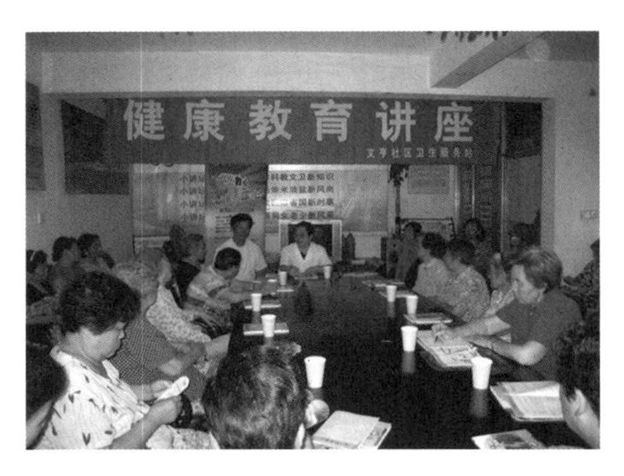

图 9-3 社区健康教育

（四）健康教育过程中的沟通礼仪

1. 根据不同的对象选择不同的方式

（1）与文化层次较高的人交流时，可结合其职业特点，适当应用医学术语，也可用数据、统计资料予以说明，做到理由充分，说明透彻。

（2）与文化层次较低的人进行交流时，语音应通俗易懂、简洁明了，尽量避免医学术语的使用。

（3）与性格外向、开朗的人交流可直截了当，加强互动；而与性格内向、疑虑较重的人交流则应避开其敏感点，以间接的方式疏导。

（4）新入院患者易产生恐惧、焦虑等情绪，护理人员应耐心听取或诱导患者诉说，多关心患者，取得患者的信赖，通过正确有效的健康教育使患者消除顾虑；长期住院久治不愈的患者易悲观，护士应多用肯定性、支持性的语言，鼓励患者战胜疾病。

2. 正确把握沟通时机 患者入院后由于病痛、环境和人际关系改变等，情绪往往不稳定，交流的态度易受情绪影响，而且不同的患者在住院的各个时期对健康教育的需求也不一样，如新入院患者最想知道主管医生、责任护士是谁，医院有哪些规章制度要遵守等；重症患者往往想知道治疗效果怎么样；慢性疾病患者最想知道怎么配合治疗护理才能早日康复等。护士应善于把握时机，根据患者的需求和心理状态进行单独交谈或其他有效方式交谈。

3. 将语言沟通和非语言沟通方式很好地结合 在健康教育过程中，将语言沟通和非语言沟通方式很好地结合起来，使健康教育更生动、形象、有趣，从而加强沟通效果。

4. 从患者角度出发，与患者共情 重视患者的反应，恰当运用倾听、沉默、阐释与重复等技巧，与患者共情共鸣，可以调节交流气氛，强化交流内容，提高交流效果。

5. 发挥护士人格力量的影响 在与患者交流过程中，开朗、沉着、高度负责、知识渊博、技能过硬、有高尚的职业道德的护士，始终激励着患者，帮助患者树立战胜疾病的信念，从而对恢复健康充满信心。反之，护士的沉郁不决、心不在焉、缺乏信心的表情、不负责任的言行及贫乏的知识等，将给患者带来不良的影响。

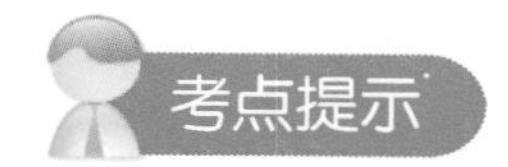

护患沟通、护士与患者家属的沟通。

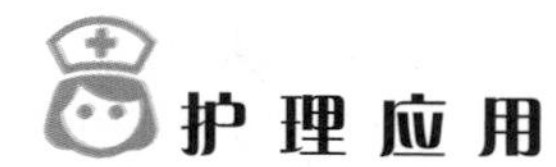

护士职业素质养成训练七:护理工作中的人际沟通

一、训练目标

(1) 尝试应用人际沟通技巧与护理服务对象及其家属进行沟通,消除服务对象的疑虑,从而使服务对象能很好配合,提高护理工作中的沟通能力。

(2) 通过角色扮演,体验护理工作中各种关系沟通的过程。

二、训练内容

1. 训练内容一　班级同学分成若干个小组,每组 2 人,1 人扮演护士,1 人扮演患者,模拟医嘱静脉输液治疗,同学们练习护理操作过程前、过程中和过程后护患之间的沟通技巧,教师对学生进行适当指导点评。

2. 训练内容二　班级同学分成若干个小组,每组 3 人,1 人扮演护士,1 人扮演医生,1 人扮演产妇,每组轮流上台表演以下案例,分别展示 2 种不同的医护人际关系模式。

案例:某医院妇产科,一产妇突发产后大出血,患者身边此时仅有一名护士,医生正在抢救另外一名更为危重的患者。面对如此情况,护士应该怎么办?

三、训练评价

教师对每组学生的演示进行讲评并给出成绩(分别为优秀、良好、合格),分析总结,对表现好的同学提出表扬。

说明:优秀(90～100 分);良好(80～90 分);合格(60～80 分)。

直通护考

A_1/A_2型题(以下每个题均有五个选项,请从中选出一个最佳答案)

1. 一般情况下,护患关系发生障碍时,主要责任人是(　　)。

A. 医生　B. 护士　C. 患者　D. 患者家属　E. 护士和患者

2. 影响医护关系的主要因素不包括(　　)。

A. 角色心理差位　B. 角色期望冲突　C. 角色压力过重

D. 角色权利争议　E. 角色理解欠缺

3. 护患关系的实质是(　　)。

A. 满足患者需求　B. 促进患者的配合

C. 规范患者的遵医行为　　D. 强化患者自我护理能力

E. 帮助患者熟悉医院规章制度

4. 患者，男性，67 岁，大学教授。因高血压住院治疗。适用于该患者的最佳护患关系模式为(　　)。

A. 指导型　　B. 被动型　　C. 共同参与型

D. 指导-合作型　　E. 主动-被动型

5. 一位护士正在为一位即将出院的术后患者进行出院前的健康指导，此时护患关系处于(　　)。

A. 准备期　　B. 初始期　　C. 工作期　　D. 结束期　　E. 熟悉期

6. 一位住院患者，因便秘要求其主治医生给其用通便药。医生答应患者晚上给其口服药物通便灵，但未开临时医嘱。第二天早晨，护士因患者晚间未服用通便灵而受到其埋怨，护士为此对医生产生极大不满。该事件中导致医护关系冲突的主要原因为(　　)。

A. 角色心理差位　　B. 角色压力过重　　C. 角色理解欠缺

D. 角色权利争议　　E. 角色期望冲突

A_3 型题(以下每个题均有五个选项，请从中选出一个最佳答案)

(7～9 题共用题干)

患者，女性，81 岁，退休干部。因冠心病住院治疗，住院前三天与护士们关系融洽。第四天，年轻护士张某在为其进行静脉输液时，静脉穿刺三次均失败，更换李护士后方成功。患者非常不满，其女儿向护士长抱怨，从此，患者拒绝张护士为其护理。

7. 针对此患者的特点，最佳的护患关系模式为(　　)。

A. 指导型　　B. 被动型　　C. 共同参与型

D. 指导-合作型　　E. 主动-被动型

8. 护患关系发生冲突的主要因素是(　　)。

A. 角色压力过重　　B. 责任不明　　C. 角色模糊

D. 信任危机　　E. 角色理解欠缺

9. 护患关系冲突的主要责任人是(　　)。

A. 患者　　B. 张护士　　C. 李护士　　D. 护士长　　E. 患者女儿

(李　收)

项目十　沟通技巧在护理工作中的应用

学习目标

知识目标

1. 掌握聆听与劝说的方法和技巧，赞美与批评的技巧，拒绝与表达的技巧。
2. 熟悉聆听和赞美的内容选择，拒绝的原则及表达的基本要求。
3. 了解聆听的重要性和批评的形式。

能力目标

在工作中护士能恰当地运用沟通技巧，促进有效沟通的进行，以利于护理工作的顺利进行。

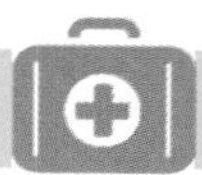

案例导入

刚做完手术的患者向护士诉说自己的痛苦时，护士一边听，一边调整心电监护仪。直到患者停止诉说时，护士才抬起头来对患者说："做了手术都这样，肯定是会有这些痛苦的，你忍耐几天吧！"思考：

(1) 该护士采取这样的沟通方式会给患者及家属造成什么样的不良印象？可能造成什么后果？

(2) 假如你是该值班护士，面对这个案例你将如何处理？

任务一　聆听与劝说

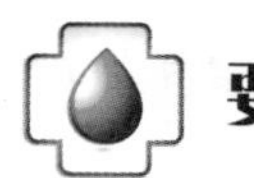

要点导航

重点：聆听与劝说的技巧。

难点：聆听的内容和劝说的导入。

一、聆听

在护理工作中,有效的聆听可以帮助我们获取必要的信息,更深入、全面地了解患者,才能有针对性地与之交流,实现更好的护患沟通,提高护理服务的质量。

(一)聆听的重要性

1. 获取信息 聆听最基本的作用在于收集信息,越是耐心地聆听越能获取更多、更完整的资料。聆听的过程要善于思考,真正把握谈话的内容,理解谈话者的真正意图。护理人员通过聆听可以了解患者的个性、心理需要和其他需要,收集患者对某些问题的理解和想法等,为进一步的护患沟通打下基础。

2. 尊重对方 认真聆听是一种礼貌的表现,体现了对对方的尊重。专注地聆听,带给对方的信息就是"你是个值得我关注的人,我很重视你",这是建立和谐的人际关系,保证人际沟通顺利进行的重要手段。

3. 促使对方讲得更多 聆听不等于不说话,听的过程要积极思考和分析,并且有技巧地提问,才能引发对方表达的欲望,而且良好的聆听技巧,可以使对方受到鼓励,促使他讲得更多,谈得更深入、更全面。如果面对的是个默不做声、心不在焉的听众,谈话者绝对没有兴致再说下去。怎样才能做到有效的聆听呢?不单要用耳朵去听,还要用脑子去听,用心去听。既要学会如何听,还要懂得听什么。

(二)聆听的层次

在聆听的过程中,不同的聆听行为会产生不同的聆听效果。有效的聆听是可以通过学习而获得的技巧。按照影响聆听效果的行为特征,聆听可以分为以下五种层次。

1. 听而不闻 对别人所表达的信息置之不理甚至随意中途打断别人的谈话。例如,和患者谈话时只顾看手机或者做其他的事而丝毫不顾对方说了什么,一方面导致对患者所表达的信息无法感知和注意;另一方面也会给患者带来压力,造成双方沟通信息质量低下。

2. 假装聆听 只闻其声,不解其意。聆听者假装对别人说的谈话很感兴趣,甚至还点头称"嗯""是啊""好",或者有时候露出微笑,但其注意力并没有放在讲话者身上,对于讲话者所说的话实际上一句也没有听进去。常常导致误解,而且错误的举动常常会失去真正交流的机会。

3. 选择性聆听 只听自己感兴趣的部分,一般只能看到事物的局部,从而易导致决策失误。

4. 专注聆听 聆听者主动积极地聆听讲话者的话语内容,与对方有眼神交流,以复述对方的话表示确实听到。但聆听者始终从自己的角度出发,即使每句话或许都进入大脑,但是否都能听出讲话者的本意、真意,仍是值得怀疑。

5. 同理心聆听 同理心是将心比心,把当事人换成自己,也就是设身处地去感受、去体谅他人,这是一个优秀聆听者的典型特征。这种聆听者在讲话者的信息中寻找感兴趣的部分,他们认为这是获取有用信息的契机,他们的宗旨是带着理解和尊重积极主动地聆听。这种感情注入的倾听方式在形成良好人际关系方面起着极其重要的作用。

(三)聆听的技巧

护理人员工作繁忙,不可能与每个患者做长时间的交流或听患者长篇大论的诉说,良好有效的聆听技巧可以帮助护理人员快速准确地获取信息。

1. 以良好的护患关系为基础　一个人是不会与自己所不喜欢的人做深入沟通的。患者是否愿意对护理人员表达更多的信息，取决于其对护理人员的信任度。和谐的护患关系能促进沟通的顺利进行，所以，护理人员想获取更多的信息，前提条件就是要和患者建立良好的护患关系，让自己成为患者喜欢的人或愿意倾诉的对象。

（1）尊重患者　应尊重患者的人格尊严，以真诚、热情、友善的态度对待每一位患者，使患者感到温暖和亲切。护理人员对患者的尊重，对鼓励患者准确地表达各种信息、积极地进行护患沟通非常有帮助，相反，得不到尊重的患者，肯定不愿意再去护理人员那里碰钉子，不愿继续进行交流，因此，尊重是沟通的必要条件，是聆听前的准备。

（2）高尚的职业道德和精湛的专业技术　护理人员要具备高尚的职业道德，本着以患者为中心的服务理念，急患者所急、想患者所想；同时具有精湛的专业技术，以熟练、准确、轻柔、利索地护理操作，减轻患者病痛。优质的护理服务会让患者产生安全感和信任感，愿意去接近并信赖护理人员，向护理人员倾诉，这样就能收集到更多的信息。

（3）了解患者的心理特点　由于病痛的折磨，患者的身体和心理都承受着巨大的痛楚，因此带来一系列的心理变化，常见的情绪反应有恐惧、焦虑、抑郁、愤怒、情感脆弱等。护理人员要善于观察并分析患者的心理特点，要予以理解并宽容对待。只有充分了解患者的心理特点，才能准确掌握其表达的真正含义，做到有效地聆听。

2. 关注对方　沟通是一个互动的过程，一方在说，一方在听。为了听到更多有用的信息，就必须鼓励对方说得更多，而关注就是一个很好的鼓励手段。关注本身是一种态度，可以通过以下形式来实现。

（1）目光接触　在人际沟通中，主动用目光去接触对方的人往往处于积极的主导地位，所以，护理人员若想在护患沟通中获得主动权，并引导患者做出充分的表达，就应该在交谈中主动用目光去接触对方，让患者感受到聆听者的诚意和认真的态度（图 10-1）。

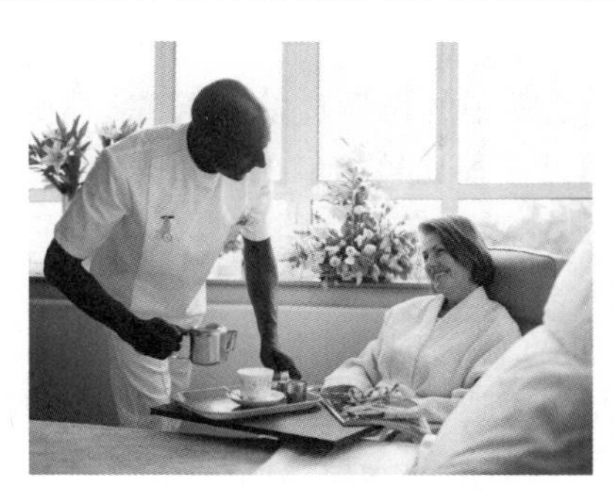

图 10-1　聆听时专注的目光

（2）及时地回应　回应除了是直接回答对方的问题外，还可以是在不需要回答问题的情况下，在对方陈述过程中以“嗯”“哦”“这样啊”等简单的话语进行互动。一方面表示自己正在留心地听，另一方面暗示对方继续说下去。如果没有回应，谈话者就可能要去猜测听的人是否感兴趣或者是否愿意听下去，这种猜测的心态可能对谈话造成不利的影响，所以，护理人员在听患者的谈话过程中，一定要及时地给予回应，以保证聆听的顺利进行。

（3）适当地肯定　在交谈中，如果谈话的一方受到对方的肯定，那么他就会乐意继续说下去而且会谈得更深入、更全面；如果对方是持否定态度，那么谈话者就可能不愿意说下去。所以，在非辩论的情况下，想要更好更多地收集信息，达到有效的聆听，就要适当地给予肯定的表示。最常用于表达肯定的方式是点头、抿嘴和微笑，一般还要配合目光的交流同步进行。

(4) 复述　这里的复述是指一般在某个内容的谈话即将结束的时候，或者谈及某些重要话题时，重复对方的话语。复述有两个作用：一是与对方确认谈话的内容，澄清双方的理解是否一致；二是表示已获取了对方所表达的信息，并强调其重要性。护理人员在聆听患者的述说时，对涉及与病情有关的陈述时，一般要进行复述，如“哦，你说半夜感到有些胸闷”。

3. 有技巧地提问　提问可引发对方谈话的欲望，并把谈话引导到你需要的话题上去。

(1) 封闭式提问　封闭式提问是一种限制了回答的范围或提供选择答案的提问。在会谈的中、晚期，或者收集具体的针对性的资料时，常用封闭式的提问。例如，“昨晚还有没有咳嗽？”“你的意思是想尽早进行手术，是吗？”“咳出的痰带血吗？”“今天还疼不疼？”

封闭式的提问的优点是对一些具体性的问题可以迅速了解情况，节省时间、提高效率。

(2) 开放式提问　开放式提问是一种不提供选择答案，需要回答者自主发挥、自行准备答案的提问。在交谈的开始或者广泛收集资料的时候，最适宜采用开放式的提问。例如，“你这么说是什么意思？”“你现在觉得怎么样？”“为什么不下床走走？”“感觉如何？”“哪里不舒服？”

开放式提问的优点是不限制思路，可以让对方畅所欲言，更完整地表达自己的感受、想法或意见，使聆听者更全面地掌握信息。

(三) 聆听的内容

一个人的谈话，除了语言本身之外，还包括一些非语言性的信息，如言外之意、语调、表情、姿势等。一个善于聆听的人，不单要学会怎么听，还要懂得听什么，即在听到的话语中提取有用的信息，最大限度地利用资料，实现有效聆听。

1. 语言　语言是沟通中最显露、最直接的成分，也是聆听的主要内容之一。面对大量的语言信息，聆听的关键任务是抓住重点内容。一般来说，重点的内容会被谈话者多次重复，以示强调。比如一位患者交谈中多次提及手术费用，与之交谈的护理人员就应该听出他是想讨论这方面的问题。

2. 言外之意　人们有时会把真正的意图先隐藏起来，有的是出于礼貌，有的是为了避免尴尬，有的是想先试探一下而用另一种比较婉转的方法来表达。护理人员要学会听出对方的弦外之音、言外之意，特别是个性比较内向，或者社会历练比较丰富的患者，与之交谈往往要领悟其话中之话。

例如，有位患者对护理人员说：“杨护士，你好像很忙啊？”其实他的真正意思并不是要了解护理人员的工作情况，而可能是想表达“我有事找你，方便吗？”的意思。

3. 语调　同样一句话，用不同的语调表达，会收到截然不同的效果。所以在聆听过程中，除了接受语言信息之外，还要留意其语调所表达的含义。往往语调与说话者的情绪密切相关，情绪低落的人语调低沉缓慢，情绪高涨者语速快调子高。护患沟通中，护理人员要善于从语调中判断患者的情绪。

例如，同样的一句话“这是什么意思”，如果用轻柔缓慢的语调说出来，代表问话者疑惑、焦虑的心情；如果用急躁高声的语调说出来，就带有不满、挑衅的意味了。

4. 表情　面部表情虽然不是直接由耳朵听出来，却是聆听中的一个关键要素。聆听到的内容一定要结合说话者的表情，才能准确判断对方所表达的信息。例如：紧蹙的眉头代表着不满、不解或者高度关注；皱鼻子代表厌恶或者遇到麻烦；嘴角上翘的抿嘴代表赞同或者下定决心；嘴角向下代表不赞同或者犹豫不决；眉毛上扬、睁大双眼、张大嘴巴代表了惊讶。

5. 姿势　身体姿势也是一种常用的非言语表达方式，它主要是通过身体的状态或者动作

来反映人的内心活动的一种形式。人在说话过程中总会无意识地呈现出各种身体状态或做出各种动作，这些往往是说话者自己没有留意到的，因而不带掩饰性，所以身体姿势所表达的信息可能比语言本身更真实、更准确。

如双臂在胸前交叉是一种防御性很强的姿势，代表不愿意与对方太过接近或不想继续进行沟通；身体向前倾，代表谈话者希望对方能留意他所谈的内容；突然从松垮的姿势坐正起来，代表已下定决心或正要改变主意。

二、劝说

劝说是指在沟通中，带有一定目的性，试图改变对方想法或行为的一种表达方式。劝说是一门艺术，并不是所有正确的意见都会被他人所接受，如何能让对方愉快地接受你的意见并主动做出行为改变，关键还在于说话者的劝说技巧。善于劝说的人是一个积极的沟通者，他总能愉快地与他人交流，并使对方在自己的影响下做出改变。

护士的工作经常需要对患者进行劝说，如劝患者服药、劝患者接受治疗、劝患者家属遵守医院规章等，只有掌握了劝说的艺术，才能成功说服对方配合护理工作。

（一）劝说前的准备

1. 了解劝说对象　因劝说对象的个性、知识层次、文化程度不同，在接受他人意见的态度也不同。同样的劝说对于不同的对象，效果往往大相径庭。所以，在进行劝说之前应先了解谈话对象的特点，从而选择不同的劝说方法。

护理人员如何了解劝说对象呢？最常用的方法就是观察，通过观察对方的言谈举止、行为表现、情绪反应，分析判断他的个性特点，进一步有意识地交谈。另外，还可通过他人对对象进行了解，如咨询其家属或其他医护人员。

2. 良好的护患关系　要让对方信服你，并接受你的意见，前提是双方必须有一定的沟通基础，因此，护士想取得患者的配合，必须主动与之建立良好的护患关系，并以亲切诚恳的态度和娴熟的专业技术获取患者的信任。

在临床中还常见患者因为疾病的痛楚而产生心理上的异常，有的人因此对医护人员产生抗拒和抵触，所以，护士一定要及时了解患者心理，化解矛盾，避免冲突。

3. 选择适当的劝说环境　涉及个人隐私的对话，或者劝说内容比较重要时，最好选择安静的、不受干扰的地方进行，比如没有第三者在场的病房或护士站。如果劝说的内容是众所周知的事实，则可以在公开场合进行，还可利用舆论的力量帮助劝说。另外，舒适的、令人放松的环境会让被劝者心情愉悦，比较容易劝说成功；嘈杂的、局促的环境会令被劝者情绪紧张、思维受限，劝说的效果往往较差。

4. 选择恰当的劝说时机　一般来说，被劝者情绪稳定、精神状态良好的时候，是劝说的好时机。这时他的头脑清醒、思维活动正常，容易听进劝说者的分析，进行自我调整（图 10-2）。如果被劝者情绪激动，意识不清楚或者精神状态差，则很难听进他人的劝解、进行有效的思考，更不可能做出调整和改变。如要劝说患者接受进一步的治疗，可以选择在他刚出现身体不适时进行。

5. 调整劝说的期望值　劝说是一门考验耐心的学问，劝说者要先有心理准备，调整对劝说的期望值，要认识到不是所有的劝说都能一次成功。有时由于劝说方法不当，或者对方自身心理因素的影响，劝说变得很困难，需要反复多次、不同角度、各种形式的尝试。

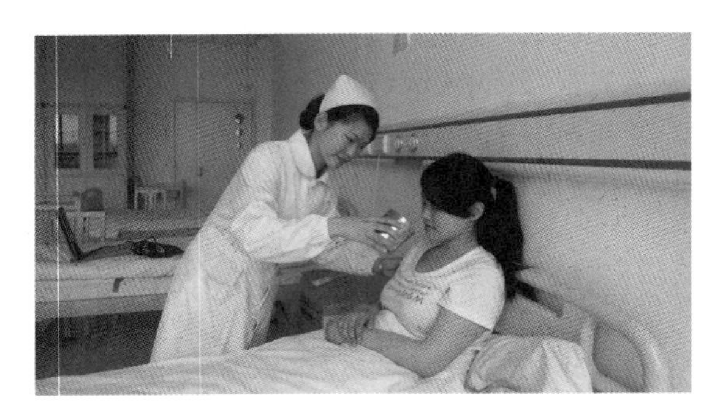

图 10-2　劝说的时机

（二）劝说的导入

不是所有的劝说对象都适宜开门见山的谈话方式，也不是所有的话题都可以采用单刀直入的劝说方法，在进行劝说的开头，往往需要进行适当的导入。

1. 寻找共同话题作为切入点　如果交谈双方有共同的特点或者具有类似的经验，可以拉近双方的心理距离，劝说的成功率会大大提升。所以劝说者要善于寻找双方的共同语言或者相似点，如以“我见过和你一样的患者”“我有个熟人也有类似情况”等话语作为切入点，能让对方产生共鸣而更容易接受劝说的信息。

2. 进行适当的铺垫　适当的铺垫可以让对方对谈话的内容有足够的心理准备。通常可用对方所熟知的事例引出话题，或者用众所周知的事实作为引论。铺垫不宜过长，还要注意有针对性、有的放矢，而非夸夸其谈、不着边际。

（三）劝说中的技巧

1. 态度真诚　真诚意味着发自内心地为对方着想，设身处地地为对方考虑，摒弃个人偏见，不含私心杂念，不带虚情假意。真诚地劝说，能让人如沐春风，感到舒适与温暖，愿意主动接受劝说而且心服口服。在护患沟通中，真诚地劝说，亲切和蔼的态度，能化解护理过程的矛盾和冲突、消除误会，使护理人员在患者心目中树立可亲可信而又权威的形象，增强患者对护理人员的信任感。例如，想劝患者不要吸烟时，不管你本身是多么讨厌吸烟的行为，也不能带着厌恶的态度，而应和颜悦色地进行规劝。

2. 晓之以理、以理服人　任何的劝说只有符合客观规律才能让人信服，所以劝说者一定要把其中的道理讲透彻，才能做到以理服人。如在劝说患者接受治疗的时候，一定要详细介绍治疗的目的、方法、程序、注意事项等，讲清楚治疗的科学依据和不接受治疗可能引发的后果，以科学道理引导患者的判断；同时还要善用准确的论据来印证观点，做到有理有据。在劝说患者的时候，可以引用临床上的科学数据来帮助说明道理，或者借用其他患者的事例来增加说服力。

3. 站在对方的立场　劝说者要学会站在对方的立场去思考，从对方的角度去看问题，以对方的需要作为劝说的出发点，让对方感到自己是被理解、受尊重的。在护患沟通中，常有患者因为对医学知识的缺乏，不理解检查和治疗的意义，而对医护人员有所怨言，这时护士更应从对方的立场出发，了解他所担心和关心的是什么，调整劝说的策略以符合对方的需要。

4. 留给对方思考的空间　劝说时，就算很有道理，也无需咄咄逼人，非要对方马上接受不可，而是要留给对方思考的余地，让他有时间去感受和消化你的劝说。还要注意不要给对方太大的压力，不要总以教训的口气去促使他人改变，更不要去指责对方的无知或错误，而是用建

议的口吻引导对方认识问题、发现问题，让他经历思想斗争后自愿做出调整。

劝说是护理工作的一个重要的辅助手段，想要成功地说服患者，必须事前做好准备，充分地了解患者，分析他的心理需要，找准劝说的切入点，以亲切关怀的态度、严谨专业的道理去说服对方。而成功的劝说，可使患者更加信服护理人员，更好地配合护理工作，提高护理质量。

任务二　赞美与批评

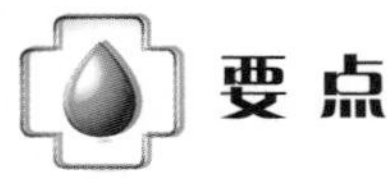

要点导航

重点：赞美和批评的技巧。

难点：赞美的时机与批评的内容。

在沟通过程中，对他人的态度可以分肯定与否定两种，对于肯定和认同的人，我们通常给予赞美，对于否定与反对的人，我们则给予批评。虽然两者在做法上背道而驰，但是为的却是同一个目标——促使进步，所以两者常常是相辅相成、相互影响、相互促进的。真诚而适度的赞美，可以对好的行为起到激励和强化的作用；中肯而客观的批评，能引导人们认识错误、改正错误。在临床工作中，护理管理人员常会对护士的工作给予赞美或批评，护士也可能对患者的某些行为做出评价。艺术地使用赞美和批评，能够协调护理工作中的各种人际关系，促进和谐。

一、赞美

赞美是指对他人的行为或品质的高度认同与肯定，并以称赞、表扬的形式表达出来。美国著名的心理学家威廉·詹姆士说过：人类本质中最殷切的需求是渴望被肯定。通过被赞美，人们的自我价值得到肯定，自我评价得以提升，自尊的需要得到满足，自信心也得以增强。所以说，赞美可以促使人们认识自己的长处并将它发扬光大，是鼓励他人进步的有效途径。

（一）赞美的内容

1. 真实的内容　赞美要真诚、不虚假、恰如其分，赞美的内容必须是对方确实具有的品质或特点，否则会让人感到言不由衷，甚至怀疑你赞美的动机。如对着一个精神不振的患者，称赞他说："你今天的气色真好。"就会让他感到莫名其妙，不知你是什么意思。不如说："今天的脸色没有昨天那么苍白，是不是感觉好一点了呢？"

赞美他人要有"度"，适可而止，不可过于夸张，否则就显得太过虚伪了。例如，总是赞美对方"你最棒""你真了不起"之类的话，会给人虚假不实的感觉，让人感到不自在或者感到尴尬。

2. 具体化的内容　赞美的内容必须具体化，要具体点出对方值得称赞的事情，而不使用空洞虚幻的辞藻。如要表扬一个儿童患者，与其说"你真棒！"还不如说"你刚才打针时只哭了一下，有进步，说明你越来越勇敢了。”因为过分空泛地表扬也会让小孩感到迷惑——究竟是因为什么表扬我，我是哪方面做得好呢？

3. 赞美对方最在意的事情 赞美他人时，一定要选择他最关心、最在意的事情，否则达不到积极的效果。如夸中年女患者发型好看，还不如夸她的孩子聪明懂事；夸一位老大爷身体硬朗就比夸一个年轻人体质好更能鼓舞人心。只有谈及对方最关注的事情，才能引起他的共鸣，这样的赞美才最具效果。

（二）赞美的时机

赞美他人一定要及时，如果一出现好行为就马上表扬的话，对方可能会越做越好；如果等到事情完成后或者拖了一段时间后才总结表扬的话，鼓舞的效能就会大打折扣。例如，看到一个一直不愿下床活动的患者开始有所改变，肯坐到床边晃动双腿时，要及时表扬他说：“做得好，下床活动对机体的恢复很有帮助。”听到这话，往往会促使患者做出进一步的行动。

在对方表现出得意的时候及时赞美，如一位外科手术后的患者向你展示他手臂力量的恢复情况时，要适时鼓励他“不错，有进步”。如果这时你默不做声的话，他会认为你根本不关心而觉得扫兴。或者选择在你一发现对方有值得赞美的地方的时候及时给予赞美，因为这个时候你的感受是最真实的，感触也是最深的，一定要及时把它表达出来。

（三）赞美的技巧

1. 发现对方的赞美点 赞美别人必须要善于发现别人的“赞美点”。人人都有值得赞美的东西，关键在于你是否积极去寻找、去发现。如果护理人员善于发现患者的“赞美点”，甚至会把一些本来似乎该批评的事变成值得表扬的事，将会收到意想不到的效果。例如，在临床工作中，观察到患者的气色、活动、食欲等变化或在监测一些指标（血压、体温、脉率、尿量等）变化往好的方向发展时，及时进行赞美，使患者感到温暖和振奋，有利于健康的恢复。

2. 善用表情 赞美的语言必须配合愉快的声音和赞许的表情才有效果，否则展现的是过于严肃或者冷漠的表情，对方是无法感受到你的赞美信息的。怎样才是赞许的表情呢？目光要互相接触，眼神要温柔，最好能够微微点头，再配合鼓励的笑容，对方就一定能够感受到你赞美的心意。

3. 通过第三者表达赞美 对方是通过第三者听到你对他的称赞的效果，比他直接听到你的称赞的效果更好。通过第三方的传达，更加证实你赞美的诚意，也加强了赞美内容的可信度。

二、批评

作为人际沟通中表达自己对他人态度的方式，批评和赞美是相对立的。批评代表对他人的某些行为或品质持否定态度，目的是希望对方能够认识问题，并做出改正，达到自我提升的目的。批评是一把双刃剑，它既能促使人们认识错误，争取进步，也可能对他人造成伤害，引发矛盾，因此，如何批评、何时批评都是一门学问，要好好把握，才能使批评达到预期的效果。

（一）批评的形式

1. 当面批评 最常见的批评形式就是口头批评，通过语言直接将自己的观点表达出来，指出对方的错误，并提出希望。这种做法的优点是直截了当，信息传递迅速。但是，这种面对面的提意见方式有时会让人感到难堪，尤其是性格内向或者心理承受能力较差的人，往往难以接受当面的批评。

2. 间接批评　有时不一定要直接把批评的内容说出来，可以通过其他形式，如沉默不语、严肃的表情、移开目光、不予理睬等来表达对对方的否定。这样做的好处是既表达了批评的态度，又不会伤害他人的自尊心。例如，老师上课发现有学生违反纪律，便停止讲课，以沉默来提醒犯错的同学，或者用严肃的表情看着他，使之有所警觉，又如护士长发现有护士的操作不规范，便不出声地走过去亲自演示。

3. 利用其他媒介　还可以将你的意见、想法等写成留言条或者通过短信、网络等平台与之交流。少了面对面交谈的尴尬，这样的沟通更加顺畅、更深入，对方也会更容易接受你的批评。

（二）批评的内容

1. 真实　一定要在了解清楚情况的基础上进行批评，批评的内容要真实才有说服力，否则单凭自己的主观臆断而批评对方，则既达不到促使进步的效果，又伤害了彼此的感情，因此批评的内容一定有足够的根据。为了解真相，除客观调查之外，还应该听听对方的想法和意见，要让对方有说话的余地，要多方面了解情况，并学会客观地思考和分析。

2. 一个错误只批评一次　对同样的错误，只说一次就够了，不要重复。重复不仅不能增加批评的效果，还可能产生反作用，使对方感到厌烦而产生抗拒的心态。还要注意不要翻出陈年旧账，不要在一次批评中重复对方以前的错误，这样容易让人抓不住重点，往往削弱了主要问题的批评效果。

3. 具体化　和赞美他人一样，对他人的批评也要具体化，不可简单笼统地批评。例如，对一位在病房里喧闹的患者家属，不要简单地说“你不能这样”，而是说“请不要在病房里大声喧闹”，让他明确知道自己的错误，批评的效果才明显。

4. 适度　批评要把握好度，不宜过于激烈，点到即止，尤其是对于初次犯错的人，要让对方有思考的空间和自我反省的时间。不宜随便把批评的内容提升到某一高度，如纪律性、组织性、人品等。例如，不要因为一个人某次在公共场合大声嚷嚷就把问题提升到个人素质上去。也不要随便给他人“贴标签”，如因为个别小事而断定某人“没教养”，这种简单的分类容易对被批评者造成伤害，也影响彼此的人际关系。

（三）批评的技巧

1. 态度温和　批评的语言本身就是一把利器，可能会伤害到他人，所以一定要小心使用，要从态度、表情、语气等方面让对方感受到你的批评是为他着想、希望他进步的。批评时切忌态度粗暴、恶语伤人，否则不但不能达到批评的目的，还会激化彼此的矛盾，使得问题复杂化。

2. 私下批评　要选择好批评的场合。如果有第三者在场，任何形式的批评都会使人尴尬，所以应该尽量选择私下的场合，避免当众批评。另外，单独、安静的环境也有利于受批评者冷静地思考，正确地认识问题。

3. 及时批评与沟通　批评一定要及时，才能让对方在第一时间认识到错误，把不良的苗头扼杀在萌芽状态。如果没有得到及时的批评、警告，那么对方可能不会重视自己的错误，而没能及时做出改正。在批评完之后，还应及时与对方沟通，及时交换意见，了解对方的想法，并适当肯定对方其他方面的表现，做到刚柔并济。这种批评后的理性沟通可以有效消除批评带来的紧张关系，消除隔阂，使批评的效果更加理想。

任务三　拒绝与表达

要点导航

重点：拒绝的技巧，护理工作中表达的技巧。

难点：拒绝的原则，护理工作中表达的基本要求。

一、拒绝

拒绝就是在遇到不合理的要求或者自己的利益受到侵犯时表示不接受，虽然拒绝难免令人遗憾，但它是人际交往中难以回避的环节。如果能够使用合理又得体的方法来表达拒绝，那么可以减少对对方的伤害，避免产生负面效果。

（一）拒绝的原则

1. 是非分明　内心要有把标尺，做到明辨是非、坚持原则，凡是违反法律法规、不符合道德伦理规范、违背自己的为人处世原则、有损人格尊严的事情都应拒绝。平时要多观察、勤思考，提高自身的判断力水平，避免出现该拒绝时不拒绝，到头来却无法履行承诺，或者把不该拒绝的拒绝了，结果不仅耽误正事、还伤害感情。例如，对有悖医疗道德的要求，要坚决拒绝。

2. 以诚相待　要以真诚的态度对待每一位沟通的对象，就算要拒绝他，也必须态度诚恳。拒绝时宜开诚布公地说出真实情况，诚恳地说明拒绝的理由，并以抱歉的语句，如"实在对不起""请您原谅"等表示自己的遗憾，以寻求对方的理解，最大限度地减轻对方因为被拒绝而受到的打击，减缓其敌对情绪。

3. 正确的心态　敢于拒绝、懂得拒绝的人才是心理健康的人。合理的拒绝大多能被对方所理解，坦荡的拒绝还有助于减少压力，使自己在人际交往中处于主动地位，所以，要保持正确的心态，坚持自己的原则，不受他人的态度左右，正确行使拒绝的权利。

（二）拒绝的技巧

1. 说明具体理由　在拒绝他人时，不要只是简单地说"不行""不可以"，否则对方可能以为你不想帮忙或者对他有意见。而应该把你拒绝的理由，甚至是难处或苦衷告诉对方，如在拒绝患者提出的不符合院规的请求时，可以说"不行，要是这样做是违反院规的，我会因此受到处理。"如果陈述的理由合情合理，那么对方即使遭到拒绝而不愉快，也会表示一定程度的理解。

2. 语气婉转　婉言拒绝是指在拒绝他人时，用温和的语言来表达拒绝之意。委婉拒绝不容易伤害他人的自尊心。婉转拒绝可以用行动进行暗示，如用看手表的动作来暗示时间不早，不想再聊下去了；或者强调拒绝是因客观原因而非主观意愿，如在拒绝邀请时可以这么说："谢谢您的邀请，但我最近正忙着筹办护士节的礼仪活动，实在没有时间。"婉转地表达既能让对方明白，又不会使对方感到受伤害。

还可以根据实际情况，向对方提出一些有效建议，或用另一种替代的方法去帮助他。如在拒绝他人要求帮忙的请求后，说："这个问题我不清楚，不过我可以帮你问问医生。"或"虽然这事我帮不了你，但以后你有其他什么困难还可以来找我，我会尽力的。"

3. 适当的幽默感　幽默本身是一种轻松有趣的表达方式，且颇具感染力。拒绝可能会给对方带来负面情绪，但是如果能够在拒绝时使用一点幽默，用轻松诙谐的话语或者生动有趣的比喻，可以避免正面刺激对方，使对方放松心情，化解敌对情绪，更容易理解拒绝者的立场。

4. 因人而异　在拒绝方法上，要做到因人而异，对不同个性的人要用不同方式对待。如性格开朗、心胸开阔的人宜尽早地表示拒绝及说明拒绝的理由，好让他及早另作安排；面对心理承受能力低或对拒绝毫无思想准备的人时，宜使用暗示的办法，让他有一定的心理准备，再采用委婉的方式告知。

二、表达

表达就是通过文字、语言或者表情、动作等形式传递信息，展示自己的思想和感情。表达可分为书面表达、口头表达，也可分为语言表达、非语言表达等。在护理工作中，护士经常需要和各式各样的人打交道，因此如何正确并有技巧地表达是护理人员的必修课。

同样的内容经由不同的表达方法表现出来，会有截然不同的效果。例如，有位护士发现有个病房的空调开得很大，便生气地说："是谁开这么大的空调？冷死你们啊！关小点。"说这话的目的虽然是为患者着想，但听起来觉得刺耳，让人很难接受，而且患者会认为这位护士很凶。同样的情况，如果护士能够用关切的语气对患者说："开这么大的冷气，容易着凉感冒，要是感冒的话会加重病情的。我帮你们关小点。"这样的话患者就很容易接受，并会觉得这位护士很可亲可信。不同的表达产生全然不一样的效果，所以护理人员在表达自己思想或进行健康宣教的时候，一定要注意表达的方法和技巧。

（一）护理工作中表达的基本要求

1. 态度亲切，热情诚恳　在护理过程中，护士不管是要表达什么，都要保持亲切自然的态度，使患者感到有安全感，有效地缓解患者紧张焦虑的情绪，提高护理质量。只有在亲切的态度下，表达出来的内容才能给人以真诚可信的感觉，让患者感到可亲可近、值得信赖，让人容易接受。

2. 声音柔和，吐字清晰　语言的表达主要是通过声音传递，如果声音是悦耳的、令人舒适的，那么表达的效果将大大提升。护理人员应该尽量调节自己的声音，使之婉转柔和，不宜过尖、过细、过粗、过低；护士面对的工作对象往往是陌生的人，他们不可能熟悉你的口音，所以在说话时应准确发音，力求说话不带乡音、不讲土话、不带口头禅，患者才容易明白、容易理解；语速要合适，不宜过快，尤其对儿童和老年患者，通常需要格外放慢语速，甚至需要多次重复，才能使之理解和接受。

3. 主题突出，条理清晰　语言表达讲究主题突出，即表达的中心意思要明显，才容易为人所理解；表达的层次要清晰，要有严密的逻辑关系，要有严谨的思维习惯和良好的表述能力；表达时尽量言简意赅，减少无意义的重复，避免啰嗦。

4. 科学合理，通俗易懂　表达要讲究科学性，做到准确合理，因此，护理人员应该注意表达的科学性、严谨性和客观性。由于患者大多缺乏相关的医学知识，所以表达时还要注意通俗易懂，尽量避免晦涩难懂的专业术语，遇到无法替代的专业词汇时要及时讲解、耐心解释。必要时理论联系实际，用实际例子或简单明了的比喻来帮助说明情况，使表达的内容形象生动，往往有事半功倍的效果。

(二)护理工作中表达的技巧

1. 区分不同的对象 表达要针对不同的对象采取不同的方法,要根据患者的性别、年龄、身份、经历、文化背景等具体因素而选择适合的表达方法。如对儿童患者的语言要活泼、轻快,对中年患者的语言要稳重,对老年患者则需大声、慢速,并且使用敬语以示尊重;对男性患者的谈话可以比较简单直接,对女性患者则讲究委婉细腻;对自信或者固执的患者要以解释、劝导为主,而对缺乏自信、个性依赖的患者则应多给予直接指导。

2. 重视互动与反馈 表达的过程要及时了解对方能否理解、是否接受,才能使表达有效地进行下去。护患沟通中,为了准确了解对方的想法,护理人员应主动聆听患者的想法,给患者留出发表意见的时间和空间,关注患者的反应,避免单方面地信息传递。如护士在交代完注意事项之后,要问患者:"听懂了吗?"或"明白吗?"甚至可以要求他:"请您重复一次。"以确保信息的有效传递。

3. 利用其他非语言手段 除语言之外,还有其他非言语的手段可以作为信息表达的途径,护理人员要善于利用这些辅助手段来传递特定的信息或增强语言表达的效果。

(1) 表情 护理人员在表达时应展现自然略带微笑的表情,表现得落落大方,让患者感到亲切和温暖。在传递信息时眼神要专注,这既是对对方的尊重,也体现了护理人员个人的基本素质。在工作中尤其是危急时刻,如急救过程,护理人员的眼神要坚定、冷静,它能带给患者信心和安全感,有助于稳定患者的情绪。

(2) 仪表 护理人员应该仪表整洁,端庄大方。得体的仪表代表了护理人员良好的职业修养,让患者觉得可亲可敬。

(3) 举止 护理人员的举止要自然大方,不宜矫揉造作,也不可大大咧咧。动作要轻盈,操作要娴熟,体现出护理人员一丝不苟的敬业态度和精湛的业务素质。

(4) 触摸 护理人员可以通过适当的触摸来表达对患者的关心、理解、体贴和安慰,效果有时会超过语言的表达。例如,产妇剧痛时,护士在一旁握住她的手,给产妇的体贴感比简单说些安慰的话还管用;患者因疼痛而烦躁不安时,护士轻轻拍拍他的手背表示理解,可以减低他的焦虑;轻轻抚摸幼儿患者,可以让他产生安全感和满足感。

聆听与劝说的方法和技巧,赞美与批评的技巧,拒绝与表达的技巧。

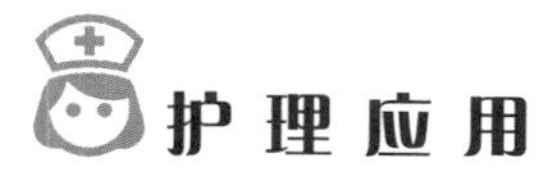

护士职业素质养成训练八:沟通技巧在护理工作中的应用

一、训练目标

(1) 尝试应用不同的沟通技巧与护理服务对象及其家属进行沟通,消除服务对象的疑虑,从而使服务对象能很好地配合,提高护理工作中的效率。

(2) 通过角色扮演，体验护理工作中面对不同情景时如何选择有效的沟通方式。

二、训练内容

1. 训练内容一　班级同学分成若干个小组，每组 2 人，1 人扮演护士，1 人扮演患者，模拟并展示案例一，学会在护理工作中，对患者进行劝说，以达到有效的沟通。

2. 训练内容二　班级同学分成若干个小组，每组 3 人，1 人扮演护士，1 人扮演医生，1 人扮演产妇，每组轮流上台演示案例二，学会在护患沟通中有技巧地传达拒绝。

案例一：老方是患者家属，平日闲着没事总爱在病房偷偷抽烟，其他病友意见很大。这天护士小王巡房时发现病房里烟味很重，请问小王该如何劝说？

案例二：患者，女性，30 岁，怀孕 39 周，因临产入院。其家属以产妇身体虚弱，需要多人照顾为由，要求多开一张病床。护士小杨负责接待，她该怎么做？

三、训练评价

教师对每组学生的展示进行讲评并给出成绩（分别为优秀、良好、合格），分析总结，对表现好的同学提出表扬。

说明：优秀（90～100 分）；良好（80～90 分）；合格（60～80 分）。

直通护考

A_1/A_2 型题（以下每个题均有五个选项，请从中选出一个最佳答案）

1. 积极的聆听技巧不包括（　　）。

A. 表达对说话者感受的理解　B. 适当提问　C. 解释说话人的意思
D. 无条件包容接纳　E. 真诚专注

2. 聆听时需要关注的是（　　）。

A. 语言信息和非语言信息　B. 内容信息和关系信息
C. 说话者的自我陈述　D. 言外之意
E. 以上各项

3. 解释对方说话的意思的时候，一般不应采用的表达方式是（　　）。

A. 直接　B. 探寻　C. 反问　D. 委婉　E. 复述

4. 以下属于批评别人时恰当的方式是（　　）。

A. 举出对方错误，不必给对方辩解的机会
B. 要回顾以往事件，让对方感到羞耻
C. 对事不对人，避免人格攻击
D. 确保表情非常严肃，声音严厉
E. 硬邦邦地讲道理

5. 不符合聆听的原则的是（　　）。

A. 要适应讲话者风格　B. 仅用耳朵听　C. 首先要理解对方
D. 鼓励对方　E. 对重要语句进行复述

6. 以下哪一个不属于开放式问题？（　　）

A. 请问一下会议结束了吗？　B. 请问去上海有哪些航班？

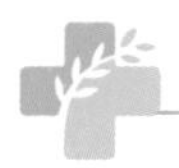

C. 你对我公司有什么看法？

D. 这个问题你认为如何解决比较好？

E. 您现在觉得怎么样？

7. 下列哪项能使赞美显得真实，让对方更容易接受？（　　）

A. 复杂化　B. 技巧化　C. 抽象化　D. 具体化　E. 夸张化

8. 适当地拒绝是建立自信的重要方法之一，在表示拒绝时，不合适的是（　　）。

A. 确定自己有权利拒绝

B. 真正明确地表达拒绝的想法

C. 拒绝时，看着对方的眼睛

D. 在拒绝后，向对方详细解释原因

E. 先聆听，再说不

9. 批评要对事不对人，但赞美别人时，可以（　　）。

A. 人事都不对

B. 对人不对事

C. 对事又对人

D. 对事不对人

E. 以上都对

（刘树淼）

项目十一　护患冲突及处理技巧

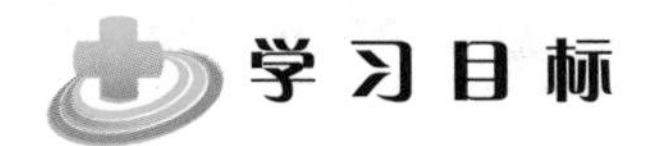

学习目标

知识目标

1. 掌握护患冲突的处理原则及处理方法。
2. 熟悉护患冲突的分类。
3. 了解护患冲突发生的原因。

能力目标

运用护患冲突的相关知识及技巧，正确处理护患冲突。

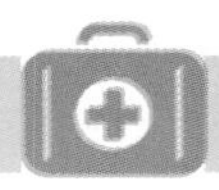

案例导入

儿科病房的护士小刘，因给患有秋季腹泻的4岁患儿楠楠进行静脉输液时，两次穿刺未能成功，引起患儿哭闹，导致患儿家长强烈不满，遂对护士小刘恶语相向，并将此事投诉到护士长。思考：

(1) 假如你是护士小刘，当出现两次穿刺都未成功的时候，应如何安抚患儿并向家长说明穿刺不成功的原因以及解决问题的方法？

(2) 作为儿科病房护士长应如何向患儿家长做出合理解释，寻求患儿家长谅解？

随着我国医疗制度改革的不断深入，人们法律观念和维权意识的不断增强，以及生活水平的提高，人们对“健康”的重视程度也与日俱增。患者维护自身合法权益，希望得到高水准护理服务的迫切，无形中对护理人员的职业道德、技术水平及服务质量提出了更高的要求。在临床护理工作中，履行护理服务职责的同时，规避或减少护患冲突的发生，出现冲突后能做到冷静分析其发生的原因，依法依规妥善处理护患冲突，是当前护理人员急需掌握的沟通能力，可为进一步促进临床护理工作合法规范、有序高效地开展提供有效保障。

任务一　护患冲突的原因和分类

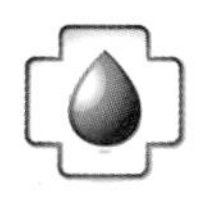

要点导航

重点：护患冲突发生的原因。
难点：护患冲突的分类。

在社会环境中，个体之间存在着差异，群体之间也有不同的任务和规范，双方对同一个问题有不同的理解和处理时，就会产生排斥、抵触、对抗、争执或是争斗的现象，我们把这一对立状态称为冲突。人们一般把矛盾也视为冲突。

护患冲突是在护理过程中，护患双方为了自身利益，对某些护理态度、方法、行为及后果等方面存在认识或理解上的分歧，以致侵犯对方合法权益。护患冲突是在护患关系的基础上形成的冲突，其发生直接影响良好护患关系的建立和发展，阻碍护理工作的顺利开展。因此，在临床护理工作中应围绕“一切以患者为中心”的工作原则，重视患者提出的问题，寻找造成护患冲突发生的原因，避免与患者发生冲突。

一、护患冲突发生的原因

（一）医院管理方面

1. 规章制度不健全　俗话说，无规矩不成方圆。现代医疗护理的健康发展需要健全的规章制度做保障，医疗护理质量监控、职责划分明确、有章可循，有利于护理质量水平的提高。否则不能满足患者及家属的需求，从而引发护患冲突。部分医院面向患者解释规章制度时，只单方强调患者应承担的义务，而对患者应享有的权利则强调较少，使患者产生“都是我要承担的”的厌烦心理，拉大了护患之间的心理距离。

2. 经营管理不到位　医院诊疗护理的顺利运行，需要科学的管理模式及方法做基础。如果，各个诊疗、护理环节出现繁琐、拖沓、衔接不到位的现象，就会耽搁患者疾病的诊治和护理，如急救药品补充不及时、设备仪器维护不当、后勤保障不力等，致使供应和需求失调。另外，不合理收费、看病贵或者过渡医疗等问题，给患者及患者家属的经济带来负担。

3. 护士配备不均衡　国家提出深化优质护理、改善护理服务的工作要求，使长久以来重医轻护的现象得到重视和改善。但护理人员与病床之比仍然不均衡，很难满足患者心理护理、生活服务等方面的需求，特别是急、危、重或老年患者入院后，得到护士全方位精心护理的机会有限，使患者及患者家属提出的要求难以满足，继而产生冲突。另外，由于人事编制体制等因素的影响，也会挫伤护理工作人员的积极性，影响护理服务质量水平。

4. 人才培养不重视　护理人员专业知识的继续再教育，不仅是提高护理质量水平的方法，更是减少护患冲突的基础。医院加强临床护理人员专业知识的更新，注重引进国内外护理专业新知识、新技术、新方法，搭建护理人员走出院门、走出国门继续深造的机会与交流平台，提高护理人员的整体素质水平，以求进一步满足患者对健康护理的需求。

(二) 护理人员方面

1. 规章制度未认真履行　"三查八对"、交接班、院感控制等制度是临床护理人员必须遵照执行的，甚至有时是需要具备"慎独"的职业操守来遵照执行(图 11-1)。护理人员未认真执行"三查八对"，极易出现打错针、发错药、输错液等护理差错、事故；执行交接班制度时，若出现交接患者病情遗漏、抢救仪器未及时上报检修、抢救药品未及时补充等，一旦患者发生急、危、重情况则会导致抢救不及时，危及患者生命；院感控制执行不到位，极易给患者造成伤害，引发医源性感染，增加患者的痛苦，势必会引起患者及患者家属提出质疑和意见，情况严重还会造成护患冲突。

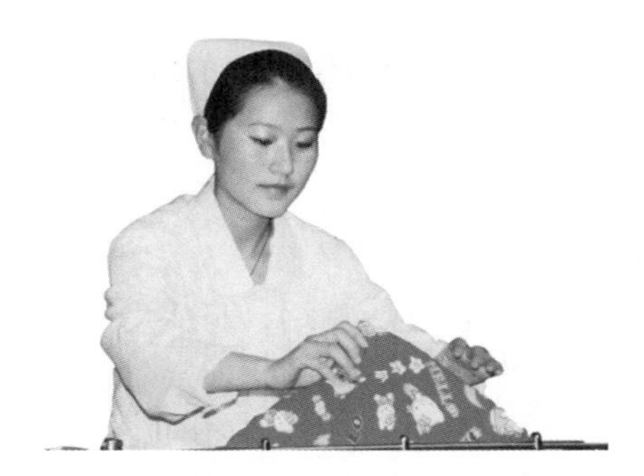

图 11-1　慎独

2. 对待工作缺乏责任心

(1) 护理人员对患者病情观察不到位，造成延误治疗或患者病情加重，未能及时巡视病区，患者发生坠床或者擅离病区发生人身意外伤害等情况，都是护理人员对待工作不尽职的表现。

(2) 护理人员每天除执行医嘱、完成常规护理任务，还要面对大量琐碎、繁杂的事务性工作，甚至有时还要去应对一些突发性事件，比如抢救危重患者、迎接上级工作考核等，在面对患者或是患者家属们提出反复、无关紧要的"细枝末节"的问题时，护士由于司空见惯，按照惯性思维认为患者及家属已经了解、清楚，从而表现出过于简单敷衍或缺乏耐心的态度，患者或患者家属受重视的心理期望此时未得到满足，致使护患关系紧张。

(3) 护理人员个人的不良情绪带到护理工作中，影响到与患者及患者家属的正常沟通，甚至是在繁重的工作情况下，迁怒于对方，继而影响护患关系。

(4) 护理人员平时不注重法律知识的学习，法律意识淡薄，在不合适的场合擅自与他人谈论患者病情，甚至是触及患者的婚姻、身体缺陷等个人隐私；在为患者实施护理治疗时，未顾及周围环境，暴露患者躯体，没有做到维护患者的尊严；在实施诊疗护理操作前，没有征得患者及患者家属的同意，即侵犯了患者的知情同意权。以上护理人员不良的言语行为会引起患者及患者家属的不满，造成护患冲突。

(5) 护理人员人数有限，一些本是护理人员自身范畴的工作由患者或患者家属代劳，例如，为了防止长期卧床的患者发生压疮，护理人员让家属为其翻身，引发坠床、各种导管脱落等问题，导致患者或家属的强烈不满。

3. 沟通方式、方法不合适　护理人员在工作中不注重语言沟通技巧，给护理工作造成负面影响，使护患关系不和谐。

(1) 执行护理治疗时，不运用尊称直呼床号，比如“3床，打针！”，甚至是在需要患者配合或家属协助时，态度冷漠、语气生硬，使用忌语，导致患者或其家属不满。

(2) 与患者或家属交流时，只顾自己阐述，不注重对方的回应，令其产生误会。

(3) 患者向护理人员讲述事情，护理人员未做到认真倾听，表现出随意插话、漫不经心、左顾右盼、不耐烦、看表、转向他人等举动，引发患者误解、恼怒，产生挫败、不被重视等误解，影响护患交流的质量，诱发护患冲突。

(4) 涉及专业术语未解释到位，或是过多使用专业术语，特别是在患者或患者家属不理解的情况下，护理人员表现出不耐烦、推诿的言行。

4. 其他 护理人员由于长期超负荷工作，引发身体不适、过度疲劳、情绪消沉等，为引发护患冲突制造导火索。另外，如果不能理解患者或患者家属对护理效果的过高期望的心理，认为是对方过于苛求或是无理取闹，并未给予科学合理的解释和引导，没有做到与对方及时有效的沟通，甚至是表现出事不关己、推诿的态度，就会为产生更为严重的护患冲突埋下隐患。

(三) 患者及患者家属方面

1. 期望值过高 患者及患者家属过度依赖医护人员，认为只要到了医院，就能药到病除、恢复如初。当护理治疗效果与其期望值有所差距、偏移，患者及家属就会产生抱怨、愤懑或是冲动等反应和举动，甚至是表现出诸如谩骂、拳脚相向等过激行为。部分危重患者，如恶性肿瘤晚期患者虽然付出高昂的医疗护理费用，运用了所有的医疗资源、最好的医技手段或者是药物，仍达不到预期设想的良好治疗效果时，就会直接或间接地影响护患关系。

2. 专业知识匮乏 患者及患者家属对医学护理专业知识的匮乏，使得涉及的专业术语、专业知识在与护理人员沟通中存在交流障碍，造成患者及家属理解有误或者是一知半解，自认为护理人员没有说明清楚、故意隐瞒事实，对护理服务质量产生异议。

3. 不良情绪干扰 疾病的痛苦使患者产生焦虑、抑郁、烦躁等负面情绪，家属面对患者的病痛承受着巨大的心理压力，此时若护理人员与床位比例失调，无法派出充足的人力较好地为患者提供病痛和心理上的精心照护，难免会引发护患冲突。

4. 对护理存有偏见 部分患者及患者家属忽视“三分治七分养”，认为治病救人依靠的是医生，轻视在疾病的转归中护理工作的促进作用和协同作用，小觑护理人员的职业价值，对其社会地位存有偏见，在言行上不够尊重护理人员，导致护患关系紧张，触发护患矛盾。

二、护患冲突的分类

常见的护患冲突可分为以下四类。

1. 护理责任性冲突 护理责任性冲突是护理人员职业道德素养缺失、工作责任心不强、服务意识不够引起的护患冲突。具体体现在：工作态度冷漠、言语生硬、行动不积极；对待患者及家属提出的问题不予理睬、不予解答；做不到体贴、关心患者；慎独素养不足、玩忽职守；不按操作规程实施护理工作，简化护理操作程序；利用工作之便，克扣患者药品等治疗用物，侵犯患者经济利益。

2. 患者认知性冲突 患者认知性冲突是指患者缺少对医院管理制度、医疗护理专业知识、各项操作规程的了解，对患者疾病的治疗及护理过程中出现的问题，与护理人员的认识相左所引起的冲突。护理人员履行工作职责时，有的患者和家属不配合医护人员的管理，甚至是无理取闹；有的患者入院之后，护理人员按照要求面向患者或患者家属宣教、交代相关事宜，但由于对方重视程度的不足或是遗忘，在出现不良情况时逃避、推卸自身应当承担的责任；有的患者或者患者家属给医护人员强加一些目前医学无法解决的过分要求，进一步引发双方争议等，妨碍医疗护理工作的正常进行。

3. 护理技术性冲突　护理技术性冲突是指护理人员专业技术水平有缺陷，护理技术操作能力不强，致使患者病情严重甚至是伤残、死亡，由此所引起的护患冲突。例如，护理人员为患儿实施肌内注射，因臀大肌定位方法不准确，误伤坐骨神经，造成下肢运动障碍。

4. 医疗费用性冲突　医疗服务消费有别于普通消费，部分患者及患者家属在认识上有所偏差，把“花的钱越多就会完全康复”“医生、护士一定能把患者治好”等错误思想及自身疾病的潜在风险转嫁给医护人员，当经济付出或对疾病康复存有预期较高期望值时，未能与治疗护理的实际效果相对等，就会出现抱怨不满，尤其是当遇到护理人员催缴费用、计费失误或记错账目时，就会引发护患冲突。另外，少数患者及家属质疑医院的收费机制，因而有意拖欠治疗护理等费用，个别患者或患者家属故意制造事端，达到索赔的目的。

任务二　护患冲突的处理

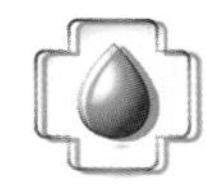

要点导航

重点：一般护患冲突和特殊护患冲突的处理原则。

难点：一般护患冲突和特殊护患冲突的处理方法。

护患冲突是在已建立的护患关系的基础上，由于双方利益、观点、认知或需求的不一致，出现意见分歧甚至是纠纷，直接或间接影响护患关系的维系，以致延误患者疾病诊治，影响医院社会声誉，挫伤医护人员工作的积极性。所以，对于在临床工作的护理人员来说，掌握娴熟的护理专业技术知识的同时，建立良好的护患关系，具备处理与患者及患者家属冲突的能力是至关重要的。

一、一般护患冲突的处理

（一）处理原则

1. 公平公正　护理人员不因患者或患者家属社会地位、生活背景、受教育程度的不同而分别对待，应做到一视同仁、客观公正、不偏颇。

2. 尊重理性　从言谈举止上尊重患者或患者家属，尊重其民族生活习俗，不使用禁忌语言，遇到冲突保持理智，心态平和，克制不良情绪的释放。

3. 诚恳冷静　态度真诚，注意倾听患者或患者家属的诉求，在充分了解对方想法、观点的基础上冷静思考，找到解决护患冲突的突破口。

（二）处理方法

1. 变被动为主动 若要把护患冲突扼杀在摇篮里，应注重观察、及时发现患者或患者家属对待护理人员的态度发生的不良变化，积极主动与其沟通交流，找到问题的症结，做到及早预防、及早解决。切忌问题出现后，对方先找上门来，造成护理人员的猝不及防，导致被动处理问题，贻误先机，引起护患冲突。

2. 变躲避为面对 遇到冲突不躲避、不推诿、不拖延，因为靠“躲”是根本解决不了问题的，应坦诚地面对，积极了解冲突发生的原因，及时与患者或患者家属澄清事实，进一步讨论协商，共同思考解决冲突的办法，在求得和解的基础上达成共识，以期化解矛盾，促进护患关系的和谐发展。

3. 变对立为妥协 护患双方的关系应该是专业性的帮助性关系，而不是各自为营。在发生护患矛盾时，不该以对立、对抗、争执的形式呈现，应以双方在求同存异的基础上各让一步，最终达成协商一致的局面。如多次协商无果，护理人员可采取隔离冲突事件的双方当事人、通过其他病友等有效途径侧面做工作等方法，采取迂回、转圜的方式来进行处理，达到缓冲矛盾激化的目的，使各自都留有冷静思考的时间，以期等待合适的时机解决护患冲突。但作为护理人员这一方，所谓的妥协，是在适当时机、适当范围、合法合规、合情合理地就事论事，并不是一味地让步，以防对方无理取闹、变本加厉。

二、特殊护患冲突的处理

（一）处理原则

特殊护患冲突的处理除遵循一般护患冲突的处理原则以外，还需注意其他的不同之处。

1. 以人为本 牢固树立“一切为了患者，为了患者的一切，为了一切患者”的护理服务意识，以患者为中心，急患者之所急，想患者之所想，忧患者之所忧。

2. 角色互换 站在患者及患者家属的立场，分析矛盾的起因，设身处地地理解对方的初衷、处事过程及结果，做到共情，进一步思考解决问题的办法。

3. 特殊对待 对待特殊的护患冲突，要依法依规、有针对性地特事特办，有时不可轻易掉以轻心，以防事态严重。

（二）处理方法

1. 遵章守纪不违规 部分医疗单位在对待特殊护患冲突的处理时，为及早息事宁人，防止事态扩大化、影响医院的社会声誉，就没有通过正确途径、正常程序，而是草草解决，虽然当时有所成效，但一些细节问题没有解决到位，为事后埋下隐患，甚至是造成更大的麻烦和损失。

2. 注重修养不卑亢 不管冲突的主要责任方是不是医护人员，在对待患者及患者家属的态度上都要有恰当的分寸。如果是医护人员的主要责任，在合理合法的范围内勇于承担责任，不丧失尊严、不低声下气。如果不是医护人员的主要责任，也不要得理不饶人、傲慢自大，不给对方留有余地，防止护患冲突加深、激化。

3. 凝聚智慧不敷衍 出现特殊护患冲突，不要用一般护患冲突处理的方法去简单敷衍解决，应该依靠团队的智慧和力量，群策群力、认真对待，汲取以往处理冲突的优秀经验，结合目前冲突的特性、特点，做到具体问题具体分析，具体问题具体解决，力争双方利益损失到最小化。

4. 履行手续不马虎 在诊疗护理工作中，为防止因个体差异或疾病发展过程中不可抗拒

的不良结果的发生，引发不必要的护患矛盾、纠纷或是冲突，护患双方应提前履行书面手续，如麻醉同意书、患者因私外出责任自负承诺书等，都要在患者及患者家属知情同意的情况下，做出书面签字确认，否则不予实施。在护患冲突发生后，经过沟通、商讨，最后达成共识以后，护患双方应将此共识以书面的形式签署合法的相关协议，以防事后口说无凭、出尔反尔。

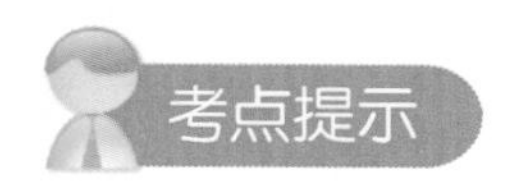

护患冲突发生的原因，一般护患冲突和特殊护患冲突的处理原则及处理方法。

直通护考

A_1/A_2 型题（以下每个题均有五个选项，请从中选出一个最佳答案）

1. 以下哪个不是常见的护患冲突的分类？（　　）

A. 护理责任性冲突　　B. 患者认知性冲突　　C. 护理技术性冲突
D. 医疗费用性冲突　　E. 医生技术性冲突

2. 处理一般护患冲突可采用的方式不包括（　　）。

A. 迂回　　B. 说服　　C. 攻击　　D. 及时　　E. 主动

3. 特殊护患冲突的处理方法不包括（　　）。

A. 履行手续不马虎　　B. 任何条件不推诿　　C. 凝聚智慧不敷衍
D. 遵章守纪不违规　　E. 注重修养不卑亢

（袁　征）

项目十二　演讲礼仪及在护理工作中的应用

学习目标

知识目标

1. 掌握演讲的构思与设计、演讲在护理工作中的应用。
2. 熟悉演讲的表达技巧。
3. 了解演讲的概念、特点和演讲的基本类型。

能力目标

能够较为自如地进行演讲，增强临场应变能力。

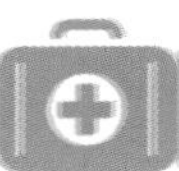

案例导入

某医院举办以“爱岗敬业”为主题的演讲。一位演讲者把自己工作的情况汇报给大家听，效果很不理想。另一位演讲者则选择了她护理过的一位年仅十岁的患者，患者全身皮肤大面积溃烂，自己在护理过程中如何为患者清创换药、做静脉穿刺及为患者解囊相助。这些内容紧紧牵动着大家的心，人们几乎屏着呼吸听完演讲，许多人被感动得热泪盈眶，当说到“是我们让生命在这里重生”时，全场报以经久不息的掌声。思考：

两位演讲者的主题一致，为什么效果不同？

任务一　概　　述

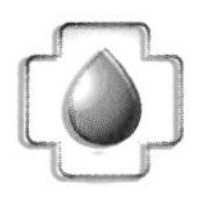

要点导航

重点：演讲的概念和演讲的特点。

难点：演讲的基本类型和演讲的特点。

一、演讲的概念

随着语言的发展，有声语言成为人类社会主要的表达方式，而人们为了更好地表达思想感情和观点，把有声语言和态势语言有机地结合起来，便形成了一种特殊的言语表达活动，即演讲。

演讲又称讲演、演说，即在特定的时空环境中公开就某一问题用有声语言来表达自己的意见或阐述某一事理，并以姿态、手势等态势语言来增加效果，以期达到感召听众的目的。演讲不只有“说”，还必须有“演”，不但要传播思想观念，还要注重“演”的艺术性。以“说”为主，以“演”为辅，二者缺一不可，相辅相成。

二、演讲的基本类型

由于演讲者的身份各不相同，演讲的目的形形色色，演讲的内容包罗万象，演讲的方式也各具特色，因而有很多分类。比较常用的是按内容分类，分为以下五类。

1. 政治演讲　政治演讲是针对国内外的政治生活和社会生活中出现的各种现实问题进行分析、评论，阐明和宣传某种政治观点或表明态度的演讲，如西方各国的总统竞选演讲、就职演讲和议会演讲等。政治演讲是一种高度严肃的演讲，因此对演讲及演讲者本身都有着很高的要求。

2. 法庭演讲　法庭演讲是公诉人、辩护人在法庭诉讼过程中发表的演讲，如起诉词、辩护词等。法庭演讲以绝对的客观性、充分的论据、详尽的旁证和雄辩的逻辑性为特点。

3. 学术演讲　学术演讲是指演讲者就某学科专业的学术问题而发表的演讲，如专题讲座、学术报告等，旨在向听众发表学术研究成果、传授科学知识和学术见解。学术演讲的特点是内容科学、论证严密、语言准确。

4. 礼仪演讲　礼仪演讲是指在各种社交活动中发表的带有一定感情色彩的讲话，包括贺喜、送迎、庆祝、凭吊等。礼仪演讲的特点是语言庄重、感情真挚、篇幅简短。

5. 其他演讲　随着现代社会生活的多元化，演讲的种类也在不断增加，常见的有演讲比赛、讨论发言、先进事迹报告、动员报告、经验介绍等。

三、演讲的特点

1. 目的性　演讲者采用各种艺术性的方法，达到说服听众、感召听众的目的，从而使听众同意自己的观点、看法等，因此，目的性是演讲的基本属性。

2. 针对性　演讲是演讲者与听众共同完成的活动，因此演讲的主题应该是听众关心的问题或感兴趣的问题。此外，演讲的内容要符合听众的年龄、身份、文化程度等，针对不同的听众选择不同的话题。

3. 艺术性　演讲源于生活，高于生活。演讲的艺术美感来自于丰富多彩的词汇，形式多样的修辞和句式表达，富有文采的情感宣泄等。同时，演讲者可通过妥善地运用仪态和表情等多种非语言方式有艺术地表现主题思想，给人以美的享受。

4. 激励性　演讲要以理服人，就必须以情动人，调动各种手段去说服、鼓动听众。演讲者可通过有利的时空环境，掌握听众的内心需求，运用自身炽热的情感去与听众产生共鸣。从某种程度上说，激励性是演讲的根本目的。

任务二　演讲的准备

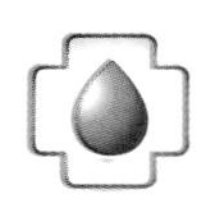

要点导航

重点：演讲前准备的步骤及结构。

难点：演讲稿的书写。

成功的演讲往往需要演讲者结合听众的特点准备演讲内容、理清演讲思路、把握演讲节奏和时间、巧妙使用演讲用语，并从思想上做好充足的准备并加以练习。演讲前进行充分、精心的准备是演讲成功的基础。

一、确定演讲主题

演讲主题是演讲中所要表达的中心思想或基本观点。任何一个演讲都要确定一个核心主题，然后围绕这个主题进行阐述、分析、论证，主题是整个演讲的“灵魂”和“统帅”。

确定演讲主题时应当注意以下几个方面。

（一）主题集中凝练，寓意深刻

主题的选择要有意义，符合现实需要，是自己熟悉并能胜任的主题。主题要高度集中凝练，给听众留下深刻的印象，此外，演讲不仅仅是就事论事，更要体现其在当下的精神和意义，从而使听众得到启发、有所收益。

（二）适合听众要求，内容有的放矢

演讲的对象是听众，听众存在着很大的心理、思维、兴趣差异等。确定演讲主题时应考虑不同类型听众的需要，根据不同民族、不同职业及不同层次听众的知识水平、兴趣爱好、风俗习惯等来确定。只有主题符合听众的心理愿望，才能调动听众的注意力，激起听众的兴趣与热情。

（三）注意演讲的场合，考虑时间因素

无论哪种演讲，都会受到场合制约，演讲内容要与演讲场合气氛协调，也就是要考虑演讲的时间和空间环境。心理学研究表明：一般人的大脑在 1 h 内只能理解或接收一两个重要问题，且注意力集中在前 40 min，因此演讲时间应掌握得恰到好处。医护人员面向患者的演讲，更需要在场合、时间上斟酌，需要医护人员多从听众角度着想，考虑患者的情况和病室的氛围，时间不宜过长，声音和语调要轻柔，措词要严谨。

二、演讲稿的结构

一次演讲的成功，除了看演讲者能否表达清楚、听众能否听懂，更要看演讲稿的设计是否合理。因为演讲稿可以引导演讲者的思路、提示演讲的内容、估算演讲的时间，供演讲者认真

推敲措辞，提高语言的表现力和感染力。所以，成功的演讲必须有准备充分的演讲稿作基础。一篇完整的演讲稿包括开头、主体、结尾三部分。

（一）开头

俗话说“万事开头难”“好的开始是成功的一半”，演讲开头的质量直接影响到听众的情绪、会场的气氛和演讲的效果。演讲稿常用的开头主要有以下几种形式。

1. 示物式开头　演讲开始先展示一件实物，如模型、物品、挂图等给人以新鲜、形象的感受，然后借助具体实物，阐述自己的见解。如“拼搏——永恒的旋律”的演讲开头：今天我给大家带来了一样礼物（一个小铜盒），我珍藏它已有五年多了，它不仅改变了我的命运，更使我明白了自己肩上的重担不止千斤。你们一定很想知道它的来历吧。

2. 揭题式开头　开门见山，直接揭示主题、展开分析。这种开头的优点是中心突出，干脆利落。如鲁迅在“娜拉走后怎样”的演讲开头：我今天要讲的是“娜拉走后怎样?”。段落的开始又分别以“娜拉要怎样才不走呢？或者说伊孛生自己有解答”“但娜拉毕竟是走了的。走了以后怎样？伊孛生并无解答”“娜拉走后怎样？一别人可是也发表过意见的”开头。

3. 叙事式开头　演讲者一开始就讲述新近发生的奇闻怪事，令人震惊的重大事件或生动感人的故事。这种开头仿佛是一石激起千层浪，能迅速激起听众的兴趣，掀起感情的波澜。如一位演讲者是这样开头的：“一个四年级小学生每天带着父母剥光了壳的鸡蛋到学校吃。有一次，父母忘了剥鸡蛋壳，可把孩子给害苦了。他对着鸡蛋左瞅瞅右看看，不知如何下口，最后只好原蛋带回。母亲问他为什么没吃蛋，孩子回答很干脆：‘没有缝，我怎么吃！’”

4. 提问式开头　提问式开头也叫“问题引路”，向听众提出问题，引导听众参与，可大大增加听众的互动性，产生共鸣。如一位老先生在演讲开始时直接向听众提问“人从哪里老起的?”听众纷纷作答，有的说从头老起，有的说从脚老起，现场气氛很活跃。

5. 警言式开头　开场白直接引用名言、警句、谚语等，为展开自己的演讲主题作必要的烘托。如“生命之树常青”的演讲开头：伟大的诗人歌德有这样一句话“生命之树常青”。是的，生命是阳光带来的，应该像阳光一样，不要浪费它，让它去照耀人间。

6. 抒情式开头　演讲一开始就刻画出某种情景，使听众的情绪迅速受到感染，从而凝神静气地聆听后面的内容。如“我是夜幕的一颗星”的演讲开头：水兵喜欢把自己比作追逐浪花的海燕，飞行员喜欢把自己比作搏击长空的雄鹰，而我们的警卫战士却喜欢把自己比作夜幕中的一颗闪亮的星。不是吗？当皓月当空，万籁俱寂的夜晚，疲劳的人们早已进入梦乡，祖国大地的每个角落里不都闪烁着战士们一双双警惕的眼睛吗？它就像天上的星星一样，不知疲倦地注视着大地，搜寻着每一个可疑的目标。

7. 幽默式开头　幽默风趣的开头，既可以表现演讲者的智慧，又可以调动听众的兴趣，使听众在轻松愉快的环境之中进入角色。如周总理在为外国友人庆贺八十大寿时的演讲是这样开头的：今天，我们为我们的好朋友庆贺 40 公岁诞辰。在中国，“公”字是紧跟它的量词的两倍。40 公斤等于 80 斤，40 公岁就等于 80 岁。周总理的解释激起了一阵欢笑，外国友人也流下了高兴的眼泪。

（二）主体

主体是一篇演讲稿的中心，应先收集一定数量的事实材料，然后围绕主题取舍材料。写作时可以确定阐述的不同角度，将材料有机地组合。同时，要注意演讲稿的条理性和节奏，做到条理清晰、结构严谨、有理有据、又不失鼓动性。

1. 层次的安排 演讲稿安排层次，实际上就是对所选材料进行归类。层次是结构的基础，要布局合理、主次分明、过渡自然，给人以清晰明快的感觉。

2. 高潮的安排 演讲高潮实际上就是演讲和听众感情最激昂、精神最振奋的时段。演讲最忌平淡乏味、空洞无物，在演讲的主体上，要组织和安排一个或几个演讲高潮，形成强烈的“共振效应”。高潮常通过运用典型的感人事例、准确精练的议论、生动的语言、真挚的情感等组成的强烈的兴奋点来实现。

（三）结尾

演讲的结尾要雄健有力，言止而意长，耐人寻味。常用的结尾方式有以下几种。

1. 名言哲理式 引用名人名言、诗句等结束演讲，给整个演讲的论点一个强有力的证明，从而使听众得到更深的启发。如周恩来在“上海鲁迅逝世十周年纪念会”上的演讲的结尾“鲁迅先生曾说：横眉冷对千夫指，俯首甘为孺子牛。这是鲁迅先生的方向，也是鲁迅先生的立场。……人民的世界到了，所以应该像老牛一样努力奋斗，团结一致，为人民服务而死。鲁迅和闻一多都是我们的榜样。”

2. 呼应式 这种结尾与开头呼应，使整篇演讲稿首尾圆合、结构完整。如“同一首歌”的演讲稿开头“没有声音，一样可以歌唱；没有翅膀，一样可以飞翔；肢体虽然残缺，生命依旧圆满。我们用爱歌唱，我们用心飞翔，弦月、满月都是月，大陆、台湾紧相连”。结尾“我期盼，再次踏上祖国宝岛的那一天早日到来！我坚信，海峡两岸的亲人会再次唱响这首歌。我们用爱歌唱，我们用心飞翔，弦月、满月都是月，大陆、台湾紧相连”。

3. 含蓄幽默式 用含蓄的言词或动作结束演讲，意思虽未明言，但饶有趣味、意味深长，听众在欢声笑语中去思考、领会演讲者的深刻用意。如在延安的一次演讲会上，演讲快结束的时候，毛泽东掏出一个香烟盒，在里面慢慢地摸，半天也不见掏出一支烟来。有人立即动身去取，毛泽东一边讲，一边继续摸着烟盒，好一会，他笑嘻嘻地摸出仅有的一支烟，并举起来，夹在手指间，对大家说：“最后一条！”这个“最后一条”，既是最后一支烟，也是毛泽东的最后一个问题。

4. 总结式 结尾简明扼要地总结演讲内容，能起到提醒、强调的作用，给听众留下完整的总体印象。如郭沫若“科学的春天”的演讲的结尾“春分刚刚过去，清明即将到来。‘日出江花红胜火，春来江水绿如蓝’。这是革命的春天，这是人民的春天，这是科学的春天！让我们张开双臂，热烈拥抱这个春天吧”。

5. 感召式 结尾多是提希望、表决心、立誓言、发号召，可以鼓舞听众振奋精神、付诸行动。如“让我们的明天更辉煌”的演讲结尾“奋进吧，同学们！我以我的深切体会忠告大家：把握好自己的脚步，去把困惑摧垮；扬起奋进的风帆，冲破世俗的堤坝。我们要用新的形象向社会宣告，我们职高生同样是时代的精华。为了这一切，同学们努力吧。”

三、演讲能力训练

学习演讲都有一个过程，这个过程就是由学舌到用舌。演讲训练有仿讲、试讲、自讲三个步骤，又称为引导演讲的三部曲。

1. 仿讲 仿讲就是讲现成的故事、历史、笑话、趣谈，复述课文或他人的演讲等。仿讲可提高其口语表达能力，为过渡到下一演讲阶段创造条件。

2. 试讲 试讲就是将现成的东西进行改编，用自己的话去表述或口述见闻等。试讲可进一步培养口语表达能力，使表述口语化，表达自如、清楚、富含感情。

3. 自讲 自讲是演讲的高级阶段，自己搜集组织材料，自己编写演讲稿进行演讲。

任务三　演　　讲

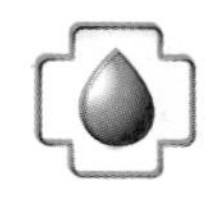

要点导航

重点：有声语言和态势语言的应用，临场应变。

难点：有声语言和态势语言的应用，临场应变。

当然，做好演讲或即兴发言，主要靠好的语言功底，再辅以美的演讲态势。讲是有声语言，给人以听觉形象；演是态势语言，给人以视觉形象。俗话说：花好还要绿叶扶。如果说有声语言是红花，态势语言则是绿叶。光“讲”不“演”或光“演”不“讲”，都不称其为演讲，只有动静相兼，将两者有机地融合起来，才能构成完整的演讲形式。

一、有声语言的应用

演讲的有声语言要准确贴切、简洁明快、通俗易懂，表达上要发音准确、语调适中、自然贴切、声情并茂。

（一）演讲语言的特点

1. 艺术化　演讲语言要形象生动，可采用议论、抒情、描写等表达方式及排比、比喻、反问等修辞手法，使演讲语言朗朗上口、好听悦耳。

2. 口语化　演讲是以声音为载体，口耳相传、稍纵即逝。演讲中多用口语化、大众化的语言，听众能听得进去，能当场理解、当场消化。

（二）演讲的语调语音

演讲时的语调语音必须鲜明多变，真诚地传达出心中的愤怒、喜悦、哀痛等情感，并通过语调语音的抑扬顿挫、轻重缓急使演讲更具鼓动性。

1. 语调　语调是指演讲声音升降平直、高低起伏的变化形式。用不同的语调讲话是人的本能，同样的一件事或一句话，由于说话者的观点和所持态度的不同，就能用抑扬不同的语调表达出不同的意思。语调的变化与句式、情绪有关。语调一般分平直调、高升调、降抑调、曲折调四种。

（1）平直调　表达叙述、庄重严肃、思索回忆内容的句子。

（2）高升调　提出问题、感情激动的词句；发布命令、表示惊异、呼唤的词句。

（3）降抑调　表示情绪平稳的陈述句、表达愿望的祈使句、感情强烈的感叹句。

（4）曲折调　语意双关，用于表达言外之意、幽默含蓄或讽刺嘲笑。

2. 停顿　停顿是指演讲者的声音暂时的休止与接续。停顿有利于转换情绪，还可以起到控制会场气氛的作用，达到“此时无声胜有声”的现场效应。停顿一般分为语法停顿、逻辑停顿和感情停顿三种。

(1) 语法停顿　语法停顿是指按标点符号要求安排的停顿。大致停顿时间顺序为句号>分号>冒号>逗号>顿号。

(2) 逻辑停顿　逻辑停顿是指为了强调某一事物或突出某种语意而作的停顿，逻辑停顿可使上下文内容自然过渡。

(3) 感情停顿　感情停顿是指为了突出某种强烈的感情而作的停顿，感情停顿可将演讲的情感推向高潮。

3. 重音　重音是指对句子中某些词语从声音上加以突出，重音可表达出演讲者的不同情感和侧重点，常见的有语法重音、强调重音、情感重音。

4. 语速　语速是指演讲者吐字发音的快慢，语速的快慢由演讲内容决定。语速快一些，一般表达热烈、兴奋、欢快、紧张的内容；语速慢一些，则表达平静、庄重、悲伤、追忆的内容。

二、态势语言的应用

演讲不仅要有有声语言，而且要善于运用态势语言，即通过体态、手势来辅助有声语言的表达和情感的抒发(图 12-1)。

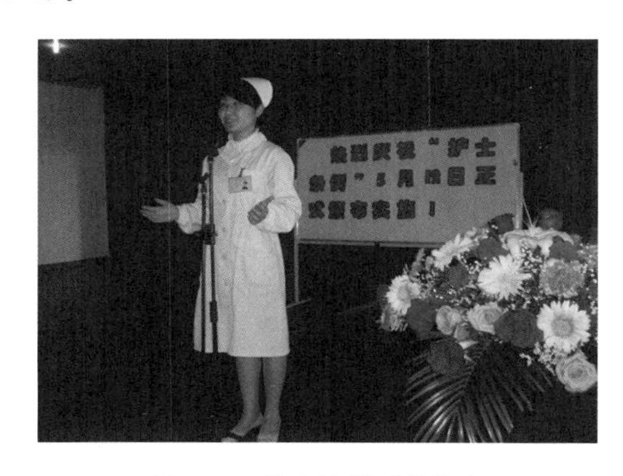

图 12-1　护士演讲时的姿态

1. 姿态　演讲者的姿态主要包括站姿和坐姿，站姿是演讲时最主要的姿势。演讲时的身姿保持自然挺胸，身体的重心平稳，双脚略微分开，让观众感觉到演讲者饱满的精神状态。

2. 手势　法国艺术家罗丹说：没有灵敏的手，最强烈的感情也是瘫痪的。在演讲中，手势是最重要的动作之一。手势活动的范围、方向、幅度、形状都可影响表达的意义。比如手势活动范围在肩部以上表示积极向上、慷慨激昂，腹部以下表示鄙夷、厌恶；同是搓手，向上搓是摩拳擦掌，向下搓是局促不安；幅度大表示强烈，幅度小表示平和；翘大拇指表示友好赞许，劈掌表示果断下决心。

手势语言由演讲者的气质、演讲的主题和演讲的内容决定，注意手势与演讲内容的一致。但演讲中切忌大幅度的动作和重复使用一种手势，另外，演讲中不能有太多的手势，以免使听众感到眼花缭乱。在演讲中运用自然、简练、和谐的手势和声音、姿态、表情配合在一起，能更好地表情达意、传播信息，给听众以独特的美感。

3. 表情　演讲者应善于通过自己的面部表情，把自己的内心情感恰当地表达出来，与听众构筑起交流思想感情的桥梁。面部表情贵在自然，自然才会真挚，做作的表情显得虚假；同时，面部表情应该随着演讲内容和演讲者的情绪发展而变化，既顺乎自然，又能够和演讲内容合拍。

知识链接

演讲时目光的运用

1. 扫视　扫视即有意识地环顾全场听众，从左到右、从前到后，以了解和掌握现场的情况与情绪。扫视多用于刚登台或刚结束一个内容后的短暂停顿间期，扫视的时间不宜过长，更不能盯着一个听众看。

2. 对视　对视即把目光集中投向某一个角落、某一局部或者个别听众。对视能增强双方的感情交流，能建立起灵敏的信息反馈。但不能用眼神逼视听众，以免造成压力，使听众局促不安。

三、演讲者的服饰

要根据演讲主题、时空环境、听众对象，结合自己的身体形态、年龄职业、风韵涵养来选择合适的服饰。演讲服装一般以正装为宜，一般女性着装应体现端庄典雅，男性着装应体现庄重高贵。有时为了突出演讲者的身份也可穿制服，如护士演讲可穿护士服，军警人士可穿军装、警服，少数民族人士可穿民族服装，学生可穿学生装。

四、临场应变

由于演讲者自身的原因或受当时环境和听众的影响，现场可能会出现一些意外情况，演讲者要善于观察、随机应变，果断有效地控制演讲场面。

1. 怯场的应对　怯场会导致心慌意乱、声音发抖、出汗脸红、挠头摸耳、忘词甚至失言。避免紧张怯场首先要有自信心，自信会让人产生居高临下的优越感，可以使自己在演讲中处于轻松随意、挥洒自如的状态；其次，事先应充分准备，熟悉演讲稿、熟悉听众、熟悉环境，消除对未来的不确定性忧虑，以此来增强信心。

2. 哄场的应对　演讲者应针对引起哄场的不同原因进行处理。对讲错话引起的哄场，可以“借错为靶”，把错话当做反面论题树立靶子，再将话题引到正确内容上来；对观点相悖引起的哄场，可以先安抚意见相左的听众，再用“不过”“但是”之类的转折词继续自己的演讲。

3. 冷场的应对　演讲过程中听众会因为注意力分散或打不起精神，出现看书、睡觉、交头接耳、坐立不安等局面。这时，演讲者要设法刺激听众的兴奋神经，引起听众兴趣。比如可以提高音量或突然停顿，以引起听众注意；可以使用道具或做一些动作，以引发听众的兴趣；可以提问或设置悬念，激发听众思考；或者穿插故事或笑话来活跃气氛。

任务四　演讲在护理工作中的应用

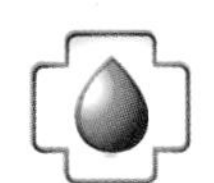
要点导航

重点:演讲在护理工作中的应用。

难点:演讲在护理工作中的应用。

演讲在护理工作中的应用非常广泛:一是护患之间的演讲,让患者及家属明白患者所患疾病的护理方法、治疗中应如何配合、患者如何进行自我护理等问题,如患者的健康教育;二是针对社区人群的演讲,主要是某些高发疾病的预防或突发情况下常用的急救措施,即社区健康教育;三是同行间的演讲,如学术研讨会、经验交流及竞职演讲等。在护理工作中,根据不同的演讲目的,可将演讲分为以下四种。

一、说服性演讲

说服性演讲是护士通过演讲让听众相信某种观点,并改变自己原有的观点和行为。在说服性演讲中护士通过优雅的举止、恰当的语言和适当的语调来表达自己的观点,通过陈述原因、列举实例,让患者真切地感受到护士的关心和诚意,感受到家人般的亲情,信心十足地接受治疗。

如护士说服长期吸烟患者戒烟时,首先介绍烟草中尼古丁的毒性作用,然后运用有关资料报道来说明尼古丁对人的危害,如 20 支香烟中所含的尼古丁就可毒死一只小动物,吸烟者比不吸烟者死亡率高 1.28 倍;一天吸烟 20 支者,比不吸烟平均寿命缩短 8.3 年等。这一系列吸烟有害健康的数据,使吸烟者深切认识到吸烟对健康的危害,从而彻底戒烟。

二、告知性演讲

告知性演讲是一种以传达信息、阐明事理为主要功能的演讲。护士在医院或社区举办各种活动时往往会涉及告知性演讲,如晨会大交班、住院患者健康教育、护理讲课、社区健康教育等。护士需事先了解听众需要,准备丰富的演讲内容并将其整理,使其条理清晰,便于听众了解、记忆及运用,再运用通俗易懂的语言来告知并打动听众。

如乳癌根治术后的患者,为预防术后肌肉挛缩而导致的肢体废用,要求患者有意识地将患侧手掌越过头顶并触摸对侧耳部。护士首先说明功能锻炼对术后恢复的重要性,其次要说明功能的锻炼方法有哪些,最后教会患者锻炼方法。

三、激励性演讲

激励性演讲是让听众进一步强化他们对某一观点的认同感,在思想感情上与你产生共鸣,更加主动地关心、热衷于他们已持有的观点和信仰。演讲者要强化、提醒、激发听众对他们已投入的活动有更加充分的热情。

四、学术性演讲

学术性演讲是指演讲者根据某些系统的、专业的知识和学问而发表的演讲。它要求演讲者持实事求是、认真严谨的科学态度，表达论点明确，阐述论据充分。护士在进行学术性演讲时，应注意将深奥的道理用浅显易懂、朗朗上口的语言表达出来，有利于同行间的相互学习、共同切磋，达到同行间的学术交流、提高专业学术水平的目的。

演讲的设计与表达技巧、演讲在护理工作中的应用。

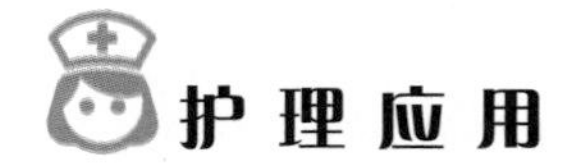

护士职业素质养成训练九：演讲礼仪

一、训练目标

（1）通过对演讲技巧与礼仪的练习，能够更好地掌握演讲方面的技巧与礼仪，在台上更好地发挥自我的语言表达能力，以自身的语言魅力感染更多人，提高护理工作的效率。

（2）通过角色扮演，体验护理工作中不同情景下的演讲礼仪。

二、训练内容

1. 训练内容一　班级同学分成若干个小组，每组 4 人，1 人扮演演讲者，3 人扮演社区群众，模拟在社区进行有关预防高血压的演讲。同学们在演讲前，每组合作完成演讲稿的撰写；演讲者恰当地运用演讲的有声语言和态势语言。演讲结束后，教师需对学生进行适当地指导、点评。

2. 训练内容二　班级同学分成若干个小组，每组 3 人，1 人扮演护士，2 人扮演患者，每组轮流上台表演以下案例，分别展示 2 种不同意外情况下演讲者的应变方法。

案例：某医院肿瘤科，护士长在病区组织了一场关于心理健康对疾病治疗方面影响的演讲，一名护士接受了这个任务，在演讲过程中该护士受到了一些患者的刁难。面对如此情况，护士应该怎么办？

三、训练评价

教师对每组学生的演示进行点评并给出成绩（分别为优秀、良好、合格），分析总结，对表现好的同学提出表扬。

说明：优秀（90～100 分）；良好（80～90 分）；合格（60～80 分）。

直通护考

A_1/A_2 型题(以下每个题均有五个选项,请从中选出一个最佳答案)

1. 不属于演讲主题具体要求的是(　　)。

A. 有时代性　B. 有针对性　C. 有鲜明特色　D. 尽量浅显　E. 有演讲高潮

2. 不属于演讲的特征的是(　　)。

A. 情感的感染性　B. 表现方法的综合性　C. 内容的目的性　D. 理性思维的抽象性　E. 听众的针对性

3. 演讲中在声音方面发生的错误是(　　)。

A. 吐字清晰　B. 口头禅多　C. 发音标准　D. 语速适当　E. 适当停顿

4. 下列有关演讲说法错误的是(　　)。

A. 好的演讲者有出众的口才,无个性,但要有真知灼见

B. 演讲时语言艺术的范畴包括怎么说话、手势、语调、儿化音等

C. 处理好有声语言与态势语言的关系,重在自然、得体、配套

D. 掌握好的声调技巧,要控制好节奏

E. 演讲的结构要求开头巧妙、主题严密、结尾有力

(李　杨　刘树森)

项目十三　现代传播技术及在护理工作中的应用

学习目标

知识目标

1. 掌握电话沟通礼仪、手机使用礼仪及网上聊天注意事项。
2. 熟悉现代传播技术的特点。
3. 了解计算机网络技术在护理工作中的应用。

能力目标

在护理工作实践中，能熟练的运用各种现代传播技术。

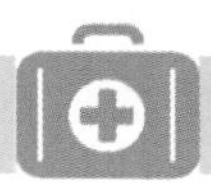

案例导入

患者王某因身体不适需去医院就诊，他打开手机，通过微信关注某医院微信公众号，点击“诊疗服务——预约挂号”，随即选择了科室、医生和时间来预约挂号，微信支付确认后，微信页面就弹出了包括就诊时间和订单号的预约成功页面，只需 1 min 就完成了看病挂号的过程。思考：

微信作为现代传播技术在医疗平台上的一种使用方式，有哪些优点？

任务一　现代传播技术的特点及在沟通中的应用

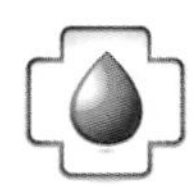

要点导航

重点：电话沟通礼仪、手机使用礼仪及网上聊天注意事项。

难点：现代传播技术的特点。

自从有了人类，就有了信息的传播，在人类的历史长河中，人类的传播方式发生了五次根本变革。每一次传播技术的变革都推动着人类社会的发展，第五次变革称为多媒体时代，是多个媒体结合在一起进行信息传播的时代。多媒体包括电视、电脑、移动电话等各种传播媒介构成的现代传播技术，对人类的影响很大，已成为我们日常生活中不可或缺的东西。

一、现代传播技术的特点

1. 存在形式的开放性 现代传播技术使人们接受信息的时空制约越来越小，获取信息的自由度极大提高，弥补了传统媒介的不足。另外，现代传播模式的网状结构，对信息传播性质等方面的限制越来越少，扩展了个体获取信息量和与他人进行交流的广度和深度。总之，现代传播技术把信息的获知权和传播权向大众开放，彻底改变了传统的传受关系和时空关系。

2. 蕴含内容的复杂性 存在形式的开放性使得传播行为和传播内容的自由性空前提高，导致现代传播蕴含的信息内容更为复杂。一方面，多媒体技术和信息网络，可集电话、传真、电脑、电视、录像等为一体，实现世界各地的信息共享，时事政治、科技产品、文学艺术、休闲娱乐等信息在现代传播中并存。另一方面，现代传播模式使得政府控制信息源的难度增加。现代传播的信息良莠不齐、真假难分，不同性质的信息在传播中鱼龙混杂。

3. 信息含量的海量性 具有超大储存能力的计算机与网络连接在一起，把人们带进了"信息爆炸"的时代。网络技术让每个人都可以成为发布信息的信息源，无数的信息源就像涓涓细流汇集成信息的海洋。网络传播内容的海量性还取决于计算机提供的强大的搜索功能。

4. 传播过程的双向性和互动性 现代传播技术发生作用的方式已不再是传统意义上的单方行为，而是在传媒和受众之间交互作用。他们可以在几千万甚至更多人中选择自己的交往对象，并可以同时与其中的许多人交往，人们的主动性、参与性空前提高。如博客、读者论坛、在线演播厅、在线交流、聊天室等，使传播双方形成直接交互，人们交往的自由度以及主体性地位得以提高。

5. 适用范围的广泛性 现代传播技术的一个重要特点就是适用范围的广泛性。只要拥有手机或电脑，并且掌握使用方法，熟悉对方的语言或文字，就可以不受国家、地域、年龄、职业、宗教、文化以及价值观的限制，随时进行交流和沟通。

6. 传播速度的及时性 传播速度的及时性是指现代传播技术在信息的获取和传播上具有方便和快捷的特点。建立在计算机技术基础上的数字卫星广播、电视、网络传播的所有信息都是数字化的，不同的信息形式可以方便地互相转化，使人们接收信息的时间大大缩短。

二、现代传播技术在沟通中的应用

（一）电话沟通

随着通信业的不断发展，电话已成为我们日常生活、工作中人与人之间相互沟通和交流的一种常用工具，借助电话可以将我们的语言信息传达给对方，告诉对方我们的需求以及思想，同时也可以了解到对方的需求以及思想等相关信息。其中声音是传递电话信息最重要的媒体。

1. 电话沟通礼仪

(1) 一般电话铃响3声之前就应接听，超过3声就应道歉："对不起，让您久等了。"从拿起话筒起，就不要再与他人交谈，更不要随便说笑。

(2) 使用合适的语音语调。为了表示自己在专心倾听并理解对方的意思，需要用一些简单的字，如"好""是""噢""嗯"，作礼貌的反馈。

(3) 使用寒暄和礼貌语言，如“您好”“请”“谢谢”“对不起”“再见”等。

(4) 交谈应文明得体、语句清晰、语意明确、语气谦和、面带笑容。

(5) 言简意赅，不可闲聊，通话时间不宜超过 3 min。

(6) 要挂断电话时，一般地位高者先挂、长辈先挂；同等地位时，被求的人先挂。要轻放话筒，以免引起对方的误会。

(7) 在同时有多个电话要接听时，依事情重要性及先后顺序，在得到对方同意等待的答复时，方可接听第二个电话，要做到有礼有节。

(8) 如遇到被找的人不在而需要转达时，要坚持 4W1H 原则：Who(来电者是谁)、What(什么事情)、Where(什么地点)、When(什么时间)、How(如何做)。

(9) 打错电话时，务必道歉：“对不起。”

2. 手机使用礼仪　手机日益普及，成为人们随身必备、使用广泛的电子通信工具。特别是现在的智能手机，除了通话，还具有微信聊天、游戏、购物、拍照、录像、收发邮件、导航等很多功能，与人们的生活越来越密切。在日常交往中使用手机时，应遵守必要的礼仪规范。

(1) 要放置到位　正式场合，手机切不可有意识地将其展示于人。不用手机时，按照惯例要把随身携带的手机放在公文包里或是上衣口袋里。一般情况下，不要拿在手里或挂在上衣口袋外，也不要随便放在桌上。

(2) 要遵守公德　在接打电话时，请尊重周围人的权利，把音量调低，不要影响到其他人。在公共场所活动时，应使手机处于静音或震动状态，甚至是关机，如会议室、图书馆、教室、音乐厅、美术馆、电影院、歌剧院等。若确实需要保持联络，最好将手机调成静音状态，用短信来保持联络。这样既显示出对别人的尊重，又体现自己的修养。

(3) 要保证畅通　使用手机的主要目的是为了保证自己与外界的联络畅通无阻，告诉他人自己的手机号码时要准确无误。若更改手机号码，应及时通知重要的交往对象，以免双方的联系中断。因故不方便接听电话时，应短信告知对方。

(4) 要尊重隐私　手机号码属于个人隐私，不应随便打听他人的手机号码；在未经对方允许的前提下，不可将其号码告诉他人；也不应随便借用或查看他人手机。出于自我保护和防止他人盗机、盗信息等多方面的考虑，不宜随意将本人的手机借予他人使用或是前往不正规的维修点对其进行检修。

(5) 要注意安全　不要在驾驶汽车时接打手机或发短信，以防车祸发生；不要在病房、加油站等地方使用手机，以免所发信号干扰治疗仪器，有碍治疗或引发油库火灾、爆炸；不要在飞机飞行期间使用手机，否则会干扰仪器，导致飞机失事等严重后果；不要运用手机散布谣言或违法信息。

(二) 网络沟通

网络沟通是指通过基于信息技术的计算机网络来实现的信息沟通活动。网络沟通已经被人们广泛应用于各个领域，本书只介绍在医学及相关领域应用较为广泛的几种主要网络媒介。

1. 电子邮件　电子邮件简称 E-mail，又称电子信箱，是一种用电子手段提供信息交换的通信方式，电子邮件的书写、收发电子邮件，不受时间和地点的限制，非常方便。通过网络的电子邮件系统，用户可以用非常低廉的价格，以非常快速的方式，与世界上任何一个角落的网络用户联系。邮件内容非常丰富，这些电子邮件可以是文字、图像、声音、Flash 等各种方式。同时，用户可以得到大量免费的新闻、专题邮件，并实现轻松的信息搜索，这是任何传统的方式无法相比的。

2. 网上聊天 网上聊天是借助网络进行的网上交流。网上聊天兼有电话与书信的特点，既可以通过书信形式与他人交谈，也可以通过视频对话表情达意，非常方便。但网上聊天也有弊端，因为网络是隐蔽的，人们既可以通过网络交流信息，也可以利用网络进行欺骗。自制力差的人，自己反倒成了网上聊天的工具，沉迷其中难以自拔，既影响学习和工作，又影响身心健康。长期网上聊天会造成表达能力的衰退，而且会产生自闭心理。所以，网上聊天时应该小心谨慎、合理有度。

3. 远程会诊 远程会诊是指利用电子邮件、网站、信件、电话、传真等现代化通信工具为患者完成病历分析和诊断，确定治疗方案的一种新型的就诊方式。远程会诊为扩大医疗区域和提高服务质量提供了坚实的基础和有利的条件，也为规范医疗市场、评价医疗质量标准、完善医疗服务体系、交流医疗服务经验等方面提供了新途径和新方法。远程会诊的程序如下。

(1) 首次会诊　首次参加远程会诊的患者，可点击会诊方首页中的电子病历，按照提示操作即可享受远程会诊服务，并同时获得会诊方提供的电子回复。

(2) 同意会诊　已经参与远程会诊的患者，可以在医患栏内参加会诊医院提供的远程会诊服务，也可在首页的疗效反馈栏内按照提示操作，享受会诊方的远程会诊服务。

(3) 会诊过程　会诊医院收到患者的电子病历资料后，即在当日进行病历资料整理、归类以及编号存档。会诊医院将要求会诊患者的电子病历资料送给相关的专家阅读。对不完整的病历资料，专家会根据患者提供的联系方式询问并补充缺项材料，确保全面、准确地掌握患者的详细资料。在准确、详细地掌握了患者的病历资料后，专家即开始对患者的病情进行会诊，包括疾病诊断、具体的治疗方案以及治疗中应注意的问题等。

(4) 会诊结束　会诊完成后由专业人员回复会诊结果。

4. 网络化远程教育 网络化远程教育也称现代远程教育，是通过综合运用现代通信技术、多媒体计算机技术和现代网络技术实现交互式学习的一种新型教育方式。在这种教育方式中，教师和学生同时处于时空上的相对分离状态，教与学的行为主要通过各种教育技术和媒体资源实现。"网络教育"强调基于网络进行的教育，主要是指通过局域网(如校园网)开展教学，也包括通过校园以外的广域网进行远距离的网络教育。而"远程教育"主要是指经过广域网进行远距离教育，两者之间没有本质区别。远程教育主要有以下三种模式。

(1) 模式一　设立教学光盘播放点，即通过一台电视机、一台光盘播放机和一套教学光盘，把优质的教育资源送到各地的学校，即电视＋DVD＋光盘。

(2) 模式二　创建卫星教学收视点，即在模式一的基础上，配备卫星接收系统和教学光盘，通过中国教育卫星宽带传输网，快速大量接收优质教育资源，即卫星接收站＋电脑。

(3) 模式三　通过卫星接收系统建立网络计算机教室，即卫星接收站＋电脑机房＋多媒体教室。

5. 医院信息系统 医院信息系统亦称"医院管理信息系统"，是利用计算机软硬件技术、网络通信技术等现代化的媒介手段，对医院及其所属各部门的人流、物流、财流进行综合管理，对在医疗活动各阶段产生的数据进行采集、储存、处理、提取、传输、汇总、加工生成各种信息，科学有效地支持医院全方位的运作与管理，包括医疗、教学及科研等。医院信息系统是对医院信息进行分散收集、统一管理、集中使用、全员共享的计算机网络系统，主要用于门诊管理、住院管理、医生站、护士站、财务管理、物资管理、药品管理、医技管理、网上查询等，具有挂号收费、住院登记、住院收费、医生处方、电子病历、药房发药、患者退药等管理功能，是目前国内各医院管理采用的主要方式。

6. 网上办公　网上办公是指办公自动化系统。是通过先进的电子信息技术和现代办公设备构成的人机信息处理系统，由办公机构、办公人员、办公设备、网络环境、办公信息等几个基本要素构成，能够辅助管理人员进行各种办公活动。办公自动化是一门正在发展的综合学科，涉及计算机与通信技术科学、管理科学与行为科学、系统工程与人机工程学等学科，是当今计算机应用的一个非常活跃的领域。有以下几个特点。

（1）实现简单、高效的公文流转形式，可以将公文同时发送给某人或某个部门，及时与不同的执行者进行信息交流，工作效率高。

（2）实现“无纸化”办公的要求，节约办公经费。

（3）实现“零距离”的办公模式，节省了大量的人力和精力，克服了传统办公形式上的种种弊端。

（4）实现管理的科学化，便于监督、管理、考评各办公单位的情况。

7. 电子商务　电子商务是利用计算机技术、网络技术和远程通信技术，实现整个商务（买卖）过程中的电子化、数字化和网络化。人们不再是面对面地看着实实在在的货物靠纸质单据进行买卖交易，而是通过网络，通过网上琳琅满目的商品信息、完善的物流配送系统和方便安全的资金结算系统进行交易。有以下几个特点。

（1）有更广阔的环境　人们可以不受时间和空间的限制，随时随地在网上交易。

（2）有更广阔的市场　网络的发展使世界变得越来越小，商家可以通过网络面对全球的消费者，消费者也可以通过网络在全球任何一个商场购物。

（3）更快速的流通和低廉的价格　电子商务减少了商品流通过程中的许多中间环节，节约了大量的开支，从而大大降低了商品交易的成本。

（4）更符合时代的要求　随着时代的进步，人们越来越追求时尚和讲究个性，更加注重购物过程中的环境要求，而网上购物就更能体现个性化的购物过程。

任务二　现代传播技术在护理工作中的应用

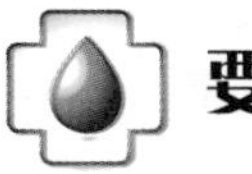

要点导航

重点：电话沟通在护理工作中的应用。

难点：计算机网络工作模式下对护理人员的要求。

一、电话沟通在护理工作中的应用

作为一名护理人员，在护理工作中使用电话应做到以下几点。

（1）上班期间应关闭手机或把手机设置成震动或静音状态。

（2）查房及治疗操作期间不得随便接打电话。

（3）打电话前应选择对方合适的时间，准备好打电话的内容。私人电话要预约，公务电话要上班之后再打。

(4) 电话铃响，应尽快去接。三声之后要道歉，“对不起，让您久等了！”

(5) 拿起电话，先问候对方，然后自报科室与姓名，应使用“您好，某某科(部门)”等用语，等对方说了“再见”后再挂电话(图 13-1)。

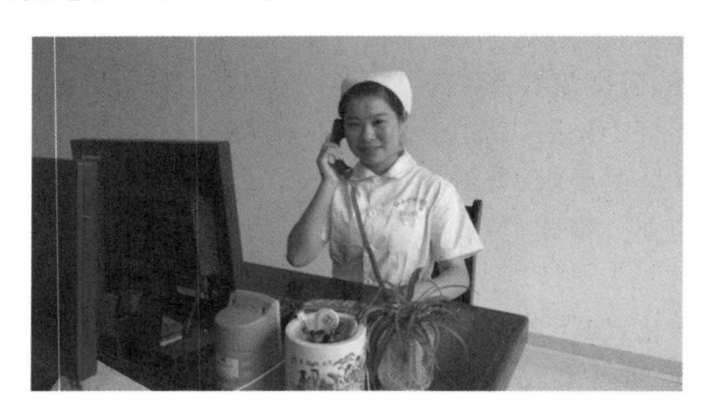

图 13-1　护士在接电话

(6) 通话尽量简明扼要，时间不宜过长，坚持“三分钟”原则。

(7) 打错电话要致歉。接到打错的电话也需礼貌应对“对不起，您打错电话了”。

(8) 不在病区大声呼叫别人接电话。

(9) 认真倾听，必要时记录。

二、计算机网络技术在护理工作中的应用

1. 计算机网络技术在护理工作中应用的意义

(1) 有利于医疗服务观念从“以医疗为中心”向“以患者为中心”的转变　护理人员为患者服务是不容置疑的，但在传统工作模式下，日常事务处理占去了护理人员的大量工作时间，为达到管理要求和防止工作差错，不得不花费大量的精力在医嘱的转抄、校对以及各种护理文书上。而在网络工作模式下，患者信息资源共享，患者入出转、医嘱的处理等主要工作都由计算机自动处理，护理人员从繁琐的事务处理中解放出来，可以有更多的时间进行业务学习，提高业务素质，向患者进行健康宣教、与患者沟通等面向患者的医疗服务工作，“以患者为中心”落到了实处。

(2) 有利于护理文书的规范，预防护理缺陷的发生　在传统工作模式下，医嘱的处理完全由手工处理，不仅花费时间，而且忙中出错时有发生。而网络工作模式下，完全可以杜绝这种因手工抄录而引起的文书错误，而且规范性好，从而减少护理缺陷的发生。

(3) 有利于护理人员技术水平和护理质量的提高　在网络工作模式下，一方面护理人员有更多时间从事护理技能训练和业务学习，另一方面计算机的严谨性也杜绝了手工作业的随意性，工作规章和流程也易于贯彻落实。

(4) 有利于护理管理目标的实现　计算机应用于护理工作后，管理手段多样化，护理人员个人信息、培训资料、工作数据比手工作业模式下更易统计、更准确，有利于对护理人员业绩考核、环节管理的实现，也有利于纠正管理目标在实施过程中的偏差。

2. 计算机网络工作模式下对护理人员的要求

(1) 计算机应用技术的掌握是网络模式下护理人员工作的必备条件　由于在网络工作模式下，大量的日常事务处理都在计算机上完成，计算机成了护理工作的一个重要工具，工作效

率的高低和质量的好坏以及学习能力强弱等在很大程度上依赖于护理人员对计算机技术掌握的程度，因此，合格的护理人员必须具备汉字录入、字表处理、查询资料等计算机综合应用能力。

(2) 规章、流程意识是网络模式下护理人员工作的基础保证　计算机工作是按规定的规章和规范的流程设计的，工作模式具有相对的固定性，护理人员只有熟练掌握规章制度，严格按流程操作，减少工作的随意性，才能正确地操作，减少错误的发生。

(3) 转变观念是网络模式下护理人员适应新形势的前提　在新工作模式下，工作方式改变了，也要求护理人员与时俱进，转变手工作业养成的固有工作方法和工作观念，适应新的要求。

三、微信在医疗护理服务工作中的应用

1. 构建爱心社群　在日常健康保健中，由于疾病专科、患者年龄等类别众多，需要建立各种各样的微信群来满足广大患者的需求，这样无论患者在住院期间还是出院以后都可以与医护之间进行沟通和交流。

2. 构建健康护理教育的交流平台　由于微信极强的互动性，可以利用微信的各种功能将重要的信息传送给患者，还可以对他们进行院外的一些健康指导。患者也可以将出院康复过程中遇到的各种问题反馈给医护人员，这样就形成了一种信息交流平台，不仅可以促进患者更快的恢复健康，也增长了医疗护理常识，更好地解决了护患之间沟通不畅所带来的问题。

3. 组织健康问题讨论　可以利用微信群定期将众多同一类型疾病的患者进行健康问题讨论，解答患者对治疗以及护理方面的疑问，就可以普及患者以及家属的相关健康知识水平，大大减少医患之间的矛盾纠纷。

4. 构建院外指导平台　通过微信公共平台，建立起医患沟通的桥梁，无论患者身在何方，都可以通过语音、文字、图片、视频等方式与医护之间进行沟通，从而达到有效的充分沟通。

5. 发布医学信息　医护人员可以通过自己的专业知识对一些信息进行加工提炼，使用图文并茂的方式传递给患者，不仅能起到健康指导的作用，还可以进一步提升医院的形象。也可以一对一的与医护人员进行相互交流，产生良好的医患互动。

6. 实现远程就诊　随着移动通信技术的极大提高，这种简单的远程就诊形式将极大地方便无法及时就诊的患者，甚至在患者需要转院治疗时，也可以通过这个平台让两个医院的医护人员进行沟通。

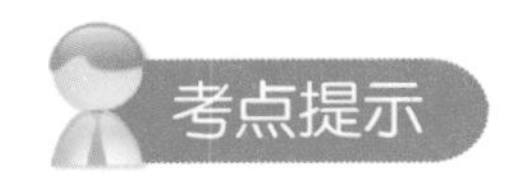

电话沟通礼仪及手机使用礼仪。

直通护考

A_1/A_2型题（以下每个题均有五个选项，请从中选出一个最佳答案）

1. 不属于手机使用礼仪的是(　　)。

A. 文明接打　　B. 上班可以随便玩手机　　C. 放置到位

D. 注意安全　　　　E. 尊重隐私

2. 打电话力求内容简洁，通话时间不宜超过(　　)。

A. 5 min　　B. 6 min　　C. 3 min　　D. 8 min　　E. 10 min

3. 不属于现代传播技术特点的是(　　)。

A. 蕴含内容的复杂性　　B. 传播信息的海量性

C. 传播过程的双向性和互动性　　D. 传播速度的滞后性

E. 适用范围的广泛性

4. 打电话如遇被找的人不在而需要转达时，要坚持的原则是(　　)。

A. 5W1H　　B. 5W2H　　C. 4W3H　　D. 4W1H　　E. 4W2H

(魏　会)

项目十四　护生临床实习中的人际沟通

学习目标

知识目标

1. 掌握护生实习中基本礼仪的准备，护生与医务人员和与患者的沟通。
2. 熟悉护生与医务人员和与患者沟通的影响因素。
3. 了解护生实习前应做的准备。

能力目标

在临床实习中，护生能很好地运用沟通技巧适应临床工作。

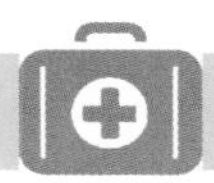

案例导入

患者，女性，45岁。因腹痛前来就诊，以急性胆囊炎收住院，暂行非手术治疗。住院第2天早上，护生为患者进行静脉输液。患者问："你是实习的吧？"护生："是的，我是护校来实习的，已经实习3个月了，如果您还是不放心，我就喊我的老师过来给您扎针。"患者："你来吧。"护生一次穿刺成功。思考：

（1）护生与患者成功沟通的因素是什么，说出其意义何在？

（2）如果是你，患者以你是实习生的原因拒绝你，你会如何与患者沟通？

临床实习是护生将所学的理论知识与实践相结合并巩固加深的重要环节，是护生转变为一名合格护士的必经之路。护生进入临床实习会面临一个跟学校完全不同的环境，会有来自各方面的压力，尤其是各种复杂的人际关系常使护生无所适从，因此，加强护生临床实习沟通技巧的学习和训练，可使护生更快适应临床环境，顺利完成从护生到护士的转变。

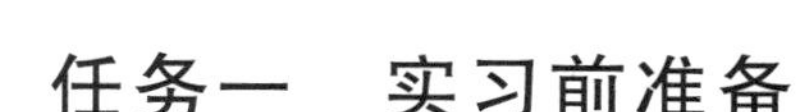

任务一 实习前准备

要点导航

重点:实习前心理准备,实习中基本礼仪的准备。

难点:实习前的身体准备。

护生在进入临床实习即进入一个新的学习阶段,需要做好充分的准备方能积极应对,这些准备包括思想认识、理论知识、基本操作技能及心理上的准备,保证实习任务的顺利完成。

一、实习前心理准备

临床实习不同于学校的学习,由于学习方式和场所的改变,护生会出现各种不同的心理反应,有渴望和兴奋、有紧张和焦虑、有担忧甚至畏惧。护生应正确认识这些变化,可向老师和学长寻求帮助,以自信和积极的心态去迎接新的学习。

在实习过程中,护生对有些护理操作不能亲自实践要有心理准备。护生进入临床实习都想大显身手,但有些护理操作因为技术性很强或者涉及一些法律问题,护生不能实践。这时,护生不要产生失望、埋怨的心理,甚至擅自去实践,这些护理技术可在日后成为一名真正的护士后再去学习和掌握。

另外,要正确看待实习中"打杂""跑腿"的事,这些工作包括做卫生、送标本等,要认识到它也是护理工作的一部分,同样要认真对待。

二、实习前的身体准备

护士需要倒班,护生在学校生活规律,而步入临床后随教师倒班,会打乱以往的生活作息时间。为了更好地适应临床工作节奏,护生要保证营养和睡眠,适当地进行体育锻炼,以良好的身体素质和精神面貌去迎接实习。

三、实习中基本礼仪的准备

(1) 遵守实习医院的规章制度和劳动纪律。按时上班或按要求提前到科室,下班时间等带教老师允许方可;尊重带教老师的实习安排,请假、调班都应先经批准。

(2) 在实习医院要保持护理人员良好的仪态和亲切自然的微笑。工作场所按要求穿工作服,衣帽整洁,不可散发、趿鞋、浓妆艳抹;保持站、坐、行、蹲的良好姿态,不可勾肩搭背、倚墙靠桌、扎堆聊天;不可玩弄手机、接打私人电话;保持微笑,热情亲切,不可倦怠冷漠。

(3) 尊重老师,谦虚求学,征求意见和请教问题时使用请求语。

(4) 对患者的配合要心存感激,对患者的抱怨要谅解宽容。

(5) 工作失误时,不要因为害怕批评而隐瞒不报,亦不能推卸给别人,应主动承认错误,以便及时采取补救措施。

(6) 见面时,主动与医院内其他工作人员打招呼。

任务二　护生与医务人员的沟通

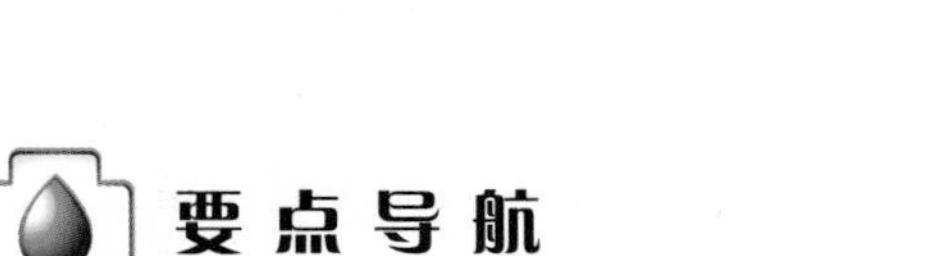

重点:护生与医务人员的沟通。

难点:护生与医务人员沟通的影响因素。

一、护生与医务人员沟通的影响因素

(一) 护生与护士长

(1) 所处的角度与层次不同,导致思维和信息理解的偏差。

(2) 护士长工作繁忙,忽视了与护生的沟通。

(3) 护生缺乏主动的沟通意识,导致信息反馈不畅。

(二) 护生与带教老师

(1) 护生与带教老师年龄、性格等的个体差异,加之接触的时间短、互相了解少、有陌生感,护生不易暴露真实的想法。

(2) 护生自卑、害羞、胆小等个性心理,使之不愿与带教老师及时沟通交流。

(3) 带教老师的专业知识不扎实,对护生的请教指导力度不够,影响有效沟通。

(4) 带教老师对护生的关心不够,一味地要求其工作,而对其心理、生活上的关注度不高。

(三) 护生与护理人员

(1) 认为不是自己的带教老师,导致合作热情下降。

(2) 护生目睹或耳闻护理人员的不正确行为,失去好感和信任感。

(3) 护理人员认为护生只是暂时的轮转,而不是长期合作的同事,导致沟通意愿下降。

(四) 护生与医生

(1) 对医生敬畏,认为医生比自己地位高,产生自卑心理,对医生的话唯唯诺诺,不敢表达自己的想法。

(2) 受专业限制,医护对对方专业性质不理解,没有换位思考,从而导致沟通障碍。

(五) 护生与其他医务人员

(1) 认为不是自己的专业,导致护生学习愿望下降。

(2) 护生对业务或环境不熟,影响合作。

（六）护生与护生

(1) 学校、学历的差别，使护生之间的交往以小群体划分。

(2) 受重视的程度、带教老师的态度、实习中的能力表现、出科考试成绩等的差异，使护生产生优越感或自卑感，影响沟通。

二、护生与医务人员的沟通

（一）护生与护士长

护生首先要从心理上消除对护士长的畏惧感，理解其对护生的严格要求是职责所在；对护士长的批评，觉得委屈或误解的地方，不要当众顶撞、出言不尊重，可私下说明情况；对排班或对带教老师不满意，也应私下讲明，不可将不满情绪带到工作中；对护士长安排的讲课、培训等活动，即使是在自己的休息时间也应积极参加，不可埋怨抵抗。

（二）护生与带教老师

护生应克服害羞、胆小的心理，虚心好学、不耻下问，即使是简单的问题也不要怕问了被老师笑话或责问，同时应加强自身的学习，让老师看到自己的能力与进步；做事要勤快主动，眼里要有活；白天工作繁忙，可于夜班不忙时多与老师沟通；对老师要尊重，人无完人，每个人都有自己的长处，对老师在工作作风、言谈举止等方面表现的不尽如人意的地方，应予以理解，而不是反感抵触。

（三）护生与护理人员

护生应像尊重自己的带教老师一样尊重其他护理人员，不要认为他们不是自己的老师，安排的事情可以消极怠工，应回明带教老师后积极去完成；如果自己手头的工作还没有做完，不能立即去完成，应做解释说明；工作中应加强与其他护理人员的协作。

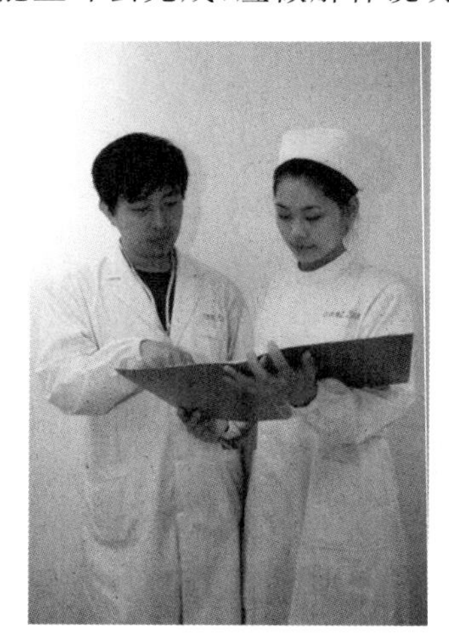

图 14-1　护生请教医生

（四）护生与医生

护生应消除对医生的敬畏心理，同时应尊重医生，不仅是对职称和职务高的医生，对年轻医生或是医学生都应尊重；对医生的指示应服从和维护；对医嘱有疑问的地方应大胆提出来，而不是盲目执行；可参与医生的查房，更有利于合作(图 14-1)。

（五）护生与其他医务人员

护生对其他医务人员如检验科、药房、供应室等人员也应以礼相待，应尽快熟悉对方的工作环境和业务流程，如果不清楚，应耐心询问。

（六）护生与护生

同是实习生，应排除自卑和攀比的心理，既不要争强好胜，也不要懦弱退后，更不能为了争取到某个操作的实践机会而互相排挤，应互相帮助，经常交流实习收获，看到他人长处，取人之长，补己之短，共同进步。

任务三　护生与患者的沟通

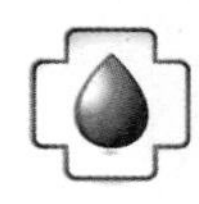

要点导航

重点：护生与患者的沟通。

难点：护生与患者沟通的影响因素。

护生在临床实习，虽是寄学的客人，但在患者看来，护生也是护理人员的一员。患者对护生的工作表现和服务态度，直接影响着护理人员的形象，影响着医院的护理服务质量，因此，护生与患者沟通能力的培养，亦是临床实习需掌握的一项基本能力。

一、护生与患者沟通的影响因素

（一）护生方面

1. 主动服务的意识不强　护生在临床实习中缺乏主动性，甚至叫到也不能马上就做，从而导致主动与患者沟通的意识欠缺。

2. 缺乏沟通技巧　护生从临床进入社会，沟通能力较差，想说又不敢说，敢说又不会说，语言刻板、不通俗，不能让患者很好地理解；同时不能恰当运用体态语言来增强沟通效果。

3. 理论不能联系实际　护生前期学到的都是书本上的知识，临床经验甚少，而患者经常会对自己的病情、治疗及预后提问，护生无法给出患者期望的回答，导致患者对护生不信任，护生自信心受挫，从而畏惧患者提问。

（二）患者方面

（1）患者的年龄、听力、文化水平、理解能力等的影响会对交流内容的理解产生偏差。

（2）患者对护生的操作技术和所述内容不信任，以此拒绝护生所提供的护理服务。

（3）患者的心理状况、心理期待等心理因素也影响着护生与患者的沟通效果。

二、护生与患者的沟通

（1）了解沟通对象，通过得体的称呼给人良好的第一印象。

（2）对新患者，应热情周到地接待，主动介绍自己，建立良好的信任关系。

（3）对善于交谈的患者，要耐心倾听，并给予适当的解释；对不善交谈的患者，要主动关心，从他们最关心的问题谈起，鼓励患者说出自己的感受与想法。

（4）利用与患者接触的每一次机会进行信息交流和情感沟通。如在护理操作时，给予操作前解释，操作中指导，并经常询问患者感受，操作后嘱咐患者应注意的事项；空闲时间主动巡视病房，与患者交谈，关心和帮助他们；亦可通过健康教育来进行沟通。

（5）对患者对自己病情的提问不能给出准确回答时，应坦诚自己是实习生，临床经验不足，可请医生或其他护理人员帮助解答，而不能因害怕患者提问，对其避而不见。

(6) 善用体态语言，增强沟通效果。护生应恰当使用诚挚温暖的笑容、亲切谦逊的态度、庄重稳健的举止等非语言交流技巧，以达到事半功倍的效果(图 14-2)。

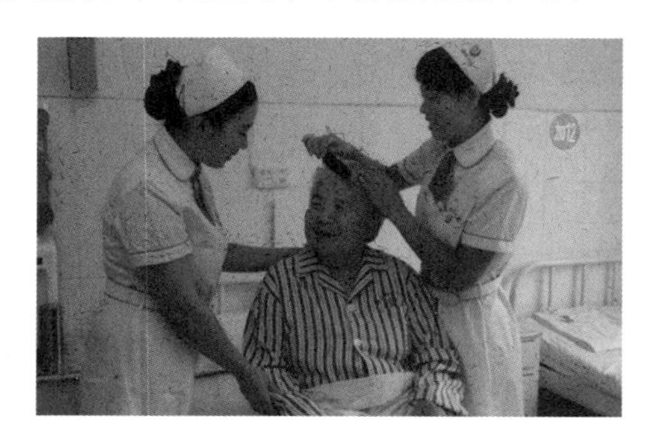

图 14-2 护生与患者的沟通

护生实习中基本礼仪的准备；护生与医务人员和与患者的沟通。

直通护考

A_1/A_2 型题(以下每个题均有五个选项，请从中选出一个最佳答案)

1. 以下有关护生与患者人际关系的原则哪项是错误的？(　　)

A. 态度谦逊，用语文明　　B. 恰当使用非语言沟通技巧　　C. 换位思考

D. 以不影响护理为原则　　E. 自觉维护患者权利

2. 下列哪项不是护生实习前的准备内容？(　　)

A. 进入临床实习好好计划大显身手

B. 保证营养和睡眠，适当地进行体育锻炼

C. 遵守实习单位的规章制度和劳动纪律

D. 工作场所按要求衣帽整洁

E. 正确看待实习中“打杂”“跑腿”的事

(吕月桂)

扫描看答案

参考文献

References

[1] 吕月桂,王远湘.护理礼仪与人际沟通[M].武汉:华中科技大学出版社,2011.

[2] 孙元儒,谢凤香,杨运霞.护理礼仪与人际沟通[M].武汉:华中科技大学出版社,2012.

[3] 张欣.护理礼仪与形体训练[M].长春:吉林科学技术出版社,2011.

[4] 刘桂英.护理礼仪[M].北京:人民卫生出版社,2003.

[5] 梁银辉.护士礼仪[M].北京:高等教育出版社,2004.

[6] 耿洁.护理礼仪 [M].2 版.北京:人民卫生出版社,2003.

[7] 冷晓红.人际沟通[M].北京:人民卫生出版社,2006.

[8] 张书全.人际沟通[M].2 版.北京:人民卫生出版社,2008.

[9] 王维利.思维与沟通[M].北京:中国科学技术大学出版社,2007.

[10] 汪洪杰.人际沟通[M].2 版.郑州:郑州大学出版社,2011.

[11] 耿洁,吴彬.护理礼仪[M].3 版.北京:人民卫生出版社,2015.

[12] 王凤荣.护理礼仪与人际沟通[M].北京:北京大学医学出版社,2013.

[13] 李玲.护理礼仪与人际沟通[M].郑州:河南科学技术出版社,2013.

[14] 刘宇.护理礼仪[M].北京:人民卫生出版社,2006.

[15] 高燕.护理礼仪与人际沟通[M].2 版.北京:高等教育出版社,2008.